子どものための
トラウマフォーカスト認知行動療法

さまざまな臨床現場におけるTF-CBT実践ガイド

ジュディス・A・コーエン,アンソニー・P・マナリノ,エスター・デブリンジャー ● 編
亀岡智美,紀平省悟,白川美也子 ● 監訳

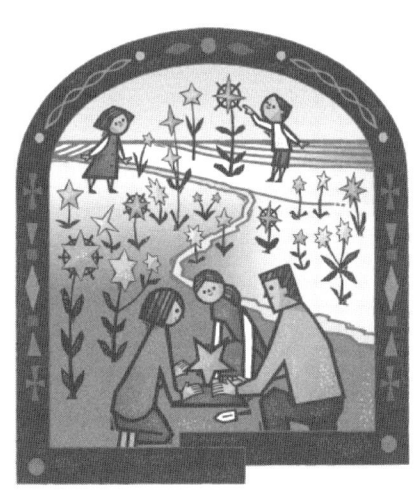

岩崎学術出版社

Trauma-Focused CBT for Children and Adolescents
Treatment Applications

edited by

Judith A. Cohen
Anthony P. Mannarino
Esther Deblinger

Copyright © 2012 The Guilford Press
A Division of Guilford Publications, Inc.
Japanese translation rights arranged with
The Guilford Press, A Division of Guilford Publications, Inc.
through Japan UNI Agency, Inc., Tokyo

推薦の言葉

　推薦の言葉を述べるにあたっては，私のトラウマフォーカスト認知行動療法（TF-CBT）との出会いについてお話するのが，多分一番よいと思う。少し長くなるけれどもお付き合いいただきたい。

　私が子どもの治療も学びたい，と微かに考え始めたのは今から15, 6年ほど前のことである。その頃，私は，大学の医局の縁から，行き場を失った女性，なかでもDV被害女性が多数入所するシェルターで精神科医として支援に関わるようになっていた。シェルターに通うようになってすぐに直面したのは，被害女性の呈する精神医学的症状の複雑さや診断・治療の難しさである。学びの場を求めても，当時，日本の精神科臨床診断のなかでPTSDをはじめとするトラウマ関連疾患は，まだ新参者であるだけでなく，いわば歓迎されない継子のような立場に置かれていたと言ってもいいだろう。それでも自分でコツコツ勉強するうち，やがて日本トラウマティック・ストレス学会のメンバーに入れていただけるようになり，その活動に参加するうちに私の知識とスキルは大幅に広がり，その過程でDV研究は自然と私のライフワークになっていった。

　シェルターにおける1つの典型は就学前の幼い子どもを連れて避難したDV被害女性，すなわち，DV被害母子である。DV被害女性を臨床で扱うことが増えれば，子どもの問題行動や養育に関する不安が治療の俎上に上がるのは当然であった。実際，子どもにも深刻かつ多様な精神面，行動面の症状が認められた。しかし，子どもを紹介する治療施設は限られていたし，なかでも子どものトラウマを扱える施設は首都圏周辺であっても砂浜に落ちた真珠を見つけるような作業であった。児童相談センターは重篤な虐待に対する対処に追われており，相談には乗ってくれても，継続的な治療的介入は困難であるように思われた。

　DV被害によって傷ついた子どもを，他者に任せないで自分でも少しでも治療できるようになりたい。そしてそれは何より私自身の本来の患者である女性の治療にしっかりとつながっているように見える。しかし，一から研修医として学ぶ従来の方法ではあまりにも時間が足りないし，被害女性の治療も滞ってしまう。よい方法はないものかと模索している時に，ちょうど日本に訪れていたFrank Putnam先生から親子相互交流療法 Parent-Child Interaction Therapy（PCIT）の存在を教えられた。聞けば，PCITにはきっちりとしたプ

ロトコルがあり，そこには治療の枠組みや到達目標，評価方法などが極めて具体的に示されている。もちろん治療効果エビデンスも確立していた。これなら効率よく学ぶことができるかもしれない，と考えた。そして，PCIT のワークショップを受けにシンシナティ子ども病院トラウマティック・ストレス治療センター（TTTC）まで行ったのが 2005 年，準備を整えて TTTC のトレーナー 2 人を招いて日本で初めてのワークショップを開いたのが 2008 年である。

　この 2008 年の PCIT ワークショップが私と TF-CBT の出会いの場となった。それは偶然ではなく，当時 TTTC が PCIT とともにすでに TF-CBT にしっかりと取り組んでいたからである。TTTC トレーナーの 1 人は，トラウマ症状が明らかな年長の子どもには TF-CBT は必須である，と力説した。曰く，PCIT は TF-CBT の対象より少し年少の子どもたちを対象とし，トラウマ症状そのものに焦点づけた治療ではなく，子どもの問題行動や親の養育困難を取り扱う。一方，TF-CBT はトラウマ症状を真っ向から扱うが，ペアレンティングも忘れない。両者のコンビネーションは子どもの治療の幅を大きく広げる。その後，私は自分にできることとして PCIT の日本への導入に集中していくことになったが，幸い，さまざまな方々の努力によって TF-CBT を日本で学ぶ機会が整い，おかげで，私も無事ワークショップに参加することができ，日本語のマニュアルも手にすることができたのである。

　ワークショップに参加し，日本語のマニュアルを手にして，私は，自分が PCIT に感じた魅力，すなわち臨床での実行可能性を TF-CBT のなかに多々発見した。明確な理論的基盤のもとにスマートな概念構成がなされているので治療の枠組みがわかりやすい。ひとつひとつの枠組み（セッション）のなかでの到達目標も，ゴールも具体的である。セラピストが獲得すべき治療スキルも明確に示されている。そして，もう 1 つ重要なこと，苦しいこともあるが楽しいことも多い。TF-CBT はいわば，柔軟さをもって枠づけられたコンパートメントのなかにさまざまな料理（スキル）を詰めるお弁当のような治療である。

　本書は，『子どものトラウマと悲嘆の治療――トラウマ・フォーカスト認知行動療法マニュアル』（邦訳：金剛出版，2014 年）に続いて編まれた実践編－旅行ガイドである。どの場所にどんなお弁当を持っていくか。私も，本書を携え，入念に準備した美味しいお弁当を持ってさらなる治療の旅に出かけたいと思っている。

東京女子医科大学附属女性生涯健康センター
加茂登志子

編者らについて

ジュディス・A・コーエン医学士（Judith A. Cohen, MD）。認定児童青年精神科医。ピッツバーグのアルゲニー総合病院 Allegheny General Hospital における子どものためのトラウマティック・ストレスセンター Center for Traumatic Stress in Children and Adolescents のメディカル・ディレクター。アンソニー・P・マナリノ博士とともに，1986年から米国精神保健研究所 National Institute of Mental Health や物質依存精神保健管理庁 Substance Abuse and Mental Health Services Administration（SAMHSA），合衆国司法省 U.S. Department of Justice などから助成を受け，トラウマを有する子どもの治療を行なっている。コーエン博士は，米国子ども虐待専門職学会 American Professional Society on the Abuse of Children（APSAC）より最優秀プロフェッショナル賞を，米国児童青年精神医学会より Norbert and Charlotte Rieger 精神力動的精神療法賞を授与されている。

アンソニー・P・マナリノ博士（Anthony P. Mannarino）。認定臨床心理士。ピッツバーグの子どものためのトラウマティック・ストレス・センターのディレクター，ドレクセル大学医学部精神科教授。マナリノ博士は1980年代から，子どものトラウマティック・ストレスの分野の指導者である。博士は全米子どもへの虐待とネグレクトセンター National Center on Child Abuse and Neglect と米国精神保健研究所など数多くの連邦政府からの助成を得て，トラウマティック・ストレスを受けた子どもの症状の臨床経過や，トラウマを有する子どもとその家族に対する有効な治療方法の開発に関する研究を行ってきた。博士はその功績に対して数々の栄誉ある賞を受けている。その一部であるが，ペンシルバニア州の Family Resources から Betty Elmer 最優秀プロフェッショナル賞，APSAC から「Child Maltreatment」誌最優秀論文賞，博士の「子どものトラウマティック・ストレスに対する認知行動療法」に対して SAMHSA から授与された模範プログラム賞，ピッツバーグ地域心理学協会から授与されたレガシー賞などを授与されている。博士はかつて APSAC とその子どものマルトリートメント部門米国心理学協会の子ども虐待部会（第37会派）の長を務めている。

エスター・デブリンジャー博士（Esther Deblinger PhD）。認定臨床心理士。子ども虐待研究教育臨床サービス研究所 Child Abuse Research Education and Service Institute の共同設立者，共同代表，ニュージャージー医科歯科大学オステオパシー医学部 University of Medicine and Dentistry of of New Jersey（UMDNJ），School of Osteopathic 精神科教授。デブリンジャー博士は1986年からUMDNJ基金，全米子どもへの虐待とネグレクトセンター，米国精神保健研究所から助成を得て，子どもへの虐待の与える影響やその治療の研究を行ってきた。デブリンジャー博士は，ジュディス・A・コーエン博士とアンソニー・P・マナリノ博士と年余にわたってトラウマフォーカスト認知行動療法の開発や評価，均てん化について協働し，その効果は合衆国保健福祉省 U. S. Department of Health and Human Service や，カウフマン・ベストプラクティス・タスクフォースなどで認められている。多数の科学的論文や，子どもの性的虐待やトラウマやトラウマ性悲嘆に関する専門職に高く評価される2冊の本や子ども向けの本の共著者である。その功績は「Woman's Day」誌やニュージャージー州子どもの権利擁護室から表彰されている。加えてデブリンジャー博士はAPSACから優秀研究経歴達成賞や，ローゼンベリー教育と革新的研究における優秀賞，コロラド州オーロラ子ども病院からスコラリービジョンを授与されている。

本書に貢献した著者一覧

Dolores Subia BigFoot, PhD：児童虐待とネグレクトセンター，オクラホマヘルスサイエンスセンター，オクラホマシティー，オクラホマ

Angela M. Cavett, PhD, RPT-S：ノールトン，オニールアンドアソシエイツ，ウエストファーゴ，ノースダコタ

Judith A. Cohen, MD：子どものためのトラウマティック・ストレスセンター，アルゲニー総合病院，ピッツバーグ，ペンシルバニア

Stephen J. Cozza, MD：トラウマティックストレス研究センター，軍人保健科学大学，ベセスダ，メリーランド

Carla Kmett Danielson, PhD：サウスカロライナ医科大学精神科および行動科学部，チャールストン，サウスカロライナ

Michael Andrew de Arellano, PhD：国立犯罪被害者治療および研究センター，サウスカロライナ医科大学，チャールストン，サウスカロライナ

Esther Deblinger, PhD：子ども虐待研究教育臨床サービス研究所；ニュージャージー医科歯科大学オステオパシー医学部，ストラトフォード，ニュージャージー

Shannon Dorsey, PhD：ワシントン大学医学部精神科および行動科学部，シアトル，ワシントン

Athena A. Drewes, PsyD, RPT-S：子どもと家族アスターサービスセンター，ラインベック，ニューヨーク

Julia W. Felton, PhD：国立犯罪被害者治療および研究センター，サウスカロライナ医科大学，チャールストン，サウスカロライナ

Christina A. Grosso, LCAT, ATR-BC, BCETS：トラウマプログラムイノベーションセンター，家族と子どもサービスユダヤボード，ニューヨーク

Matthew Kliethermes PhD：セントルイス児童権利擁護サービス，ミズーリ大学セントルイス校セントルイス，ミズーリ

Anthony P. Mannarino, PhD：子どものためのトラウマティック・ストレス・センター，アルゲニー総合病院，ピッツバーグ，ペンシルバニア

Laura K. Murray, PhD：ジョンズ・ホプキンス大学ブルームバーグ公衆衛生大学院，ボルチモア，メリーランド

Daniela Navarro, MA, LPC, LCDC：児童と思春期の子ども支援サービス社（サービングチルドレン＆アドレッセンスインニード），ラレド，テキサス

Susana Rivera, PhD, LPC：子ども支援サービス社（サービングチルドレン＆アドレッセンスインニード），ラレド，テキサス

Susan R. Schmidt, PhD：児童虐待およびネグレクトセンター，オクラホマ大学健康科学センター，オクラホマ

Stephanie A. Skavenski, MSW, MPH：ジョンズ・ホプキンス大学ブルームバーグ公衆衛生大学院，ボルチモア，メリーランド

Rachel Wamser, MA：ミズーリ大学セントルイス校セントルイス児童権利擁護サービス，セントルイス，ミズーリ

謝　辞

　この本に反映されたトラウマフォーカスト認知行動療法モデルの発展と均てん化[訳注]による普及は，私たちが友人や同僚から喜びをもって享受してきた多大な支援の直接の賜物であり，その名前はあまりにも膨大でお一人お一人を名前をあげることができないくらいです。この同僚とは，私たちのより最近の協力者はもちろん，私たちにこの領域の仕事を始める端緒を作ってくれた人であり，私たちにコツを示してくれた人であり，途上の私たちの努力を支援してくれた人でもあります。とりわけ尊敬に値する私たちの所属機関であるニュージャージー・オステオパシー医科歯科大学の子ども虐待研究教育臨床サービス研究所（ケアズ・インスティテュート）とアルゲニー総合病院およびアルゲニー・シンガー研究所には大きな恩恵を受けており，私たちがTF-CBTの開発，評価，広範囲の均てん化に首尾よく取り組むことができたのは，臨床研究とトレーニングを行うのに支援的な雰囲気を作り出してくれた彼らのリーダーシップのおかげです。

　私たちの所属する機関だけでなく，アメリカそして全世界にいる臨床に携わる仲間たちにも感謝を示したいと思います。彼らのクリエイティブな臨床における発想や洞察は，長年，TF-CBTがより受け入れられ，柔軟性をもつという点で多大な貢献をしています。加えて，責任をもってたゆまず努力をしてきた研究に携わる仲間たちにも大きな感謝を述べたいと思います。彼らの重要な貢献によってエビデンスに基づいた治療としてこの治療モデルを特徴づけることができ，臨床家やこの治療を受け取って下さる方々に，子どもはトラウマの破壊的影響を乗り越えることができる，そしてよくなるのだという自信を与えてくれます。また，私たちの研究結果を反復的に検証し，子どもやその家族の癒しをサポートするための最善の方法について理解を深めてくれる，私たちの機関以外の研究者たちの存在は，私たちにとって大きな励みとなっています。

　25年間に渡り，資金的な援助をしてくれた機関にも感謝の意を表したいと思います。それらの機関とは，全米子どもへの虐待とネグレクト・センター，米国国立精神衛生研究所，米国国立子どものトラウマティックストレス・ネッ

訳注）dissemination：播種という原義があり，心理学用語で均てん化という訳語がある。

トワーク,薬物乱用・精神衛生管理庁,米国 UMDNJ 基金,AECF,アニー E. ケーシー財団です。さらに,TF-CBT の均てん化に,劇的な貢献をしたウェブベーストレーニングを開発する上で,サウスカロライナ医科大学との素晴らしい協力ができたことについても御礼を申し上げます。そして,各章の著者へもその重要な貢献について感謝を述べます。TF-CBT を非常に多様な場面で特別な対象者に実施するために,彼らの素晴らしい知識や専門性がなければ,この本はできませんでした。

どんなに大きな困難があったとしても,家族が立ち直れるということを私たちに教えてくれた,たくさんの親や養育者,その子どもたちに深く感謝します。

とっておきの最大の感謝を,私たちの人生における愛と家族の存在に捧げます。この本の編集中に,著者の1人は孫娘の誕生と親の逝去を同時に経験しました。この経験を通して,私たちは愛する親や支えてくれる家族や友人が何よりも大切であることを改めて確信しました。

この本を,私たちが好運にも出会うことができ,さまざまなことを教えていただいたすべての家族たちと,私たち自身の親,故 Bernard と Anna Foner Cohen,故 Anthony と Marie Mannarino,Jack と Charlotte Deblinger,Henry と Judy Sosland に捧げます。彼らが与えてくれた指針やサポート,忍耐,愛情がなければ今の私たちはおりません。

そして,Sam と Molly に——生涯にわたって,健康と幸せと愛がありますように。

目　次

- 推薦の言葉　3
- 編者らについて　5
- 本書に貢献した著者一覧　7
- 謝　辞　8

序　章　17

- 治療への主体的な取り組み　21
- TF-CBTの基本理念　22
- アセスメント技法　23
- TF-CBTの構造と治療の構成要素　25
- 結　論　39

【第Ⅰ部】さまざまな設定におけるトラウマフォーカスト認知行動療法の適用

第1章…学校で実施するTF-CBT　43

- 学校でTF-CBTを実施するための理論的根拠　43
- サービスを受ける子どもの特定　47
- 親の治療への参加　49
- TF-CBT構成要素を学校で応用する　53
- 治療の終結　63
- 結　論　64

第2章…里親養育を受けている子どもたちへのTF-CBT　65

- 里親養育を受けている子どもたちの特徴　65
- 里親養育を受けている子どもや青年に対するTF-CBTのエビデンス　66
- 児童福祉との協働　67

里親の参加　68
　里親養育を受けている子どもや青年の参加　70
　里親養育を受けている子どもへの TF-CBT 特有の構成要素と留意点　70
　子どもたちと引き離された実の親や養父母の参加　80
　臨床ケースの説明　82
　結　論　89

第3章…入所型治療施設での TF-CBT　90

　TF-CBT の適用を必要とする入所型治療の特性　90
　入所型治療施設に特有の TF-CBT アセスメント戦略　93
　入所型治療施設に特有の TF-CBT への取り組み戦略　96
　入所型治療施設特有の TF-CBT の応用　97
　親が参加しない時に担当職員を TF-CBT に参加させること　100
　事例解説　105
　結　論　112
　　付録 3-1　入所型治療施設の職員のための TF-CBT トラウマ心理教育　113
　　付録 3-2　入所型治療施設の職員のための TF-CBT リラクセーションスキル　116
　　付録 3-3　入所型治療施設の職員のための TF-CBT 感情調節スキル　119
　　付録 3-4　入所型治療施設の職員のための TF-CBT 認知対処スキル　123

【第Ⅱ部】
発達に応じた
トラウマフォーカスト認知行動療法の適用

第4章…遊びの適用とスキルに関する構成要素　127

　TF-CBT における遊びの適用とスキルに関する構成要素の概観　127
　アセスメントと主体的取り組みのための遊びに基づいた技法の適用　130
　臨床事例の説明　142
　結　論　145

第5章…遊びの活用とトラウマ特有の構成要素　146

TF-CBT における遊びの活用とトラウマ特有の構成要素の概観　146
ナラティブの導入　148
トラウマ処理　157
子どもの思考や感情の洞察をアセスメントする遊び　160
指示的なプレイセラピーによる介入　161
実生活内での克服：階層表と曝露をともなった遊びを使用して　163
安全と将来の成長を強化する　165
被害者としての子ども，そしてサバイバーへ　168
臨床ケースの記述　168
結　論　173

第6章…発達に障害を有する子どもへの TF-CBT　174

発達に障害を有する子どもへの TF-CBT の概観　174
発達の遅れについて　175
トラウマと発達の障害　176
治療上の問題点と推奨される方法　177
TF-CBT のスキルと技法の適用　178

第7章…複雑性トラウマを有する青年への TF-CBT　201

複雑性トラウマの概観　201
なぜ TF-CBT を用いる必要があるのか　202
複雑なトラウマ体験とその表れのアセスメント　204
複雑性トラウマに対する段階別治療　207
TF-CBT を通じて主体的取り組み，安全感，安定化を促進する　208
複雑性トラウマを有する青年サバイバーのトラウマ処理を促進する　214
TF-CBT により安全性と将来の発達を促進すること　219
治療の終結　222
結　論　223

【第Ⅲ部】
特定のグループのための
トラウマフォーカスト認知行動療法の適用

第8章…軍人家族の子どもたち　227

軍人家族の概説　227
軍隊の文化を理解する　227
軍への配属による影響　228
混乱に満ちた配属　228
スティグマとケアへの壁　228
軍人子弟を評価する時の課題　229
軍人家族独特の TF-CBT 治療への主体的取り組み方略　231
軍人家族独特の TF-CBT 応用法　232
事例の臨床的解説　239
結　論　243

第9章…ラティーノの子どもたち
　　　　　――文化的修正を加えた TF-CBT　245

集団の全体像と説明　245
TF-CBT 修正の経緯　249
重要な文化構成概念　250
ラティーノ青少年のアセスメントで配慮すべき事項　250
ラティーノ家族の治療への参加策　255
ラティーノ家族向きの修正 TF-CBT：文化構成概念の取り込み　257
結　論　270

第10章…アメリカ・インディアンとアラスカ先住民族の子どもたち
　　　　　――子どもを讃える一環をつなぐ　271

民族の概観と解説　271

アメリカ・インディアンおよびアラスカ先住民族の若者に求められる特殊な
  TF-CBT の応用　*273*
アメリカ・インディアンとアラスカ先住民族の若者に特化したアセスメント
  方略　*277*
アメリカ・インディアンやアラスカ先住民族の家族の参加を促す戦略　*279*
PRACTICE の構成要素における文化推進策　*280*
要　約　*290*

文献一覧　*293*
監訳者あとがき　*309*
索　引　*313*

子どものためのトラウマフォーカスト認知行動療法
さまざまな臨床現場における TF-CBT 実践ガイド

序　章

Esther Deblinger
Judith A. Cohen
Anthony P. Mannarino

　多くの人が子ども時代に重大なストレッサーを体験する。それらの体験は性質や頻度，強度そしてその与える影響においてかなり異なる。ストレッサーの中でもかなりありふれたもの（例：きょうだい葛藤や年長者の死）を，子どもは通常専門職の介入なしに適切に対処できるようになる。子ども期のトラウマ体験は，多いとはいえないけれどよくある出来事である。これらの体験は，子どもの安全感や安心感を脅かし，主観的な脅威や恐怖感・恥や怒り・孤立無援感・無価値観などにつながる可能性をもち，より心を圧倒するものである。子ども期のトラウマ体験には，性的虐待や身体的虐待・ドメスティックバイオレンスや地域の暴力・死やその他の理由による家族成員のトラウマ性喪失・自然災害や人為災害・戦争や難民・重度の交通事故・火事・その他医療トラウマなどが含まれる（Cohen, Mannarino, & Deblinger, 2006）。

　ストレス抵抗性のある気質，遺伝的な性質，生まれつき有効な対処スタイル，強力な支援システムなどをもつ多くの子どもたちは，これらのひどいトラウマ体験に対しても回復力をもつ。しかしながら研究によれば，子ども期にトラウマ体験をした子どものうち相当数では，不適応行動や情緒問題が認められるようになり，彼らの心理社会的な発達や適応は妨げられる。子ども期トラウマの明らかに有害な影響を吟味する研究は，数十年前にも遡る。米国国立精神保健研究所の研究者らが行なった，映画館で竜巻に襲われた学童らの心理社会的な影響の調査が，多分最初の子どものトラウマに関する大規模研究だろう（Bloch, Silber, & Perry, 1956）。子どものトラウマに関するもう１つの影響力の強い研究として，カリフォルニアのチョウチラで起きたスクールバスの乗っ取り誘拐事件後の，1970年代に行なわれた調査がある。Terr（1985）らは，誘拐された子どもたちと，性別や年齢をマッチさせたトラウマを受けていない子どもたちとを比較し，つぎつぎと表出されるトラウマ反応を前方視的に調査した。子どものトラウマ反応は，これら初期の調査以来，さまざまな研究者らによって

研究され続けた。その結果，子ども期トラウマによって，トラウマ後症候・抑うつ・行動上の問題・精神病症状・物質依存の問題や，情緒行動面の問題が現れるリスクが高くなることがくり返し示されてきた（Arseneault et al, 2011; Briere & Elliott, 2003; Kendall-Tackett, Williams & Finkelhor, 1993; Khoury, Tang, Bradley, Cubells, & Ressler, 2010; Maercker, Michael, Fehm, Becker, & Margraf, 2004; McKay, Lynn, & Bannon, 2005; Putnam, 2003）。

さらに最近の研究では，一度トラウマ体験をした子どもは，その後も異なる性質のトラウマを高率に体験しやすいことがわかっている（Turner, Finkelhor, & Ormrod, 2010）。さらに，後方視的，前方視的な実証研究によって，子ども期トラウマ体験が累積すると，有害な影響が出やすいことが立証されている（Felitti et al., 1998; Finkelhor, Ormrod, & Turner, 2009）。

子ども期のトラウマによる影響を調査するためにデザインされた介入の臨床的記述は数十年前に遡る。しかし，これらの治療法の有効性を検証する経験的調査は，より最近になって発展してきた。私たちが子どもを対象とする介入のデザインと評価を開始した時，特に子どもの心的外傷後ストレス障害（PTSD）に対応するためにデザインされた介入の有効性を評価する科学的研究は報告されていなかった。すなわち，トラウマフォーカスト認知行動療法（TF-CBT）は，科学的文献に関するこれらの明確なギャップに対する回答として開発かつ評価されたのである。

1980年代中盤の始め頃に，私たちはピッツバーグ（ジュディス・A・コーエンとアンソニー・P・マナリノ）とニュージャージー（エスター・デブリンジャー）という別々の臨床研究サイトにおいて，トラウマを体験した子どもを対象にした科学的根拠に基づく介入の研究を行い始め，それは当初，性的虐待に焦点づけられていた（Cohen & Mannarino, 1988; Deblinger, McLeer, Atkins, Ralph, & Foa, 1989; Mannarino & Cohen, 1986; Mannarino, Cohen, & Gregor, 1989; Mannarino, Cohen, Smith, & Moore-Motily, 1991; McLeer, Deblinger, Atkins, Foa, & Ralph, 1988）。私たちは当初，予備的な治療プロトコル（Cohen & Mannarino, 1993; Deblinger, McLeer, & Henry, 1990）を作成し，その有益性を検証するために，いくつかの独立した無作為化比較試験を，トラウマに焦点をあてた個人療法モデル（Cohen and Mannarino, 1996, 1998; Deblinger, Lippmann, & Steer, 1996）や集団療法モデル（Deblinger, Stauffer, & Steer, 2001）で実施した。

『子どものトラウマと悲嘆の治療』（Cohen, Mannarino, & Deblinger, 2006,

邦訳金剛出版，2014）やTF-CBTウェブ，そして本書で述べるTF-CBTは，私たちの初期の治療モデル（Cohen, & Mannarino, 1993; Deblinger & Helfin, 1996）と私たちの進行中の協働作業を反映したものである。私たちの最初の大規模多施設共同の試みは，TF-CBTを子ども中心療法と比較をしたものである（Cohen, Deblinger, Mannarino, & Steer, 2004）。その結果，子ども中心療法に割付された子どもや養育者と比較して，TF-CBTに割付られた子どもは，PTSD・抑うつ・問題行動・恥の感情・非機能的な外傷に関連した帰属の問題に関して，非常に大きな改善を示していた。また，養育者の虐待に特異的な苦悩や，抑うつが非常に改善しており，ペアレンティングスキルと養育者のサポート能力に向上が認められた。さらに，これらの改善所見のほとんどが1年後のフォローアップ時点でも持続していた（Deblinger, Mannarino, Cohen, & Steer, 2006）。私たちの最近の多施設要素分解研究では，若年児童（4歳〜11歳）に対して8セッションもしくは16セッションのTF-CBTを実施し，その有効性を比較検証するものである。その結果，8セッション形式のトラウマナラティブが，最も効率的かつ効果的に，子どもが虐待に関連する恐怖と全般性不安を乗り越えられるようにすることがわかった（Deblilnger, Mannarino, Cohen, Runyon, & Steer, 2011）。また，特にスキルの習得に関連する複数の構成要素（コンポーネント）とペアレンティングスキルに関する構成要素が，外在化行動の軽減に最も重要であることも示唆されており（Deblinger et al., 2011），先の研究結果と一致するものであった（Deblinger et al., 1996）。近年は，親密なパートナーによる暴力（intimate partner violence：IPV）を目撃した子どもに対するTF-CBTの有効性を評価する，地域レベルでの無作為化比較試験も実施された。その結果は，子ども中心療法（通常のケア）に割付された子どもと比較して，8セッションのTF-CBTに割付された子どもには，より顕著なIPV関連のPTSDや不安の低下が認められた（Cohen, Mannarino, & Iyengar, 2011）。さらに，TF-CBTの有益性は，トラウマ性喪失を抱える子ども（Cohen, Mannarino, & Staron, 2006），アメリカ同時多発テロ事件に関連するトラウマを有する子ども（CATS Consortium, 2010），ハリケーン・カトリーナに関連するトラウマを抱える子ども（Jaycox et al., 2010），里親養育の子どもなどのトラウマ体験率の高い子どもたちの集団（Dorsey, Cox, Conover, & Berliner, 2011; Lyons, Weiner, & Scheider, 2006），低資源国における暴力やトラウマ性喪失を体験している子ども（Dorsey, Murray, Balusubramanian, & Skavenski, 2011; Murray et al., 2011）において確認された。子どもに対するトラウマ治

療のアプローチは多様であるが，近年の実証文献研究では，PTSDとそれに関連する情緒行動上の問題を抱える子どもの治療には，TF-CBTの有効性が最も幅広く実証的に支持されている（Bisson et al., 2007; Saunders, Berliner, & Hanson, 2004; Silverman et al., 2008）。TF-CBTの有効性を評価する科学的調査は，これまで12件の無作為化比較試験を含めて22件行われている。また，アメリカ司法省（Saunders et al., 2004），南カリフォルニア子ども福祉実践エビデンス・クリアリングハウス（www.cebc4cw.org），アメリカ合衆国保健福祉省薬物乱用・精神衛生サービス局の根拠に基づいた実践プログラム（www.nrepp.samhsa.gov）の出資による大規模調査も行われている。こちらは治療成果に関する調査で，TF-CBTは，有効性・実行可能性・普及即応性において，非常に肯定的な評価を受けている。

　有効性を支持する強い根拠を得たことで，この10年でTF-CBTの研修必要性（ニーズ）が高まっているのも驚くことではない。アメリカでは，今日まで，18以上の州で，精神保健に関わる行政，管理者，対面サービス提供者向けのTF-CBT研修の普及を目的とした共創型学習が行われている（Sigel & Benton, 2011）。私たちは，対面臨床研修を増やすため，TF-CBTの「トレーナー研修」プログラムも開発している。とりわけ，サウスカロライナ医科大学の同僚と共同で開発した，インターネットを利用した無料の初級研修（www.musc.edu/tfcbt;www.musc.edu/ctg）や，TF-CBTセラピストが継続して利用できるコンサルト・サイト（www.musc.edu/tfcbtconsult）がある。このTF-CBTサイトの研修登録者数は，アメリカ国内や世界中のセラピスト10万人にのぼっている。これらのサイトは，現場からのデータ提供の場として，TF-CBTの利用拡大に利用されている。

　本書には，過去20年にわたるTF-CBT関連の調査，臨床実践，研修，均てん化活動から得られた知見が反映されている。認知行動療法の原理は，TF-CBTが開発された当初から基盤となっているが，その他にも人間性心理学，アタッチメント，家族システム，エンパワーメントモデルを含む理論が，さまざまなトラウマ体験のある子どもに対するTF-CBTの有効性を高めるための情報を提供している（Cohen, Mannarino, & Delinger, 2006）。

　前述の通り，トラウマ体験は，子どもの心理社会的な発達を妨げ，家族全体の健全性を弱める可能性がある。したがってTF-CBTの最も重要な目標は，子どもたちやその家族がトラウマ体験の記憶に向き合い，意味を見出すための理解，知識，スキルを提供することによって，トラウマの影響を断ち切ること

にある。その過程において，子どもと養育者は，生きていくための意欲や自己効力感を取り戻し，トラウマの想起刺激やその他のストレス要因・葛藤にうまく対応できるようになる。彼らの多くは，TF-CBT を修了しこれらの目標を達成するだけでなく，個人としてより逞しく成長し，より強い回復力を獲得し，家族としてもより結束し団結していくのである。

治療への主体的な取り組み

　トラウマ体験直後の治療においては，子どもと家族全体のニーズや，治療への参加を困難にする障壁に配慮することが必要である。多くの場合，治療よりも緊急の問題が優先される。児童虐待の場合であれば，子どもの保護や警察の捜査，診察，安全への配慮などが含まれる。同様に，広範囲の災害の場合にも，避難所，食料，安全，医療などが心理的治療よりも優先される。こうした優先事項を把握し，必要な資源の提供先を速やかに紹介することは，その後の家族の治療参加を促すための重要な方略となる。セラピストは，緊急の問題に対処した後，移動手段の不足，日程調整，その他の優先事項など，治療への障壁となり得るものを話し合うことで，治療参加を最大限可能にする努力をする。McKay ら（2004）によれば，治療開始とセッション出席を改善するために実証的に有効とされる方略は，①メンタルヘルスケアの必要性を認識してもらうこと，②養育者の治療動機を高めること，③これまでの治療経験について尋ねること，④協働作業関係を築くこと，⑤具体的な障壁（移動手段，日程調整など）を解決する支援をすること，である。これらの方略は，TF-CBT に関与する家族に効果が高く，先述の TF-CBT の研究でも利用実績がある（Cohen et al., 2004; Deblinger et al., 1996, 2001; Dorsey& Feldman, 2008）。例えば，TF-CBT のセラピストは，治療の始めにアセスメント結果を検討し，子どもだけでなく，養育者へのトラウマの影響を把握する。この過程で，トラウマに焦点をあてた治療法が必要であることを明らかにする。さらに，トラウマに関連する感情や反応が，自然で当然のものであることを伝える。養育者や子どもが，これまで受けた精神保健面の治療や社会福祉サービスについて，否定的に報告することは稀なことではない。このような場合，過去に受けた治療やサービスと，TF-CBT は異なるということを強調する。また，TF-CBT を受けるにあたって予期されることの概要や，おおよそのセッション数について丁寧に説明し，治療への参加意欲を引き出す。さらに，治療への動機づけを高め，治療を最大限に

活かすために，治療の有効性を示す科学的研究や，養育者の積極的な参加や協力がどのように役立つかについて強調する。TF-CBT は，治療開始のきっかけとなったトラウマと，子どもと養育者の懸念に焦点をあてることから始められる。

TF-CBT の基本理念

TF-CBT モデルの基本理念は，その頭文字をとって「CRAFTS」と要約することができる。この理念は，特定の集団，コミュニティ，状況にかかわらず，すべてのケースに適用される。この理念は，子どもからその家族にまで至る，全体的な癒しに貢献する，治療の必須要素という観点で，人間のおかれたどのような状況においても普遍的なありようを反映する。これらの理念が強調するのは，TF-CBT モデルは，構成要素に基づき，文化的価値観を尊重し，適応性と柔軟性があり，家族に焦点をあてており，治療関係を中心におき，自己効力感を高める，ということである。より具体的には次に示すとおりである。

Components-based（構成要素に基づく）：それまでに確立した知識，スキル，プロセスの上に積み重ねるようにして徐々に構築された，特定の子どもと家族のニーズに最もよく適合する相互に関係し合う構成要素に基づく。

Respectful of individual, family, community, culture, and religious practices（個人，家族，コミュニティ，文化，宗教的実践の尊重）：家族，コミュニティ，文化という背景においてトラウマ体験の影響を理解し，子どもと家族にとって最大限の支援をするために，個人，家族，コミュニティ，文化，宗教を尊重する。

Adaptable（適応性と柔軟性がある）：本書に多くの例を用いて強調されている通り，子どもと養育者の動機を高め，多様な集団や状況において構成要素に基づく治療をモデルに忠実に実施するために，セラピストの柔軟性や創造性が求められる。

Family focused（家族に焦点をあてる）：セラピストは，家族のサポートが得られるように，治療のどの段階においても，養育者が可能な限り参加できるように積極的に支援する。可能ならば，また臨床的に必要であれば，兄弟姉妹，その他の家族（祖父母，特別な叔母など）も参加してもらう。

Therapeutic relationship centered（治療関係を中心におく）：セラピストは，

子どもと親が安全，受容，信頼を感じることができる治療関係を築くことに努める。このような治療関係は，子どもと養育者がトラウマ体験や，最も強い恐怖・考えや信念を話し合うための信頼感や自尊心を再構築し，人生を飛躍させる新しいスキルを習得し利用するための第一歩を踏み出す助けとなる。

Self-efficiency is emphasized（自己効力感を高める）：TF-CBT は，長期的に役立つために設計された短期の, 強みに基づくモデルである。セラピストは，治療計画から積極的に子どもや養育者と協力し，セッション間の宿題に取り組むよう励まし，治療の成功を信じ，TF-CBT のスキルを利用し続けるよう励まし，褒める。治療が終わった後も遭遇するであろうトラウマ想起刺激や，人生のストレスに立ち向かう心の準備があることを強調し，自己効力感や自己統制感を強化する。

アセスメント技法

TF-CBT を開始する前に，トラウマ曝露が機能のどの領域に影響しているのかをアセスメントすることが欠かせない。ここでも「CRAFTS」の頭文字を使って，TF-CBT の標的となる不適応領域について要約することができる。

Cognitive problems（認知の問題）：機能不全の思考パターン，学校での学習の問題，集中困難など。

Relationship problems（対人関係の問題）：家庭，学校，職場での対立，対人関係における信頼の損傷，または裏切りの予期など。

Affective problems（感情面の問題）：不安，落ち込み，怒りなどの感情をうまく表現し，統御することの困難など。

Family problems（家族の問題）：養育困難，親子の葛藤，家庭内での虐待が開示されたことにより起きることが多い拡大家族の崩壊，幼い頃の深刻な対人暴力や虐待による頻繁な家庭外措置（里親養育や施設治療）など。

Traumatic behavior problems（トラウマと関連した行動面の問題）：無害なトラウマ想起刺激の回避。性的，攻撃的，反抗的な行動など。

Somatic problems（心身面の問題）：睡眠障害，過覚醒，頭痛腹痛，その他のトラウマ記憶，想起刺激，兆候に対する生理学的な反応など。

治療計画を立てるために問題となる領域を見立てる際には，子どもや親に対する構造化面接や観察，標準化された子どもと親の評価尺度を使うことができる。標準化された評価尺度は，子どもと家族のニーズに合った治療計画を個別に調整するための基本となる客観的な情報を提供し，また，治療の進行度の評価にもなるので，TF-CBT の実践効果を高めてくれることは間違いない。TF-CBT では，PTSD と，PTSD に関連する症状のアセスメントが特に関連しており，妥当性や信頼性に優れたさまざまな手法が開発されている。半構造化PTSD 面接には，学童期児童の感情障害および統合失調症用面接基準 (Schedule for Affective Disorders and Schizophrenia for School-Age Children — Present and Lifetime Version [Kaufman, Birmaher, & Brent, 1996])，子どもと親のPTSD アセスメントには，「UCLA 外傷後ストレス障害インデックス」[訳注1] (UCLA PTSD Reaction Index：RI [Steinberg, Brymer, Decker, & Pynoos, 2004]) がある。その他にも，①うつの評価法として，「小児抑うつ尺度」(Children's Depression Inventory [Kovacs, 1985])，②問題行動の評価法として，「子どもの行動チェックリスト」(Child Behavior Checklist: CBCL [Achenback, 1991])，または，SDQ：子どもの強さと困難さアンケート (Strengths and Difficulties Questionnaire [Goodman, 1997])，③一般的な不安の評価法として，「子どものための多面的不安検査」(Multidimentional Anxiety Scale for Children [March, 1997])，または，子どもの不安傾向・状態像評価尺度 (State-Trait Anxiety Inventory for Children [Spielberger, 1973])，④虐待経験に関連する羞恥心の測定法として，「羞恥心尺度」(Shame Scale [Feiring, Taska, & Lewis, 1996]) がある。

子どもが経験してきたトラウマは，親にも直接的・間接的に影響していることがよくあるため，親の全般的な機能をアセスメントすることも非常に重要である。親へのアセスメントによって，もし親の感情的困難が，個人的な性質のものであったり，早急な対応が必要であったり，または，子どもに益となるような治療参加の妨げになりそうだとわかれば，個別治療に紹介する必要があるかを見極めることができる。子どものトラウマ曝露に対する親の反応をアセスメントするための手法には，「改訂版出来事インパクト尺度」(Impact of Event Scale-Revised [Weiss, 2004])，「養育者感情反応質問票」(Parent Emotional Reaction Questionnaire [Mannarino & Cohen, 1996]) がある。親

訳注1）子どものPTSD 評価尺度。現在国際的に最も汎用されている。日本語版は兵庫県こころのケアセンター第3研究室に連絡すれば入手できる。

の養育行動の機能性をアセスメントし，治療を計画するのに役立つ標準化された手法には，「ベック抑うつ評価尺度」（Beck Depression Inventory [Beck, Steer, & Brown, 1996]），「養育行動実践アンケート」（Parenting Practices Questionnaire [Strayhorn & Weidman, 1988]），または，ペアレンティングスキルをアセスメントするための，「アラバマ養育行動アンケート」（Alabama Parenting Questionnaire [Frick, 1991]）などがある。

TF-CBTの構造と治療の構成要素（コンポーネント）

　TF-CBTのセッションは，治療初期に子どもと親それぞれと個人セッションを行い，治療の中盤や終盤に向けて認知対処の時間を増やして行く構造になっている。子どもが問題行動を起こしている場合には，治療初期から親子合同セッションを始めて，一緒にペアレンティングスキルや対処スキルを安定して練習できるようにすることもある。

　TF-CBTの構成要素は，「PRACTICE」の頭文字で要約される。Psychoeducation and parenting skills（心理教育とペアレンティングスキル），Relaxation（リラクセーション），Affective expression and modulation（感情表現と調整），Cognitive coping（認知対処〔コーピング〕），Trauma narrative development and processing（トラウマナラティブの作成と処理），In vivo mastery of trauma reminders（トラウマ想起刺激の実生活内での克服），Conjoint child-parent sessions（親子合同セッション），Enhancing future safety and development（将来の安全と発達の強化）である。通常これらの構成要素は，トラウマの種類，コミュニティの環境，状況の違いにかかわらず同じである。しかし，トラウマ性悲嘆反応がある子どもの場合には，構成要素が追加される。さらに，他の研究者らが指摘する通り（Cohen, Mannarino, & Iyengar, 2001; Cohen, Mannarino, & Murray, 2011），トラウマ曝露の可能性がまだある場合には，構成要素の順番や方法を変えることが必要になることもある。「PRACTICE」の頭文字はまた，TF-CBTから得られる恩恵を最大限に活かすために，子どもと親が学んだスキルを自宅で「実践すること（PRACTICE）」の重要性を非常に適切に表している。セラピストが，自分が教えるスキルを自分でも「実践すること（PRACTICE）」は，子どもと親にとって効果的なモデルとなるだけでなく，治療関与への動機づけとなり，最大限の回復や適応のために必要な変更を行う助けとなる。

段階的エクスポージャーの理論的根拠

　前述の通り，TF-CBT の開発と改良は，複数の心理学理論から影響を受けているが，とりわけ認知行動理論の原理は，実践における包括的な理論的根拠を提供してくれている。TF-CBT には，連想，因果関係，他者の観察を手段とする学びを強調するさまざまな戦略が含まれる。古典的条件づけ理論に従えば，トラウマとなる出来事は，不安，恐怖，無力感，怒りなどの無条件または反射的反応を引き起こす刺激と考えられる。トラウマに対するこれらの自動的な感情反応は，現実の危険に対する闘争−逃走のような防衛反応が必要であることを知らせる，本来自然で順応性のあるものである。しかし，PTSD 症状になると，トラウマが起きた時に存在した害のない刺激（音，景色，匂い，イメージ，人物，場所，その他のトラウマ想起刺激）によって，もともとのトラウマとなった脅威が連想されるため，トラウマを受けた時と同じ否定的な無条件の感情反応が起こることがある。例えば虐待による PTSD を抱える子どもは，非虐待的な権力者に対しても，支援の源としてではなく，潜在的な脅威として反応することがある。もともとのトラウマを連想させる無害な人物，場所，物を回避することで不安を低減させることを学習すると，こうした経験によってオペラント条件づけが起こる。刺激の般化を通して，PTSD を抱えるもの，現実の危険はないにもかかわらず，トラウマ記憶やトラウマ症状を引き起こす無害なトラウマ関連の兆候の輪が広がるのを回避するのである。

　観察学習理論も，子どもがトラウマの想起刺激や誤認知された脅威に対して，どのように反応するかを判断する上で重要である。多くの子どもたちが，誤認知された脅威に対して，次第により内向し，孤立し，服従的な行動で反応するようになる。特に暴力的なトラウマ曝露があった子どもは，害のない想起刺激または誤認知された脅威に対して，自分のいる環境で他者が示すものに類似した怒りや攻撃的な行動で反応することもある。ひきこもりや攻撃は，トラウマのある子どもに共通する恐れの現れであるのに，養育者がこれらの行動を反抗や不注意による行動ととらえることによって増悪する。子どもと親や他者との問題的な関わりが増えるにつれ，自分，関係性，世界に対する不健全な信念が生じる。こうした学習のメカニズムによって，トラウマ体験は，子どもの生理学的，感情的，行動的，認知的機能に否定的な影響を及ぼす。したがって，TF-CBT の構成要素である「PRACTICE」は，これらの各機能領域への対処を強化するように設計されている。

段階的エクスポージャーは，TF-CBT の実施にとって非常に重要であり，すべての構成要素に組み込まれている。セラピストは，各「PRACTICE」の構成要素において，子どもと親に，前回のセッションで学んだスキルを使うよう励まし，スキルを使いこなしたことを褒めながら，トラウマ想起刺激への曝露を注意深く調整し，増加させる。トラウマ後の回避傾向に立ち向かうため，TF-CBT の最初に，体験したトラウマを率直に確認し，トラウマ性ストレス反応の心理教育を行うことを通して，段階的エクスポージャーが開始される。心理教育において「あの悪い出来事」ではなく「性的虐待」という用語を使うことだけでも段階的な曝露となる。このモデルに従って子どもが進歩するにつれて，トラウマナラティブのセッションまでに，あるいはその最中に，性的虐待に関する想起刺激がより詳細で明確になっていく。セラピストは，子どもと親に習得したスキルを使うように励まし，子どもが自分のトラウマ体験を詳しく話せるように支援する。そして，臨床的に適切であれば，親子合同セッションの段階で，そのトラウマナラティブを親と分かち合うことを励ますのである。

子どもがトラウマナラティブを作成し，構成要素を進めることは，トラウマ記憶やトラウマ想起刺激と結びついている激しい否定的な感情を消去するのを促す。それだけでなく，おそらくもっと重要なのは，トラウマ記憶において，強さや誇りといった新しい連想を作り出すことにあるのだろう。さらに，セラピストは，トラウマの処理と正確なフィードバックをすることで，子どもの自己・家族・世界に対するより健康な見方が育つように支援し，過去の出来事に対して，より適応的で文脈化された解釈ができるように援助する。最後の将来の発達と安全の強化のセッションでは，安全スキルを身につけることを励ます。この段階も，話し合いやロールプレイを使って，現在における現実的な危険と，無害なトラウマの引き金(トリガー)や想起刺激との違いを区別することを学ぶ。段階的エクスポージャーは，下記に記述する通り「PRACTICE」の各構成要素に組み込まれている。子どもと親に，彼らにはトラウマ想起刺激と向き合う強さがあることを示し，トラウマ記憶を整理し，処理することで，学び，成長することが可能であることを伝えるのである。

心理教育

心理教育は親と子どもに対して治療全体を通して行われるが，開始時は，治療への関与を深め，非回避（回避をしないこと）のモデルとなるために非常に重要である。セラピストは，聞き取りでトラウマ体験についての情報を収集し，

子どもと親のトラウマ反応をアセスメントする。その後，彼らのトラウマ反応が自然で当然の反応であることを伝え，治療の概要を説明し，安心感を与える教育的情報を提供する。特に，アセスメントの結果，子どもの強みや困難が，どのように治療計画につながっているかについて情報提供する。また，親の治療への関わりや支援が，子どもの回復にとって最も重要な影響を及ぼすことを強調する。子どもの治療に向き合う自信や治療を受ければ回復するのだという前向きな見方を引き出すために，これまでの臨床的経験や研究成果を伝え，治療効果を強調することは重要である。

　トラウマに関する一般的な情報は，さまざまな方法で提供することができる。個人的なトラウマ体験を話すことを極端に回避している子どもでも，トラウマ体験に関する一般的な情報であれば受け入れることが多い。初期段階に，体験したトラウマの種類の特徴，罹患率，影響，よくある誤解などの基本的事実を伝えることが役立つ。子どもだけでなく親にも，教育的な資料，本，ゲームなどがよく使われる。これらの取り組みが段階的エクスポージャーの重要な初期導入となるのは，これらはトラウマ記憶を想起させるが，否定的な感情を引き出すことはあまりないためである。それよりも知識により人はエンパワメントされるので，トラウマ記憶と，安全感や誇りといった新しい連想を作ることができる。TF-CBT 全体が，謎に包まれたものではなく，常に治療の目標や構成要素について実践的な方法で教育を受けるプロセスとなるべきである。

ペアレンティングスキルのトレーニング

　親の支援や効果的なペアレンティングスキルが，子どものトラウマ回復に肯定的な影響を与えるという十分な裏づけがあることから（Deblinger et al., 1996, 2011; Mannarino & Cohen, 2006），治療全体を通してペアレンティングスキルのトレーニングが行われる。初期段階では，セラピストは親と協働して，積極的傾聴(アクティブ・リスニング)やお互いの賞賛といった親子のコミュニケーションスキルを促しながら，子どもの安全感や安心感を高めるような家族の儀式，日課，構造を作る。効果的なペアレンティングスキルを支援するため，週単位で，親子の問題のあるやり取りと肯定的なやり取りについて振り返る機能行動分析を行う。トラウマ受傷の直後には，多くの善意に溢れた親が，子どもの困難や症状に注目して，子どもの問題行動を意図せず強化してしまう。こうした傾向を踏まえ，親子のやり取りの機能行動分析を行う中で，過剰な放任，保護，厳しさ，その他問題のある養育実践の根底にある親の考えや感情を，できる限り詳細に引き出すこ

とが役立つ。セラピストは，初期のセッションにおいて，子どもの特定の問題行動とともに，その行動が機能を効果的に果たし，かつ，それと置き換えることができる肯定的で適応的な行動を同定する（注目を集める，不安から逃れる，コントロール感を得る，など）。親としては自然なことではあるが，トラウマの影響下においては，子どもの問題や症状にばかり注目し，うかつにもそれらを強化してしまうことはとりわけ重要なことである。不適応的行動と置き換えられる適応的行動を特定することによって，親は賞賛，肯定的注目，積極的傾聴，適切であれば具体的な報酬を用いてこれらの肯定的な行動に再び注目できるようになる。親が問題行動への注目を最小限にするのを学ぶことも同じように重要であり，否定的な行動を意図せず増加させてしまう説教，怒声，口先の脅迫を使うことを大幅に減らすには，積極的な努力が必要になる。また，セラピストは，親子と協働して，家庭のルールと，それが守られなかった時の結果を決める。結果は，通常タイムアウト，家事，特権の返上などで，親は，温かい，けれども確固として一貫性のある方法でこれらを実施することを学ぶ。

親は，子どもが個人的に抱えるトラウマから著しい影響を受ける。ペアレンティングの構成要素における段階的エクスポージャーでは，例えば，子どもの反応は，子どもが「悪い子」だからではなく，体験したトラウマによるものであると把握することが重要である。そうすることで，親が，子どもと自分自身に対するトラウマの影響を理解するのを助けることができる。子どもが対処するにあたって最も重要な模範が親であることを理解してもらうことも欠かせない。したがって，親には次に記述する構成要素で導入される対処スキルを学んでもらい，子どものモデルとなり，スキルを実践する努力を強化することができるようにする。

リラクセーション技法のトレーニング

リラクセーションのスキルは，治療の初期段階で紹介され，子どもと親が日々のストレスや，トラウマ記憶に向き合う治療で体験するストレスに対応するために利用できるスキルを提供する。呼吸集中法(フォーカストブリージング)は，簡単に習得し，いつでも利用できる，とりわけ重要なリラクセーションのスキルである。他にも，特に年少児に役立つ漸進的筋弛緩法や誘導イメージ療法がある。年少児は，自分がブリキの兵隊になって，それから縫いぐるみになったと想像するように促されると，筋肉の緊張とリラクセーションの違いだけでなく，自分の体の筋肉の緊張をコントロールできると学ぶことができる。リラクセーションのスキルは，特

に睡眠障害，背痛や頭痛などで表れる筋肉の緊張といった生理学的な苦痛を抱えた子どもと養育者に役立つ。

マインドフルネスも，リラックスや，考えを静めるのを助ける。マインドフルネスでは，自分の思考，感情，感覚，周囲の環境を価値判断なしに観察することを通して，今この時に全集中するよう促される。現在の瞬間瞬間の経験に改めて意識を集中するという自制のとれた，しかし穏やかなプロセスは，過去の大きなトラウマと将来に不安を抱える子どもと親にとって癒し効果が期待できる。近年の研究では，このような瞑想法は，苦悩を低減するだけでなく，PTSDに罹患した人に共通の，まとまりなく同じことを反芻する思考や行動を低減する助けになることが示唆されている（Jain et al., 2007）。リラクセーションの構成要素における段階的エクスポージャーでは，子どもがトラウマ想起刺激を体験した時に，ここで紹介した，または他のリラクセーション技術を実践できるように支援する。

感情表現と調整のトレーニング

感情表現と調整のトレーニングでは，親子の感情のやりとりや感情の取り扱いをより効果的に行うスキルが強調される。年少児の場合，最初に行う練習は，主要感情（喜び，悲しみ，怒り，怖れ）に関連する体験を特定し，見直すことである。トラウマとなる出来事は，さまざまな感情を引き起こし，中には子どもがそれまで経験したことのない感情も含まれる。そこで主要感情だけでない，トラウマと関連した感情（極度の恐れ，恥，悲嘆，憤怒，困惑）を含む多くの感情の語彙を増やすことが役立つ。また，感情の状態を特定し，名前をつけることが，自分の苦痛な感情への気づきを増し，うまくコントロールする第一歩となる。この構成要素における段階的エクスポージャーには，子どもと親が，否定的な感情の状態と子どものトラウマの想起刺激とのつながりを認知できるようにすることが含まれる。さらに，子どもと親は，自分の感情を口に出して表現し，お互いの感情を尋ねることを促される。こうしたスキルは親子の対立を減らし，特に，攻撃的行動，問題行動によって否定的な感情を表現する傾向にある子どもに役に立つ。親は，家庭で子どもが感情を機能不全的な行動ではなく言葉で表現する時には，積極的傾聴を使うように促される。このような宿題は，親子のコミュニケーションや関わりを全体的に改善するのにとても役に立つ。

TF-CBTの文脈においては，セラピストは子どもと親と協働して，苦痛な感

情に耐え，その感情をコントロールするのに役立つ対処戦略を見つける。効果的な戦略を強化しつつ非生産的な対処戦略を抑えることを目的に，これまでの感情への対処スキルのレパートリーを見直す。最終的に子どもと親は，苦痛な感情を効果的に取り扱うための，古いスキルと新しいスキルからなる道具一式(ツールキット)(支援してくれる大人と話をする，心地よい音楽を聴く，運動する，問題を解決するなど)を作り上げることができる。この要素における段階的エクスポージャーは，子どもと親に，苦痛な感情につながるトラウマの想起刺激を特定させて，提示された対処スキルを自分によくある状況にフィットするように個別にあつらえて実践することである。例えば，子どもが学校で想起刺激や苦痛を体験する場合は，クラスルームに居続けるために，可能な時に対処戦略を使うことが奨励される。苦痛を感じた時に，想起刺激に対して何ができるかのリストを作ること，他の道具(ツール)を準備しておくことなどが役に立つ。

認知対処(コーピング)

認知対処の構成要素は，子どもと親が，自分の思考と感情と行動とのつながりを理解するのを支援する土台を作る。年少児でも，自分で自分に言っていること(すなわち思考)が，自分の感情や行動に影響することを学ぶことができる。しかし認知対処スキルを教える最初の段階では，一瞬で，自動的で，すぐにはそれと気づかない内的対話(インターナルダイアログ)を見つけて，話し合うという方法がある。トラウマと関連しない例を用いて，日々の思考をとらえる練習がよく使われる。例えば，子どもと親らに，朝，目覚まし時計が鳴った時に自分に自分で何と言ったかを互いにシェアしてもらうのが簡単な方法である。トラウマと関連しない例で，「認知の三角形」を使って，同じ出来事についての異なる思考が，異なる感情や行動につながることを教えることができる。こうしたプロセスを通して，セラピストは，子どもと親が，否定的な感情や行動は時に，正確でない，歪んだ，または単に役に立たない思考によって引き起こされることを認識できるようにする。子どもと親は，毎日の出来事についての苦痛な感情の根底にある思考が，正確で役に立つものかどうかを吟味し，不正確な思考や，役に立たない思考を特定するように促される。そして最終的に，もっと役に立つ生産的な思考に置き換えることができるように支援される。

親は，治療の比較的早い段階で，トラウマに関連する感情や思考を話し合い，セラピストの助けを得ながら，不正確で機能不全の思考を特定するように促される。時間をかけて親のトラウマに関連する感情を引き出し，認め，正当化し

た後，TF-CBT では，最も苦痛な感情の根底にある思考を吟味するように促される。その問題となる思考に異議を唱えるのを助けるため，セラピストは教育的情報やソクラテス式問答法，ロールプレイなどを使う。認知対処の構成要素における段階的エクスポージャーは，このような方法で親に対して実施される。

一方，子どもに対しては，TF-CBT のセラピストは，思考が感情や行動に毎日影響していることに気づくところまでを支援する。トラウマに関連する思考や感情は，トラウマナラティブの段階で表現され，受容され，承認されるまでは扱わない。次に述べるように，セラピストは，トラウマナラティブが完成に近づいた時に，吟味や処理が可能になった問題思考の特定を開始する。

トラウマナラティブ

トラウマナラティブを作成することとナラティブの処理は，治療がトラウマ体験の具体的な詳細に次第に焦点をあてていく治療の中盤の 1／3 で行われる。トラウマナラティブは，曝露と処理の練習である。典型的なものは本を書く形で，「自分について」の導入の章と，トラウマの起きた状況とその時に体験した思考と感情と感覚を子どもが物語る章からなる。しかし，中には特定のトラウマに関する話し合いや，トラウマ体験を反映した詩，歌，ニュース番組，演劇，アートなど他の創造的な作業を好む子どももいる。トラウマナラティブのプロセスは，子どもが徐々に増していく不安を喚起するトラウマ関連記憶に段階的に向き合い，激しい感情的苦痛や回避反応なしにトラウマ記憶に耐えられるように支援できるように構築されている。信頼のある治療関係の中で，子どもは，トラウマ体験を思い出すことや書くことが，自分が苦しんだトラウマを体験した時の圧倒されるような感情につながらないことを学ぶ。トラウマによってひき起こされるさまざまな反応が自然で当然のものであるということが受け入れられるような治療的な文脈において，心の奥底に秘められていた気持ちや考えが打ち明けられるようになるまでに解放される。さらに，セラピストは，とりわけ非機能的思考の特定と修正に焦点をあてながら，トラウマ関連の思考を処理し新たな信念を形成できるように支援する。段階的エクスポージャーは，ナラティブを作成しながら何度も見直すことによって行われ，子どもはトラウマ記憶をだんだんに克服していく。ナラティブの最終章は，治療の全経過を通して，とりわけ自己像，他者との関係，世界観，将来への期待に対する影響に関連して，子どもが学んだことや体験したことが包括的に反映され

ることが多い。次の質問の例は，子どもが学んだことについて考えることを助けるためによく使われる。「セラピーで何を学びましたか？」「体験したトラウマについて何を学びましたか？」「自分について，親について，家族について，世界について何を学びましたか？」「将来に期待することは何ですか？」「一番誇りにしていることは何ですか？」「過去のトラウマ体験について，または将来困ったことに直面した時に話せる人は誰ですか？」「似たようなトラウマを体験したことがある他の子どもたちがいたら何を伝えたいですか？」。これらの質問をすることによって，彼らは振り返り，健全な信念を内在化させて，それらを最終章に組み込むことができるようになる。

実生活内エクスポージャー

　実生活内エクスポージャーは，強力な治療の構成要素であり，トラウマ直後から子どもに生じてきた問題ある回避行動を乗り越えることを支援するために非常に効果的である。しかし，トラウマに関連する回避行動の中には機能的なものもあり（例：性的虐待を行う人や，暴行が起きたドラッグ使用が蔓延する街頭の回避など），そのような場合には妨げるべきではない。逆に機能不全の回避行動とは，もともとのトラウマに反応して体験された強烈に否定的な感情が，害のない想起刺激にまで般化して体験されるようになった時に発展する。トラウマを抱えた人は，そのような強い否定的な感情を引き起こすような人，場所，物，記憶を客観的には危険ではないにもかかわらず，必死に回避するのである。トラウマの状況にもよるが，PTSD関連の回避のある子どもは，例えば，登校，1人で寝ること，暗闇，社会活動，特定の交通手段などを拒否し始めることがある。そうした行動によって不安が低減されると回避が強化され，次第に孤立し，ひきこもっていく。こうした子どもには綿密な治療計画と全面的な関与が求められるため，実生活内エクスポージャーの構成要素は慎重に，親と協働しながら利用されるべきである。登校拒否など，教育に影響する特定の影響力の大きい回避行動は，治療初期に，行動の要因を慎重にアセスメントした後，学校の担当者と協働して対応するのがよい。多くの子どもにとって，学校をたくさん欠席することは，意図せず回避行動を強化するだけでなく，学業についていく能力を著しく損ない，復学を学業面でも，社会面でも次第に困難にする。実生活内エクスポージャーは，それほどは強くない回避行動が，トラウマナラティブや処理の構成要素において自然に回復しない場合に取り組む。その場合，セラピストは，治療で学んだトラウマに関連する苦痛をコントロール

するための対処スキルを使いながら，次第に強度を増して不安を引き起こす活動に取り組めるように，実生活内での練習計画を立てる。

親子合同セッション

　親子合同セッションは，子どもと親が，学んだスキルを実践し，トラウマ体験についてより開かれたコミュニケーションを開始する支援となるようデザインされている。治療初期においてセラピストは子どもと親が別々の個人セッションに時間を使うが，治療全体で親子合同セッションに費やされる時間は，子どもと親個々のニーズによって異なる。子どもに著しい問題行動が見られる場合には，親が，今学んでいる，賞賛，選択的注目，その他の対処スキルや行動マネジメントスキルを練習する機会とするために，短い親子合同セッションを早いうちに開始するのが役立つ。

　トラウマに焦点をあてた親子合同セッションの内容と開始時期は，子どもと親の感情状態とスキル上達レベルをもとに決定する。理想的には，それまでに親が，子どもにとって効果的な対処モデルとなるために感情が十分に平静になっていること，子どもがスキルやトラウマに焦点をあてた作業に十分に取り組んできて，新しく得たトラウマ関連の知識やスキルを分かち合うことに誇りをもつようになっていることが必要である。通常，親子合同セッションは，関連のあるトラウマの一般的な話し合いから始める。トラウマに焦点をあてた最初の親子合同セッションでは，楽しく，リラックスした雰囲気作りのために，『Survivor's Journey (for sexual abuse trauma）（子どもの性的虐待サバイバー──癒しのためのカウンセリング技法）』(Burke, 1994)，または性的虐待，身体的虐待，家庭内暴力についての簡単な質疑応答ゲーム「これ，知ってる？（子ども虐待のための治療用カードゲーム）」[訳注2] (Deblinger, Neubauer, Runyon, & Baker, 2006) などの，本やゲームを使うことが役立つ。これらの活動は，個人的なトラウマナラティブの読み聞かせの前に，親子が一緒にトラウマについて話す自信と居心地のよさを得る助けとなる。

　また非常に重要なのは，親単独のセッションにおいて親が子どものナラティブ全体に目を通し，子どもが自分のナラティブを読むのを聞く準備が，親にできていることである。親単独のセッションで，セラピストが子ども役となって

訳注2）性的虐待や身体的虐待・DV目撃などを体験した子どもを対象にした治療用カードゲーム。本書の著者の1人であるDeblinger博士らによって作成された。日本語版は兵庫県こころのケアセンター研修情報課に連絡すれば入手できる。

ナラティブを読むロールプレイをして，親が子どもを賞賛し，積極的傾聴をし，子どもを支援しながら落ち着いてナラティブを聞く練習をするのがよい。別々に行う準備セッションで，親子それぞれにトラウマに関連した質問を考え，治療的に最適な応答が得られるよう支援する。少数のケースでは，治療早期に，または親の準備のための個別セッションで，親の感情の不安定さや，最適な支援ができないといった理由から，ナラティブの分かち合いが子どもにとって最大の利益にならないということが判明することもある。そのような子どもにとっても TF-CBT は役に立つ。ナラティブの読み聞かせの代わりになる，親子が一緒に行う活動（一般的な情報のおさらい，親が子どもの作業を誇りに思っていると認めるなど）でも有益である。子どものナラティブを親と一緒に分かち合うことや，トラウマ関連の教育的情報をおさらいすることが，この構成要素での段階的エクスポージャーとなる。

将来の安全と発達の強化

　将来の安全と発達の強化は，取り組んでいるトラウマや家族の状況によっては異なる治療段階で組み込まれる構成要素である（Cohen, Mannarino, & Murray, 2011）。家庭内または地域での暴力の体験があり，努力はしているが曝露の継続があり得る子どもの場合は，リスクの高い環境で安全性を高め，誰もが安全を確保してよいという確認のため，安全スキルの訓練を治療早期に導入することがある。トラウマの継続が起りにくい子どもの場合は，安全スキルを教えるのは，トラウマナラティブがほぼ完成する後まで待つことが望ましい。そうすることで，子どもがナラティブで（それより先に安全スキルを訓練すると），トラウマに実際にどう対応したかではなく，すべきだった対応を報告してしまう傾向を抑えることができる。安全スキルをあまり早期に訓練することは，子どもの罪悪感を意図せず強化する可能性もある。

　通常，著しいトラウマ体験のある子どもは脆弱な感覚が増し，自分の安全について不安を抱きやすい。親としてはトラウマは今後二度と起きないと言ってあげたいところだが，そう言うことはできないし，言うべきでもない。TF-CBT では，子どもが将来ストレスやトラウマに遭遇した時に，克服感と自己効力感を高めるための安全スキルを身につける支援をする。自分を守る安全スキルを学ぶことは，学校や家庭で教わった基本的な安全スキル（火災発生時対策「Stop, Drop, and Roll（自分の衣服に火がついたら，止まって，地面に寝て，転がる）」，車内シートベルト着用，自転車やオートバイのヘルメット着用など）

を模すことで，正常化(ノーマライズ)できる。しかし練習を始める前に，子どものトラウマに対する対応は，その年齢，知識，感情，経験から考えて，でき得る最善の方法であったことを強調することが大切である。TF-CBTに参加することがすでに，信頼できる大人にトラウマについて話すという最も重要な安全スキルの学びであること，そうした学びは難しいにもかかわらず挑戦していることは賞賛に値することを伝えてもよい。安全スキルの構成要素の基本的な目的は，①環境の危険性に対する子どものスキルや知識を評価すること，②性的虐待，家族の暴力，地域での暴力，いじめ，インターネット利用の危険性など関連リスクの情報を提供し，見直すこと，③コミュニケーション，自己主張，問題解決，護身，その他のトラウマ体験関連の安全スキル（火災予防，プールの安全性など）の練習，④親子または家族合同セッションで練習する安全スキルの見直しや安全計画の立案を親と一緒に行う，が含まれる。

著しい喪失やトラウマ性悲嘆を抱える子どもには，「PRACTICE」の構成要素に，悲嘆に焦点をあてた構成要素を追加することがある。

悲嘆に焦点をあてた構成要素

嘆き悲しむためには，亡くなった人を思い出すことが必要になる。トラウマ性悲嘆を抱える子どもは，故人について考えたり，思い出したり，思い出を語ることを回避する。楽しい思い出さえ，故人がどのように亡くなったかというトラウマ記憶に移行してしまい，それは耐え難いほどの苦痛だからである。そのような場合，TF-CBTの構成要素を完了した後に，トラウマとなるような死に関連する悲嘆に焦点をあてた治療の構成要素を加えることが役に立つ。悲嘆に焦点をあてた治療の構成要素を下記に要約するが，より詳細な情報は，この本の他の場所でも，www.musc.edu/ctgでも入手可能である。

悲嘆の心理教育

子どもと親に，子どもの広範囲の悲嘆反応，死別と哀悼情報に関する情報を提供し，先に提供された死やトラウマ性反応に関する心理教育に追加，補足する。セラピストは，多くの子どもと親が回避しがちな，トラウマ性の死別についての開かれたコミュニケーションの重要性をさらに強調する。

喪失を悼む，故人への両価的な感情の解決

故人に対する両価的な感情を表現しながら死を具体化すること（風船遊びで，子どもが故人との関係性において失ったことと持続していることを表現するなど）によって，子どもが故人との関係が今も続いていると感じられるようにな

る。「亡くなった人の悪口は言わない」という教えを守り，愛する故人の肯定的な面を思い出すことは稀ではない。しかし，故人は愛されていたと同時に，欠点もある個人であったことをより現実的に思い出すことは，子どもが自分や他者に対して非現実的に高い期待を抱くことによる脆弱性を低減することができる。この構成要素の段階では，子どもに，愛する故人に対して懐かしく思うことと思わないことの両方を表現してもらいながら，両価的な感情や故人との過去の葛藤を処理する。

故人のよい思い出を記憶にとどめる

子どもと親が，故人の思い出をとどめ，故人の肯定的な側面を自己概念に内在化するのを促す。故人との大切な思い出を想起することは苦痛でもあるが，子どもにとって，こうした感情を扱えることに気づき，肯定的な思い出を回避する必要がないという経験になる。愛する故人の人生をたたえる方法を見つけることで，トラウマ関連記憶と，強烈な悲嘆ではなく，誇りという新しい関連づけを作ることができる。

関係の再定義

この段階では，子どもが，故人との関係は生き続けるが，それは記憶の中で続くことであり，新しい対人関係に移行していかなければならないことを受け入れることが望ましい。この時点でPTSD症状が大幅に軽減していれば，セラピストは，子どもが新しい対人関係を構築し，深め，学ぶことを支援し，愛する故人と分かち合った愛と英知をより内在化することができるように援助する。

終結

TF-CBTや悲嘆の構成要素によって，子どもと親は，強烈なPTSD，抑うつ，不安，トラウマ性悲嘆の症状を克服することが示唆されている（Cohen, Mannarino, & Staron, 2006）。しかし，悲嘆は治療後も続く自然なプロセスであり，子どもや親が治療の最終段階でその準備をしておくことが大切である。そのためには，悲しみが続くことは自然で当然なことであることを伝え，将来体験するかもしれないトラウマ・喪失・想起刺激の変化などへの対応方法を検討し，ありのままの現在の人生を全力で生きることを励ますことが重要である。

治療の卒業

治療の卒業は重要な目標であり，TF-CBTの開始時に，この治療アプローチには回数制限があるという性質を考慮して話し合われていることが多い。TF-

CBTからいずれ卒業するという期待を明確にすることで，子どもは回復に対する自信と希望を開始時からもつことができる。多くの子どもと親は，治療に開始と中間と終了があることを知ると，計画したり，楽しみにすることができるようになり，安心する。過去のトラウマ体験に向き合い，処理することが治療の主な目的であるが，学んだスキルを現在利用していて，将来を楽観する見方を育てることも等しく重要である。したがって，治療を通じて子どもと親が達成や完成するものに対する期待を明確にすることは，TF-CBTの基本理念である子どもと親の自己効力感を支援することと一致する。

　TF-CBTは，事前に明らかになっていない非常に多くのトラウマや喪失体験のある子どもに提供されることが多いので，治療の終結が近づくにあたって，残りのセッション数を子どもと親に知らせるとよい。セラピストは，治療の最終段階で，進捗度や治療からの卒業が適切かを確かめるために標準化された評価尺度を再度行う。機関や施設で支援を受けている子どもの場合は，TF-CBTは卒業するが，別の治療を継続することもある（支持的カウンセリング，指導教育（メンタリング），スキル構築など）。いずれにしても，TF-CBTの卒業を祝う時間をとることは有益である。セラピストは，アセスメントをもとに，もし適切であれば，別の支援先に紹介したり，将来追加セッション（ブースター）が必要な場合の再導入ガイドラインを作成したりする。治療終結は喪失感を伴うかもしれないが，一方で，肯定的な面もある。例えば，治療の卒業は，子どもの治療が成功し，親が必要な支援を提供できる能力を有していた証であり，毎週の治療に通わなくなることは，他の楽しい活動（放課後の活動，クラブ，スポーツなど）の機会が増えることを意味する。

　トラウマに焦点をあてた合同セッションの後，最後の個別セッションを行って，セッションに対する考えや感じたことを話し合い，全体的な進捗や，自己観，他者との関係，世界像について学んだことを振り返る。こうした考えはトラウマナラティブの最終章で記述されているかもしれないので，ここで最後にもう一度読み，見直しをする。加えて，将来にトラウマの記憶がよみがえった時に，感情面や行動面での再燃が起きないようにするための計画や手順を話し合うことも重要である。セラピストは，子どもと親と一緒にリラックスして楽しいお祝いを用意し，可能であれば，子どもが好きな活動，卒業証明書，卒業帽，風船，ケーキなどの記念品を取り入れる。このようにお祝いをすることによっても，トラウマ受傷直後からの，自分が強いという感覚や誇り，家族の団結の感覚を，そもそも家族を治療に連れてきた苦痛な思考や感情よりも強化す

ることができるのである。

結　論

　この本の構想は，あらゆる年齢，多様な文化・状況の子どもたちに対するTF-CBTの実践が目ざましく普及したことから発展した。この序論においては，TF-CBTの基本的な原則，理念，治療の構成要素について概説し，次からの章では，子どもや思春期の子どもの特殊なニーズに最大限に応えるためのTF-CBTの個別の応用調整について紹介した。優秀な著者の方々をお招きし，特殊な文脈においてTF-CBTを利用した豊富な経験に基づくご貢献をいただいた。次からの章では，異なる状況，発達課題，特定集団に対応するために創造的にTF-CBTを利用しながら，TF-CBTモデルの忠実性（フィデリティ）を維持するための助言を提示した。2つの章で，異なる年齢の子どもに，教育やスキル構築，曝露や処理の構成要素に創造的に取り組ませる際の，遊びの有用性について言及した。他の章では，治療の障壁を克服するための，またはトラウマを抱える子どもが治療を受ける特定状況（児童養護施設，入所型施設，低資源国など）に対応するため，どのようにTF-CBTを適用したらよいかを明示した。本書全体を通して一貫する主題は，肯定的で，信頼できる，協働的な治療関係を構築し，維持することの重要性である。複数の章や事例で，アメリカや世界中の異なる発達段階，文化的背景，多様な状況にある子どもたちに対して，TF-CBTを実践する際の独自の特徴が生き生きと描写されている。子どもや家族の回復力を高めるために学ぶことはまだ多いが，本書が，子どもたちと家族がより希望に満ちた将来を築くために支援をしている世界中の専門家の一助となれば幸いである。

第Ⅰ部

❖

さまざまな設定における
トラウマフォーカスト認知行動療法の適用

第1章

❖

学校で実施するTF-CBT

Susana Rivera

学校でTF-CBTを実施するための理論的根拠

　非常に多くの学齢期の子どもたちがトラウマにさらされ，精神保健面の治療を求めている。しかし，治療が必要な子どもたちと，実際に治療を受けている子どもたちの数には大きな差がある。さまざまな理由で，サービスの利用が妨げられる可能性があるからだ。利用できるサービスについての情報がなかったり，どのように利用したらよいのかわからない場合もある。また，治療費用の問題や，治療に通うための交通手段の問題もある。幼いきょうだいの世話をしてくれる人がいなかったり，両親のストレスや仕事上の問題，スケジュールが調整できないといった問題もある。さらに，精神保健サービスを受けることには，今でもしばしばスティグマがつきものである。それだけに，トラウマにさらされた子どもたちに手を差しのべ，子どもたちが必要な支援を受けられるようにすることが何よりも重要である。
　すべての子どもは学校に行くことが義務づけられており，大部分の時間を学校で過ごすため，学校を通して子どもをサービスにつなげることは理にかなっている。スクールカウンセラーや教師は，次の2つの理由で，子どもにサービスが必要かどうかを真っ先に特定できる場合が多い。まず，トラウマを体験した子どもは，学習困難を含む広範囲の情緒・行動上の問題を呈する可能性がある。このような子どもは，これら行動上や学業上の問題によって，たいがいは躾や罰を行う必要性から，教師の目に「気になる子」として映るようになる。2つ目の理由として，教職員は困難な状態にあり介入によって恩恵を受ける可能性がある子どもや家族に気づいていることが多い。しかし，残念ながら，前述したようなさまざまな理由によって，治療が必要なすべての家族に支援が行き届かないのが現状である。だからこそ，学校を基盤にしたサービスの利用の

しやすさは，なおいっそう子どもと保護者にとって役立つのである。学校でサービスを提供することにより，子どもたちは，他では受けられなかったかもしれない治療とつながることができるようになるのである。

　学校を基盤としたサービスを成功させるためには，管理職やスクールカウンセラー，教師など，すべての教職員が積極的に関わらなければならない。学校で支援を提供するセラピストは，子どものあらゆる機能に影響を及ぼすトラウマの衝撃に対応し，学校を基盤にしたサービスを利用可能なものにするために，まず管理職と綿密に打ち合わせをすることから始めなければならない。学校で治療を提供することについて，管理職の理解を得ることができれば，治療が必要な子どもにアクセスすることができるし，学校がもっている資源も活用しやすくなる。子どもが支援につながると，教師やスクールカウンセラーは，学業成績や気分，行動が学校でどのように変化したかという重要な情報を，セラピストに提供することができるだろう。また，教師やカウンセラーが治療で協働することによって，子どもたちが治療の中で教えられたスキルを日常生活の中で強化できるように援助もできるかもしれない。カウンセリングは，学校における教育活動の中に位置づけられないかもしれないし，子どもの授業時間が中断することについての管理上の懸念があるかもしれないが，セラピストは学校でサービスを提供することの利点を，次のように強調することができる。すなわち，子どもたちは学校以外では受けられないようなサービスを受けることができる，子どもが体験したトラウマに対処するためのスキルを学ぶことができる，心的外傷後ストレス症状や情緒面・行動面・学業面の機能を改善することができるかもしれない，などである。管理職は生徒の学力保障に責任があるため，子どもたちの成績向上を強調することで，学校の協力が得られやすくなるかもしれない。

　セラピストは，過去のトラウマ体験が子どもたちの現在の学業成績に悪影響を及ぼしていることを，教職員に詳しく説明する必要がある。トラウマ症状によって，子どもたちの集中力や課題遂行能力が低下したり，新しいことを学ぶことが難しくなり，さらには，クラスメイトとの関わりにも支障をきたすようになる。その上，子どもたちは，トラウマの想起刺激に対して行動面・感情面・身体面の反応を示したり，トラウマの再演としての行動上の問題を呈したりする可能性があり，その結果，学校における機能が著しく障害されるかもしれない。教職員は，心理教育を受けることによって，子どものトラウマ反応に気づけるようになり，子どもの調節不全をうっかりと増悪させるようなやり方では

なく，適切な対応法を学ぶこともできる。さらに，教職員は，ストレスについての基本的なリラクセーション技法や対処法を学ぶことで，子どもたちが何らかの要因に刺激され，行動面や感情面で抑制がきかなくなった時，クラスの中で対応できるようになる。セラピストは，すべての行動上の問題がトラウマに起因するわけではないということに主眼を置いて説明することも大切である。つまり，子どもにトラウマがあるということを意識しすぎて，すべての不適切な行動に対する言い訳にしないことが重要であると強調しておきたい。むしろ，問題行動とトラウマがどう関係しているのかについての理解を促し，褒め，注意を向け，学校で使える他の「ご褒美」などの肯定的な対応法を用いることで，教職員自らが，問題行動を積極的に最小化するための方法を見出せるようになるかもしれない。さらに，教職員は，断固として，一貫して，学校規則を守らせるという態度をとることで，いかなる原因による問題行動もやめさせることができる。学校を基盤にするセラピストは，教職員や他の学校スタッフを治療チームに加えることにより，トラウマの影響下で子どもたちが行動上の問題に立ち向かい，回復していくのを，うまく援助できる可能性が高くなる。

事　例

　中学校に勤めるある教師は，ホセという生徒のことでよく愚痴をこぼしていた。ホセは12歳の男子生徒で，DVにさらされていたが，それが最近ようやく彼の父親の刑務所入りで収まったという生育歴をもつ。その教師は，ホセのことを過活動で，じっと座っていることができず，クラスの邪魔ばかりをして，宿題をまともに出すことがないと言っている。ホセが学校でのトラウマフォーカスト認知行動療法（TF-CBT）に紹介される前に，その教師は，彼の母親の依頼もあって彼の行動を管理していた。その教師は，糖分をとることで彼の過活動や注意力の散漫が起こると信じていたので，日中はホセに糖分をとることを禁じていた。しかし，ホセは隠し持っていた昼食代を持ってお菓子屋さんに行き，ソーダやキャンディを買っていた。教師はすぐに，ホセの糖分を制限することは効果的ではないと悟り，彼の問題行動は続いていった。ホセが治療にまわされたのは，DVにさらされていたからではなく，彼の教室での問題行動によるものであった。その教師は治療に参加し，トラウマ反応やリラクセーションについて学んだ。ホセがクラスで自制がきかなくなった時には，その教師が学んだリラクセーション法を思い出して実施すると，ホセの行動は落ち着いていった。治療が終了する頃になると，ホセの問題行動は減り，より集中できるようになり，できる作業も増えていった。彼の糖分摂取量ももはや問題ではなくなった。

学校における治療は，個人に対してもグループに対しても実施することができるが，グループセッションの方が利点が多い。まず，グループの方が費用対効果が高い。グループセッションにおいては，1人のセラピストが複数の子どもたちを同時に見ることができ，結果として多くの子どもたちが治療を受けることが可能になる。次に，同年代の子どもたちで構成されるグループでは，子どもたちは互いに学び合い，取得した新しいスキルを練習しあうことができる。また，グループはピアサポートの要素を増強する。このことは，多くのトラウマを体験した子どもたちがいかに孤立感を感じているかということを考える上でも重要なことである。このように，グループセッションの利点は多くあるが，TF-CBTの構成要素（コンポーネント）の中には個人セッションで実施すべきものもある。

　学校を基盤にしたサービスを提供することには，メリットとデメリットがある。学校において治療を行う場合，セラピストは子どもの学業成績に関する情報や，教室内での様子，友人や教師との関わり方など，他では知り得ないような重要な情報を得ることができる。外来相談などでは，こうした類いの情報は子どもの両親から得なければならないが，両親も知らないかもしれない。セラピストが，学校の先生と直接会うことができないこともある。学校において治療を実施する場合，セラピストは定期的に子どもと接することができるし，彼らに学校内の「安全な場所」を提供することもできる。多くの子どもたちにとって，学校は，大人からの肯定的なサポートを受けることができる唯一の場所である。学校でのサービスでは，治療の中で学んだ新しいスキルを現実世界で練習できる機会も提供することが可能となる。精神保健面の治療に今なおともなうスティグマを考慮すると，学校という親しみやすい環境でサービスを提供することで，家族が，治療を「教育相談」のようにみなして受け入れやすくなり，治療への参加が促進されるかもしれない。

　しかし，事実上学校が通常は治療的なサービスを提供しておらず，そういった機能が十分でないことがデメリットにもなりうる。面接室は十分でないことが多いし，セラピストはあまり理想的とはいえない場所で治療を行うことにもなるかもしれない。教職員とコミュニケーションをとり，面接室にはプライバシーと守秘義務が必要であることを伝えることも重要である。また，治療を行っていた子どもが突然退学したり転校したりした場合，治療の継続が難しくなることもある。また，子どもが不登校になった場合も，治療の継続や進展は難しくなる。こういった場合，セラピストは子どもが病院か家かのどちらかで治療を終結できるように，両親の必要性（ニーズ）に基づいて調整をしなければならない。こ

ういった場合，子どもが何か別のトラウマを抱えていて，登校しにくくなっているケースもあるので，それを知る手かがりになるかもしれない。長期休みやテスト期間などがあるため，2～3週間治療ができなくなる場合もある。しかしこれらの予定については事前にわかるので，それに応じて治療を進めることが可能である。まれに，工事などのために面接室が使用できないこともあるが，これは残念ながら予定されていたことでもあるだろうし，納得するしか方法はない。他にも学校でサービスを提供する際に懸念されることとして，セラピストが通常のインテーク以上に，家族や家庭の情報を得ることが難しいことがあげられる。両親が一貫して治療に参加できるように，最大限の努力が不可欠である。

本章では，学校現場においてTF-CBTを実施するにあたっての問題点や，それを乗り越えるための創造的な方法について，焦点をあてて論じていくこととする。

サービスを受ける子どもの特定

治療が必要な子どもたちは，一般的にはその子どもたちのトラウマ歴を熟知している教師やスクールカウンセラーから紹介されてくる。しかし，治療が必要だと思われる子すべてが特定されているわけではない。教職員は，悲嘆や自然災害，医療が必要な身体のけがなど，「人目につく」トラウマには注意を向けがちだが，身体的虐待や性的虐待，またはDVを目撃した子どもたちには気づきにくい傾向がある。また，子どもたちは，トラウマ体験があるからという理由ではなく，行動上または学業上の問題があるために紹介されることが多い。治療はトラウマに焦点をあてるものなので，教師やカウンセラーが，その子のトラウマに気づいていなかったり，その子の体験がトラウマであると認識していない場合，治療につながらないことがある。指標となるトラウマがすぐに特定されない場合でも，トラウマ体験の疑いがある場合，紹介してもらうようにする。子どもが治療に紹介され，アセスメントをすると，トラウマ歴が特定されて，その後TF-CBT適用の可否が見極められるかもしれない。アセスメントは，個別のインテーク面接で子どもから情報を聞いて，さらに保護者面接で主たる養育者からも情報を聞いて行っていく。

子どもが初めて紹介されてくると，セラピストは養育者の連絡先を知らされる。治療の内容について書かれた書面が，子どもの治療への同意書と一緒に自

宅に送られる。養育者のサインのある同意書が送り返されてきたら，治療が適格どうかをスクリーニングする前に，子どもにも治療について説明をし，同意書にサインをしてもらう。TF-CBT の適用かどうかを判断する際には，まず子どもに特定できるトラウマがあるかどうかが鍵となる。その子どもが治療を受けることが適切であると思われたなら，セラピストは養育者に連絡し，アセスメントや治療の流れ，親子での参加が必要なことなどをさらに詳しく説明する。この２回目の面接は，子どもの自宅を訪問して行う方がよいが，電話で行ってもかまわない。治療の根拠（Mckay et al., 2004）を示すことで，養育者はより治療に協力をするようになる（本書の序章を参照）。

　同意書にサインをもらい，子どもが治療を受けることが適切であると見なされたあとに，正式なアセスメントを開始する。セラピストは子どもと個別に会い，標準化されたトラウマの評価尺度を使ってアセスメントを行う。一般的には「UCLA 外傷後ストレス障害インデックス」（RI）や「子供用トラウマ症状チェックリスト」が使用される。この時に，基本的な問診表も同時に完成させておく。これらのアセスメントの結果をもとにして，学校の枠組みで提供されるサービス以上の治療が必要であると決定されることもある。例えば，子どもに精神病症状や深刻な行動上の問題がある場合，または，活発な薬物乱用や自傷行為がある場合，あるいは，多くの重篤なトラウマ症状がある場合などは，医療機関や他の適切なサービスに紹介される可能性がある。このプロセスの間には，セラピストは通告義務に従って虐待通告をしなければならないケースがあるかもしれない。

　学校においてアセスメントをする際に最も困難なことは，子どもがセッションの中で，特に最初にトラウマについて話した時に，行動や感情をコントロールできなくなることである。こういった場合，セッションを簡単に終えることもできないし，誰のサポートもないまま，トラウマの想起刺激にさらされることになる教室に子どもを帰すこともできない。このような可能性を見越して，アセスメントには十分な時間があてられ，教室から子どもが長時間離れている理由づけをしたり，必要であれば危機介入をするなどの調整がなされる。

　スクリーニングとアセスメントのプロセスは，学期の初めから開始し，最初の２週間のうちにグループを作る。グループは，同学年の子どもで構成され，10 人を超えないようにする。大部分の子どもには複数のトラウマが認められるので，それぞれのグループにはさまざまなトラウマが混在していることが多いが，可能であれば，トラウマのタイプ別でグループを分けておく方がよい。

グループセッションは週に1回行い，週に2回以上は行わないようにする。毎週グループセッションを行うが，長期休み中やテスト期間中にはセッションは行わないようにする。大部分の治療がグループセッションにて行われるが，セラピストが個別で関わる方がよいと判断した場合や，子どもがグループセッションに参加することに大きな不安を抱いている場合には，個別のセッションを行う場合もある。グループという場になじまず，治療の恩恵を受けていない子（例えば，恥の感覚や抑うつが強すぎてまったくグループに関わることができず，さらなる援助が必要な子ども）がいないかどうかをモニターし，その子どもたちは個別のセッションで面接する。すべてのセッションは授業時間中の，セラピスト・教師・スクールカウンセラーが相互に同意した一時限中に実施する。子どもの授業時間が可能な限り最小限の中断ですむように配慮され，たいていのセッションは，選択授業や自習時間に実施される。グループセッションを欠席した子どもたちは，他の子どもたちについていけるように，次のセッションまでにセラピストと個別に会い，休んだ分のセッションを行う。セッションはおおむね16週続けられ，治療の終結は学期の終了と同じ頃となる。しかし，より長期の治療が必要な子がいる場合は，必要に応じて実施することになる。

　TF-CBTを学校で行う際にも，本モデルのすべての構成要素が臨床場面とまったく同様に実施される。ただし，スキルを習得する構成要素はグループ形式で提供される。

親の治療への参加

　学校における治療に両親が参加することは難しいことが多いし，セラピストにとっても両親を治療に参加させるためには，これまでとは違った方法をとらなければならなくなる。前述したように，サービスを受けることに対する一般的な障壁の他にも，親の中には学校という場を敬遠する人もいる。なぜなら，学校からの呼び出しや家庭訪問は，子どもが「何かをしでかした」ことと関連するからである。多くの子どもたちは，混沌とした家庭で暮らしている。例えば，DVや両親の物質依存や精神疾患，親の逮捕や児童福祉サービスの介入，親権争い，そして養育者の不在などである。これらの問題は，親の治療参加の妨げとなることが多いし，親の治療参加の前に対応されるものである。このようなケースでは，セラピストは学校側からできるだけ多くの情報を集め，家庭訪問を行いながらさらに情報を集め，子どものさまざまなニーズを把握することに

なる。もし可能であれば，セラピストは同意を得た上で，他の家族に話を聞いて情報を集めてみてもよい。もし今なお安全への懸念があったり，状況が非常に不安定な時には，これらの差し迫った問題が対応されるまで TF-CBT の実施を保留することもある。

　親に対して，トラウマとは何かということや，トラウマに対応することが重要であることを説明しなければならないことが多い。子どもが学校で治療を受ける場合，たいていは親ではなく教職員から紹介されてくるので，結果として，親が治療に積極的に関わらないということになる。親は，トラウマ体験があったことに気づいていないかもしれないし，特定の体験が子どもにとってトラウマとなると考えていないかもしれない。あるいは，治療の重要性にすら気づいていないかもしれない。親が全般的に子どもの治療を受け入れるかどうかと同様に，これらの問題には文化的な影響も大きく関与するので，その点にも注意を向けなければならない（Cohen, Deblinger, Mannarino, & de Arellano, 2001）。多くの文化において精神保健面の治療は敬遠され，個人的な問題は家族内で抱えこみ，内々に対処しようとするきらいがある。文化的信念を評価し，それを組み入れることで，家族が抱える治療への懸念は薄れることがある。文化的信念を治療に統合することで，治療への参加意欲も高まり，よい治療結果を生むことになるだろう。

　多くの子どもたちは，特定の行動上の問題とトラウマ体験があるかもしれないということで，教職員から治療に紹介されてくる。セラピストは，しばしば，アセスメントによって，子どもがこれまで開示したことがなかったトラウマ歴を本当に有していたのだということを知ることができる。子どもたちは，さまざまな理由でトラウマについて口を閉ざしている可能性がある。例えば，加害者からの報復への恐怖，家から引き離される恐怖，親を動揺させるのではという心配などである。このような場合，子どもがトラウマ体験について親に開示し，治療に向き合っていく上で，心理教育は特に重要となる。このような場合，セラピストには決められた時間内にしかるべき機関に通告する義務がある。つまり，学校で治療を行うセラピストには，州の子ども保護通告要件や家族を支援する地域機関についての知識が必要となる。

　くり返し DV にさらされてきた養育者と子どもは状況に慣れてしまうあまり，養育者にはそれが子どもにとってトラウマティックであるとは考えられなくなる場合がある。結果として彼らは，トラウマが子どもにもたらす影響を理解できなかったり，子どもが呈する情緒行動上の問題をトラウマによるものだ

と考えられないことがある。むしろ彼らは，子どもの行動を，トラウマ反応ではなく問題行動であると考えるかもしれない。これらのことを親に伝えると，自分が「悪い」親だったという罪悪感が生じることがある。そして，それが治療において重要なポイントになるのである。親が感じる自身の力不足や罪悪感，自責感に妥当性を与え，親がいかに辛い状況に耐えてきたのかを知ることが重要なのである。また，治療における親の役割について説明し，親が自分たちを問題の一部ではなく，子どもの回復に必要な存在であると見なせるよう，手助けをすることも重要なことである。親が子どものトラウマについて学ぶと，彼ら自身も子どもと同じようにかつては被害者であったが，それを誰にも話してこなかったということが明らかになることも少なくない。このような場合，親は「私は自分で何とかやってこられたんだから，私の子どもにもカウンセリングは必要ないのでは？」という態度をとることがある。その時には，セラピストは，困難な状況を乗り越えてきた親の強さを認めながら，トラウマを乗り越えることには個人差があるということを説明しなければならない。子どものトラウマ反応は，親の能力とは無関係であることを強調しなければならない。

　親と関わる第一歩は，電話や手紙，家庭訪問などを通して，肯定的な接触を図ることから始めるのがよい。サービス提供に先立って，同意をとろうとする段階で，セラピストは治療を勧めることだけでなく，子どもの治療において親の存在がいかに大切かを説明する機会をもつ。親が落ち着ける場であれば，学校でのセッションに参加してもよいし，親の意向や諸々の事情によってはセラピストが家庭に赴いて治療を行う場合もある。「家族」という定義を親だけに限定せず，広くとらえることも重要である。子どもの人生にとって重要な役割を果たす大人であれば誰でも，親の同意のもとに，治療に参加してもらうことができる。

　親面接は，子どものセッションと並行して，親の都合のよい時間と場所で毎週行うことになる。学校において親のグループセッションを行うことは，時にさまざまな理由で調整するのが困難である。例えば，仕事の都合や交通手段の確保ができない，未就学児の世話をしてくれる人がいない，学校という場自体を避けるといった理由があげられる。そのため，家庭で親セッションを行うことが最も効果的であるということが知られている。なかには，医療機関での治療を求める親もいるので，それぞれのケースに合うように融通をきかせる必要がある。治療を始める前に，考えられる問題点を把握しておくことで，治療の妨げとなる要因を取り除くことができる。

セラピストは毎学期のように，子どもが治療を受けることに同意をしていても，親面接には参加したくないという親と出会う。これらのまれなケースでも，セラピストはその親に会い，なぜ彼らが参加を躊躇しているのかを確かめ，治療に対するあらゆる疑問点に答え，可能な限り彼らの懸念に対応し，治療に参加してもらわなければならない。もし親が治療参加を拒否し続けるなら，保護者の同意のもとで，親セッションに参加して子どもをサポートしてくれる他の大人を探すことになる。もし他の大人が見つからない場合でも，子どもへの治療は行い，治療の進行状況は親に伝えられる。また，親が親セッションに参加しなくても，アセスメントには参加してもらい，子どものトラウマ歴と症状についての質問紙に答えてもらえるよう支援する。これによって，セラピストは子どものニーズを包括的に知ることができるのである。親に使ってもらう質問紙は，「UCLA外傷後ストレス障害インデックス」(RI) (Steinberg, Brymer, Decker, & Pynoos, 2004) と「子供用トラウマ症状チェックリスト」(Achenbach, 1991) が最も一般的である。

　親セッションは，最初は子どもセッションとは別に実施され，心理教育・子どもが学ぶスキル・ペアレンティングスキルに焦点をあてる。TF-CBTのPRAC[訳注1]の構成要素が紹介され，親は家庭で子どもとのコミュニケーションを促進したり，習ったスキルを強化できるように支援される。子どもがトラウマナラティブに取り組む時期が近づくと，セラピストは個別の親面接において，子どものトラウマナラティブを聞くための準備をする。親子合同セッションは，子どもがトラウマナラティブを親と共有することから始める。この親子合同セッションは，放課後，家庭で行われることが多い。トラウマナラティブを共有したあとは，親セッションが再開され，セラピストは親と治療の終結に向けて準備をしていく。

　治療目標は，子どもと親が治療で習ったスキルをトラウマに関連した事柄だけでなく，家庭の内外で起こる日々のいろいろな出来事にも応用できるようになることである。親は問題行動を何とかすることに気をとられていることが多いので，治療で教えられたテクニックは治療の対象となった子どもだけでなく，他のきょうだいにも応用できることを伝えておく。治療が進むにつれて，親は，子どものトラウマに関して生じた彼ら自身の抑うつや不安が軽減したと報告するようになる。

訳注1) TF-CBTの治療要素PRACTICEのうち，心理教育 (P)・リラクセーション (R)・感情表現と調整 (A)・認知対処 (C) などの教育的な要素のこと。

TF-CBT 構成要素を学校で応用する

　TF-CBT を学校で実施する際には，グループセッションでの実施，治療機関，臨床の枠組み以外での実施など，いくつかの修正が必要である。

心理教育

　心理教育とは，トラウマについての情報を提供し，トラウマ反応は自然で当然の反応であるということを伝える作業である。学校という枠組みでは，心理教育は治療の最初に，グループ形式で行うことが多い。この構成要素は，実際には，アセスメントの段階から始まっている。なぜなら，子どもはトラウマに方向づけられ，理論的根拠がトラウマに焦点化したアセスメントや治療を始めるために提供されるからである。心理教育グループでは，トラウマに関する一般的な情報を提供し，トラウマに対する子どもの心身の反応は自然なものであると伝えることに焦点化する。グループにいる子どもたちは，1 人ひとり別々のトラウマ歴を有しているので，心理教育の段階である特定のタイプのトラウマに焦点をあてることは困難である。その代わりに，セラピストはすべてのトラウマのタイプに対応できるように，トラウマに関する一般的な情報を伝え，よく認められる感情面や行動面のトラウマ反応について説明する。セラピストは，グループにいる子どものトラウマ体験が何であるかを知っているので，グループの子どもが体験した特定のトラウマタイプについては，より詳しい心理教育を行っていく。しかし，子ども自身が特定のトラウマを体験したと認識していない場合は，セラピストは，その子の体験をことさら取り上げずに心理教育を実施する。一般的に，最初のグループセッションが唯一の「公式な」心理教育となるが，後のセッションでも，子どもたちはトラウマやトラウマ反応，そしてトラウマが自分にどんな影響を与えているのかについて学習する際，この構成要素はくり返し行われる。

事　例

　12 歳のホワンは，父親と死別したあと治療に紹介されてやってきた。アセスメントの段階では，ホワンは父親との死別をトラウマ体験とは思っていないようであった。実際，彼はどんなトラウマも受けていないと言っていた。彼は最近になってトラウマ症状があることに気づいていたが，それと彼の父親の死とは無関係だと思っていた。なぜ治療を勧められたのかと聞かれた時，自分の友達も治療に参加しており，友達か

ら誘われたからだと答えた。彼の母親は，彼がどうやって父親の死を乗り越えるかを心配していたので，治療を受けることに同意していた。彼の母親は，ホワンが以前に比べて物静かでひきこもりがちになったことや，彼が大好きだった課外活動にも行かなくなったこと，成績が下がったことに気づいていたからである。ホワンはトラウマを認識していなかったが，セラピストは彼の母親からの情報を考慮して，彼に治療を行うことを決めた。最初のセッションで心理教育を行った際，セラピストは大切な人を亡くすことも含めて，子どもが体験するさまざまなトラウマについて説明した。ホワンの喪失体験を心に留めておきながら，セラピストは自分が子どもの時に大切な人を亡くした時の話をして，いかに混乱が続いたかについて語った。ディスカッションの時，セラピストは，グループの中に大切な人を亡くしたことがある人がいるかどうかを尋ねた。しばしの沈黙のあと，ホワンが「それと同じようなことが僕のお父さんにも起こったよ」と言い出した。これより前には，彼は決して彼の父親の死について認めようとはしなかった。このセッションのあと，彼は父親との思い出や，父親を亡くしたことへの気持ちについて，だんだんと話をするようになっていった。

ペアレンティングスキル

ペアレンティングスキル，特に問題行動への対応の仕方は，たいていの親が知りたいことである。多くの子どもたちは問題行動のために紹介されるので，セラピストは，よい行動をサポートし問題行動を減らすために，両親や教師たちと密接に協力して作業していくことができる理想的な立場にある。行動のマネジメントスキルや継続的な強化プログラムは個別の親セッションでくり返し話し合われるが，親・教師・スクールカウンセラーとの合同セッションで話し合われることもある。もし，深刻な問題行動があるなら，セラピストは親と教師の合同セッションを設定し，問題行動を特定するとともに，これまでにその子に対してとった方法で成功したものと失敗したものを吟味し，よい行動を強化することに主眼を置いた行動マネジメントプランを立てる必要がある。子どもは，このプランを立てる段階から参加することがある。そうすることで，子どもは，望ましい行動と望ましくない行動の予測が立てられていることや，家と学校の両方で望ましい行動をするとご褒美がもらえることを理解することができるようになる。もちろん，問題行動への介入は，子どものニーズと発達段階に合わせて行うことが大切である。

リラクセーションとストレスマネジメントのテクニック

リラクセーションとストレスマネジメントは，通常のストレスやPTSDによって生じる生理学的な徴候を軽減するための支援のことであり，グループ形式でも実施される。これらのテクニックの理論的根拠が説明され，子どもたちがストレスの生理学的な徴候について学習したあとで，セラピストは深呼吸・漸進的筋弛緩法・イメージの利用などの基本的なリラックス法を教えていく。グループでは，その他にもアートや音楽，スポーツなど，リラックスできる方法や活動を取り上げて話し合うこともある。以前，持った時に色が変わる「気持ちエンピツ」を子どもたちに提供したことがある。驚いたことに，この鉛筆が子どもたちにとってリラクセーションのもとになった。鉛筆の色を変えるために鉛筆を手の中で転がすことが，子どもたちの気持ちを落ち着かせる要素になっていたのである。

　教師とスクールカウンセラーは，子どもたちが教室の中でトラウマ症状を表出し，クラスの規律を乱すと報告してくることがよくある。トラウマ反応が学校でいかに子どもたちに影響を及ぼすのかを考慮して，セラピストは，学校内で彼らにストレス反応が出た際に使えるリラクセーションテクニックを教える必要がある。さらに，セラピストはトラウマに関連するストレスだけでなく，学校に関連するストレスについても対処し，リラクセーションテクニックが学校環境においても効果的であることを伝えなければならない。子どもにとっての治療目標は，トラウマに関連しているかどうかは関係なく，治療の中で学んだことを実際の生活で使えるようになることである。心理教育と同じように，リラクセーションとストレスマネジメントのテクニックも，最初に学んだあと，のちのセッションでもくり返し実施される。

事　例

　13歳のリサは移民に関連したトラウマ，父親の拉致，トラウマ性悲嘆のために治療に紹介されてきた。彼女のトラウマ症状として最も大きかったのは不安で，日常生活に支障をきたしていた。高い不安のため，彼女は学校でも集中できなくなり，家でも宿題ができない状態であった。学校で集中することが困難なため，彼女は州の統一試験で一度も合格点をとったことがなかったが，彼女の母親は，よい成績をとるようにとプレッシャーをかけるため，彼女はテストを受けるのがとても不安であった。リラクセーションテクニックを学び，それを学校の中でどう使うかについて話し合ったあと，リサはテストの前に深呼吸をすることにした。次のグループセッションでは，彼女は集中して問題を解くことができたことを報告した。リサはテストを受ける前に深呼吸をすることを続け，次に受けた州の統一試験でついに合格点をとることができた。

新学期，セラピストはリサが統一試験で合格点をとっただけでなく，「成績優秀者」として選ばれたことを聞いた。

感情表現と調整のスキル

感情表現と調整のスキルは，子どもたちが健全なやり方で感情をコントロールし，表現できるようになることを目ざすものであり，学校ではグループ形式で行われる。子どもたちにとって，感情を特定することが難しい場合が少なくない。グループの中で，トラウマに関連した気持ちを，まだお互いのことをよく知らない子どもたちの前で話すのは気が進まないかもしれない。そこには，自分の弱さを見せることやバカにされることを恐れる気持ちが働いているかもしれない。そのため，感情について話す時は一般的なことから始めることが大切である。子どもたちはまず，普段経験しているような一般的なポジティブな感情とネガティブな感情について学び，その感情がどんな状況で生じるかを考える。また，子どもたちが日常的に遭遇する状況について話し合い，その時に生じるポジティブな感情やネガティブな感情について話し合うアプローチの仕方もある。グループメンバーが一般的な感情について抵抗なくくつろいで話し合えるようになった段階で，次にトラウマ体験やトラウマの想起刺激によって生じる感情について考え，それらの感情は当然の反応であることを話し合う。これらのトラウマに関連する感情は，一般的な言葉でも話し合われる（例えば，DVを目撃した人はどんな気持ちになる？　など）。こういったトピックを扱うことにも慣れてきたところで，次はグループにいる子どもたちが体験したトラウマに付随する感情に移る。この構成要素は，子どもたちが自分の感情を受け止め，感情を表出することに慣れるまで数回続けていく。

事　例

ミゲルは14歳の男の子で，トラウマ性悲嘆の治療のために紹介されてきた。ミゲルの父親は彼が6歳の時にドラッグ使用中に彼の母親を刺殺し，現在投獄されている。ミゲルは彼の母方祖母と他の親戚に育てられ，父親や父方の親戚とは一切の交流がない。このような環境下で育ったミゲルの怒りは強く，その怒りは父親に向けられていた。彼は，イライラを爆発させたり，衝動的で危険な行動をとることで怒りを表現していた。彼の担任とスクールカウンセラーは，誰かがミゲルの前で両親の話をした時に，特に激しく怒るという報告をした。ミゲルは，母親についての思い出はいくらかあるものの，母親に関する良い思い出は，彼が覚えているというよりは周りから聞いて彼が知っているものだという感覚があった。彼の父親の事件に関しては，ミゲルはほんのかすか

に覚えているだけで，自分が知っていることはおそらく彼の兄から聞かされたことだと思う，とセラピストに打ち明けた。グループセッションの中で感情について話し合っている時，ミゲルはいつも父親が自分から母親を奪った話をし，怒り以外の気持ちについては話そうとしなかった。また，父親は自分や母親を愛していたことはないと思うと言い，そのことについても怒りをあらわにした。セラピストはミゲルに，怒りの奥底には別の感情もあるかもしれないと言い，いくつかの方法を試したが，ミゲルは何もないと言った。そこでセラピストはドラッグによって暴力行為をはたらいてしまう場合があると心理教育を行い，彼の父親はドラッグの影響を受けていたから事件を起こしたのではないかと婉曲的に伝えた。セラピストの目的は，彼の父親の行為をかばうわけではなく，彼の父親はドラッグの影響で理性を失っており，彼の母親やミゲル自身を愛していないから故意に事件を起こしたわけではないということをミゲルに気づかせることであった。ミゲルはそれを聞いて，そういえば親類の集まりがあった時に叔母さんがお酒に酔って普段はしないようなことをしていたな，と思い出し，治療の後半，個別の認知処理（プロセシング）のセッションで，ミゲルは彼の父親は母親を刺殺した際，ドラッグでハイになっていたため，自分が何をしているか十分に理解していなかったかもしれないと考え始めた。以前，ミゲルと「責任のパイ」[訳注2)]を行った際，彼は父親が母親を殺したことについて100％父親を責めていたが，ドラッグやお酒の影響について話し合ったあとの「責任のパイ」では，父親がドラッグを使おうと思ったことを責める部分は大きかったが，ドラッグそれ自体を責める部分も見られた。ミゲルは，他の家族に母親のことや，父親と母親との関係，また彼自身の幼少期について尋ねるように勧められた。この後ミゲルは，両親は確かに互いに愛し合っており，父親は彼のことを愛していたということにすぐに気づいた。新しく聞いた情報によって，殺人を犯した日の父親の心の状態について考えられたことによって，彼は父親や母親，彼の家族や，特に自分自身について，さまざまな気持ちを感じ始めた。治療が終わる頃には，ミゲルはまだ怒りの気持ちはもっていたが，悲しみの気持ちや，肯定的な感情を感じることができるようになっていた。

認知対処（コーピング）のスキル

　認知対処のスキルでは，考えと行動の違いを子どもに理解させ，考えや感情がどのように行動に影響を与えているのかについて学ぶことを目ざす。これらのスキルでは，子どもたちが，不健全で正しくない考えに気づきそれらを変え

訳注2）責任のパイ（responsibility pie）：出来事が起こった責任を誰がどのくらい負っているのかについて，子どもの考えを知り，変化をもたらすために使うもの。

ることによって，自分の感情や行動を変化させることに焦点をあてていく。この構成要素もこれまでのものと同様，グループ形式で行う。ここで子どもたちは，感情表現と調整の構成要素で扱った気持ちをもとに，嫌な気持ちを引き起こす考えを特定していく。子どもたちがポジティブな感情とネガティブな感情の下にある思考について考えられるようになると，反応としての行動についても話し合われる。感情表現と調整の構成要素でもそうであったように，この構成要素においても，特定のトラウマにまつわる考えに焦点をあてる前に，まず，一般的な事柄から始める。その後，セラピストは，役に立たない考えや適切ではない考えと，適切な考えの区別ができるように子どもたちをサポートする。興味深いことに，ある子どもがもっている認知の歪みを指摘し，それは正しくない考えだと認識させてあげるのは同じグループのメンバーである。この構成要素を学ぶことで，子どもたちは特に学校での自分の行動に目を向け，いかに自分たちが非合理的な思考に振り回されていたかに気づくことができる。次第に，子どもたちは家での自分の行動にも目を向け始め，行動の背後にある考えや感情に気づくことができるようになる。子どもたちは，トラウマに関連した考えや感情にいかに影響されていたかを知り，考えを変える方法を学び始める。これらのことは，グループの他のメンバーの影響を受けて起こることもある。グループにいる子どもたちは，自分自身についてよりもグループメンバーの不健全な考えや行動に気づく方が容易なことが多い。さらに，子どもたちは，自分たちの考えを変えるために，互いを支え合い励まし合っていくのである。

事 例

認知対処のスキルを学ぶことによって，悪い仲間から抜け出せた2人の子どもたちについて報告する。

マリアは14歳の女の子で，母方祖母と暮らしている。マリアはクラスメイトに対するいじめ行為や攻撃的な行動があったことと，彼女自身が身体的虐待を受けた過去があるのではないかと疑われたため，治療に紹介されてきた。アセスメントのセッションで，マリアは母親（現在はドラッグで投獄中）による身体的虐待ばかりか，3歳から12歳の間に親類の男性から性的虐待を受けていたことを話した。マリアは誰かが自分の支えになってくれたことはないと感じており，自分の居場所を求めているように思われた。治療では，マリアは悪い仲間に入るかどうか悩んでおり，自分がクラスメイトに行ってきた粗暴な行動は，悪い仲間に入るための通過儀礼であり，仲間から強要されたことであると話した。自分が悪い仲間に入ろうと思ったのは，傷つけられる

ことから自分を守ってくれる「後ろ盾」になってくれる「家族」が欲しかったからだと話した。身体的虐待や性的虐待を受けて以来，マリアには家族からの安全感がまったくなく，家族の代わりを求めていた。彼女はなぜ自分が悪い仲間に入ろうとしたのか，自分の居場所を作ることと物理的に安全を確保できることがいかに自分にとってよいことなのかを話し，そのことにまつわる否定的な気持ちには一切触れなかった。認知対処を行っている時に，彼女は少しずつ，悪い仲間に入りたい理由を再評価し始め，治療の終わりにはその仲間に入ることをやめようと決心した。マリアはセラピストに，認知の三角形を使って悪い仲間に入るのをやめる最終的な決断をしたこと，そして悪い仲間の中にいることでどんな未来があるか，自分はどう思うかについて考えたことで，気持ちが変化したと語った。悪い仲間といれば，身体的に傷つけられることが起きるかもしれず，それがその仲間に入るのをやめると決めた1つの理由であった。親子合同セッションがマリアにとって支えになり，祖母ともっとつながることで悪い仲間に巻き込まれないようにする力になるのではないかとセラピストは考えた。

　ケビンは12歳の男の子で，すでに悪い仲間の一員であった。彼は仲間の抗争において被害を目撃したことと，自分も被害にあったことで治療に紹介されてきた。ケビンは父親との交流がなく，彼は父親を恋しく思っていると話した。彼は，自分が時折一人ぼっちで孤独であると感じることがあると話し，自分の居場所が欲しかったので悪い仲間に入ったと明かした。彼は悪い仲間にどっぷりとつかっており，暴力行為をしたり，ライバルグループから暴力を受けたこともあった。ドラッグやお酒にも手を出したことがあった。悪い仲間の一員として認められ，「家族」ができたことについては嬉しく思っていたが，認知対処を行うにつれ，自分の行動や仲間に対する気持ちに疑問をもち始め，彼は自分と他のメンバーは違うのではないかとも思い始めた。治療が終わる頃も，彼はまだ悪い仲間の一員であったが，仲間に対する気持ちや，悪い仲間にいる意味を再度考えているところであった。学年が変わり，ケビンは校内でセラピストに話しかけてきて，悪い仲間から離れ，今ではスポーツチームに入っていると報告した。セラピストは，悪い仲間を抜ける決断をするのがいかに大変だったかを認め，また実際にグループを抜けることができたことを盛大に褒めた。ケビンは，自分が何をしているのかを考えさせたのが認知の三角形であり，それによって，悪い仲間とつるんでいる時の自分は嫌いだと気づくことができたと答えた。このことによって，自分が悪い仲間に入った理由を再度考え，納得して仲間から抜けることができたのだった。グループが自分にもたらした居場所感についてはありがたく思っているものの，スポーツチームにいる方が「よいことをしている」ので，もっと自分を好きになれる

と話した。

トラウマナラティブ

　トラウマナラティブは，曝露と認知処理からなる介入法である。すなわち，子どもが体験したトラウマについての詳細を共有し，思考と圧倒的で否定的な感情を引き起こすトラウマの想起刺激を区別することによって，トラウマの想起刺激を脱感作できるようにサポートするのである。この地点に到達したら，グループセッションはいったん中断し，トラウマナラティブは個別に行われる。子どものプライバシーを守るためでもあるし，トラウマナラティブを完成させるためには時間が必要だからである。個別のセッションは校内で行われるが，セラピストは学校内で起こるあらゆる障害を避けるため，放課後に実施するようにする。子どもたちはPRACの構成要素を習得しているとはいっても，トラウマナラティブを作成している間に多くの微妙な詳細な部分が浮かび上がってくるので，時には子どもがセッション中に不安定になることもある。子どもは自分が語ったことで心がいっぱいになり授業に集中することが困難となるため，セッションでトラウマを扱ったあとに，その子どもを教室に帰すのはとても難しいことである。そのため，セッションを終える前にはリラクセーションを行うことが大切である。臨床場面では，トラウマナラティブをどのように作成するかということに関して，子どもたちはもっと柔軟で創造的になることが可能である。

　グループセッションをひとまず中断する前に，セラピストは次に何をするのかを子どもたちに説明する。セラピストは，トラウマ記憶に向き合うことが重要であることをすでに説明しているが，トラウマナラティブや他の類似した活動が治療の目的を達成するためにいかに大切かという例を出しながら，この時もう一度そのことを子どもに説明する。セラピストは，子どもたちのアセスメントに基づいて，どのくらいの期間，個別のセッションが必要かを見極め，グループセッションの休止期間を決める。そして，子どもたちが準備できるように，グループセッションが再開される時期を子どもたちに知らせておく。グループセッションの再開時期までにトラウマナラティブが完成していない子も，グループに入ることになるが，トラウマナラティブが完成されるまでセラピストと個別にセッションをもつことになる。

事　例

　12歳のサムはトラウマ性悲嘆のため治療に紹介されてきた。サムが8歳の時，彼の

父親はドラッグの取引に失敗して殺されたのである。しかし，彼の母親が彼を守るために本当のことを話さなかったので，父親が死んだ時の状況については何も知らされなかった。グループセッション中，サムは活動には参加していたが，グループの中で学んだことと彼の父親の死を結びつけて考えることはなく，ディスカッションの間，サムはたいてい何も話さなかった。セラピストが，サムが喋らないことについて言及した時，サムはボーっとした様子で「まだ話す時じゃない」と言った。トラウマナラティブに取り組むことになった時，サムのリクエストで親子合同セッションの中でナラティブを作ることになったが，サムは，母親が話してくれる父親の話や，写真やビデオによって父親のことを知り，ナラティブを作っていった。サムが写真やビデオを通して知った情報は彼がこれまでほとんど知らなかったものであり，この間に，サムは父親が殺された状況についても知ることになった。最初，サムは母親が事実を隠していたことについてとても怒ったが，母親がサムの気持ちを考慮したこと，サムによい父親のイメージをもってもらいたいと思っていたことを受け入れるようになった。サムは母親から父親について話を聞き続け，自分が父親の死からいかに影響を受けていたかに気づくことができた。サムのトラウマナラティブでは，自分の思い出や父親に関する考えや気持ち，父親を殺した人のこと，自分と母親との関係，そしていかに乗り越えてきたかが含まれていた。トラウマナラティブは通常では親子合同セッションの中で行われるものではないが，サムが「今が話す時だ」と思えるきっかけになったので，よい結果となったと考えられる。母親がサムに話した情報が彼のナラティブを作るのを助け，父親の死を深く悲しむことができるようになったのであろう。

認知処理(プロセシング)

　認知処理はトラウマナラティブが完成したあとに，子どもがもっているトラウマに関連する認知の誤りを正すために行われるものである。学校の枠組みでTF-CBTを実施する際には，この構成要素も個別のセッションで校内において行われる。認知処理は，臨床的な枠組みで実施しても学校で実施しても，やり方に大きな違いはない。

実生活内エクスポージャー

　実生活内エクスポージャーとは，子どもが恐れている刺激に徐々に，くり返し近づけることを意味している。この構成要素は，子どもが恐れている刺激が学校に関係しない場合，校内で行うことが難しいこともある。学校において本構成要素をうまく実施するために，セラピストが子どもの怖がっている刺激を

特定したあと，治療の早い時期にセラピストと親の間で計画が立てられる。段階的エクスポージャーの計画は，毎週の親セッションで見直され，うまくいった点とうまくいかなかった点が話し合われる。セラピストは親とプラン（例えば，子どもを自分のベッドで一晩中1人で寝させる）に沿って治療を進め，うまくいくよう支援をする。子どもにもこのプランを伝えることが必要だとセラピストが考えた場合，個別のセッションで子どもに伝える場合がある。当然すべての治療過程で起こることでもあるが，徐々に曝露を行っていくことで，子どもはトラウマの想起刺激や，トラウマに関連した考えや感情に向き合うことになる。

　学校に直接関係がない恐怖刺激でも，学校場面で現れることがしばしば見られる。例えば，性的虐待を受けてきた子どもは，恥の感情のために，体育の授業の時に着替えることを嫌がるかもしれない。この場合，子どもが感じる気持ちや子どもの反応は，感情表現と調整や認知対処の構成要素を行う際に話し合われる。実生活内エクスポージャーでは，例えば体育の先生にも協力してもらって，更衣室で段階的に着替えを行いやすくするためのプランを子どもと一緒に立てるのもよい方法である。

親子合同セッション

　親子合同セッションとは，子どもと養育者が，トラウマとトラウマ反応を理解し，効果的なコミュニケーションを促進するためのものである。しかし，子どもは学校に来ていても親が学校に来ることは少ないため，このセッションは，学校で治療を行う場合にうまくいかないこともある。親子合同セッションは，子どものトラウマナラティブを共有する際にもたれるが，セラピストは，必要な時にいつでも親子合同セッションを行うことができる。親子合同セッションは，親の都合に合わせて，校内で行っても自宅で行ってもよい。このセッションではPRACで学んだスキルの復習をしたり，宿題の確認をしたり，何か新たな重要な情報がある場合にはそれを共有したりする。治療の初期であれば，多くの場合このセッションは，子どもが話したトラウマについて親が気づいていなかったり，セラピストが親から聞いていたトラウマに関する重要な情報に子どもが気づいていないが，治療を効果的に進めるためには知っておくべきだとセラピストが判断した時に行われる。死に関するトラウマがある場合，多くの親は子どもを守るために真実を明かさないことが多い。親子合同セッションは，治療全体を通して，セラピストが必要だと思った時（例えば，深刻な問題

行動がある時）に，親と協働して行われることが多い。

将来の安全と発達の強化

　将来の安全と発達の強化は，潜在的な安全に関しての懸念を特定し，将来にわたって安全でいるために必要なスキルを身につけられるように，子どもをサポートすることである。この構成要素は PRACTICE の最終構成要素であるが，子どもの安全が脅かされている場合は，治療の早い段階で行われることもある。しかし，トラウマナラティブの前に実施する場合は，その子どもがトラウマを体験した時点では，その子が幼かったり，とても不安だったり，知識がなかったために，これらのスキルを使うことは当然できなかっただろうということを強調することが大切である。子どもがまだ危険にさらされている，あるいは，安全だと感じていないとセラピストが判断した場合には，セラピストは子どもとの個別のセッションや親子合同セッションで，適切な安全プランを作成することもある。治療の初期には安全が保障されていたとしても，安全スキルを強化させるために，治療の終結前に安全プランを見直すことが必要となる。安全スキルはグループセッションで行うこともあるが，通常は個別セッションや親子合同セッションで行われる。

　子どもたちがそれぞれのトラウマナラティブを完成させ，認知処理を行い，ナラティブを共有したあとに，グループセッションは再開される。この時までには，学期の終わりも近づいており，治療の終了が間近になっている。最後のグループセッションでは，これまで学んだスキルの復習や，安全感の強化，問題解決スキルに焦点をあてる。

治療の終結

　学校における TF-CBT は，通常は 12 〜 16 セッションで実施することができる。最後のセッションのあと，グループメンバーの卒業式という形で治療は終結する。卒業式では，子どもたちは治療を無事終了したことを示す「卒業証書」が渡されるが，その前に，子どもたちには次に TF-CBT を受ける子どもたちに向けてメッセージを作成してもらう。彼らが治療の最初にどう考え，どう思っていたか，治療を通して何を学んだか，同じような体験をした子にどのように伝えるかなど，それぞれ個人的にメッセージを書いてもらう。子どもたちが書いたメッセージは無記名で，それぞれの子どもたちのイニシャルと年齢，

性別のみ記載する。彼らのメッセージは，自分たちの好きな色を選んで手形を押したものに書かれ，自分のものにする場合もある。これらのメッセージはスクラップブックに入れられ，次の参加者たちの心理教育の際に，応援メッセージとして共有される。

　よりインテンシブな介入が必要な子どもたちもいるが，彼らはグループセッションが終わったあとに紹介されることになる。治療の終結の際には，セラピストは子どもたちそれぞれの変化を評価し，必要な場合には別の支援につなげていくことになる。

結　論

　さまざまな理由から，トラウマ体験のために精神保健面の治療が必要になる子どもがすべて，医療機関につながることは不可能である。しかし，すべての子どもたちは学校に行かなければいけないので，学校という枠組みは，治療が必要な子どもたちに手を差しのべ，サービスを提供できる理にかなった場所なのである。TF-CBT は，一般的には臨床の現場で個人セッションを通して提供されるものであるが，グループ形式でも効果的に実施されている（Deblinger, Sauffer, & Steer, 2001; Stauffer & Deblinger, 1996）。また，最近の研究では，学校現場におけるグループプログラムでも良好な結果が報告されている。学校を基盤としたサービスを提供し，グループ形式を用いることによって，より多くの子どもたちが TF-CBT を受けることができ，よい効果を得られる可能性があるのである。

第2章

里親養育を受けている子どもたちへの TF-CBT

Shannon Dorsey
Esther Deblinger

里親養育を受けている子どもたちの特徴

　里親養育を受けている子どもたち[訳注1]は，一般の子どもたちに比べて，トラウマにさらされている頻度が有意に高く，トラウマ関連症状や行動上の問題を示す割合も高い（Kolko et al., 2010; Pecora et al., 2003）。このような臨床的懸念のために，特別なトラウマの治療要素とペアレンティングの要素を含むトラウマフォーカスト認知行動療法（TF-CBT）は，里親養育を受けている子どもたちのための治療アプローチとして応用されている。しかし，里親養育を受けている子どもや青年とその里親や実の親の両方に TF-CBT を実施する際に，いくつかの特有の特徴があり，セラピストが疑問に思う問題が存在する。それらは次のようなものである。

- 複数回の慢性的なトラウマ歴
- 深刻な行動上の問題
- 重篤な感情調節不全
- 多重問題と多重診断
- 主たる養育者（里親）への関わりが困難
- 実の親の治療参加に関する複雑な状況

　本章の目標は，これらの懸念に対応し，実践的な臨床上の提案や資料を提供することである。ほとんどの場合，里親養育を受けている子どもへの TF-CBT と，そうではない子どもへの TF-CBT では，実施する際に大きな違いはない。しかし，治療の場に現れる里親養育を受けている子どもや青年の中には，いくつもの診断名がつけられさまざまな問題を呈していたり，以前にも治療を

訳注1）原文は children in foster care（社会的養護の中の子どもたち）であるが，日本に比して米国における里親養育率の高さからこのように訳出した。

受けたことがあるケースが存在する。また，多剤の薬物を処方されていたり，アタッチメントの問題を有する場合もある。こうしたさまざまな要因が重なると，セラピストはひるんでしまいTF-CBTの実施を躊躇する可能性がある。一般的に，認知行動療法（CBT）は，多様な文化や人種に有効であることが見出されている（Huey & Polo, 2008）。また，CBTの「B」（例：行動面のスキルやペアレンティングスキル）に重点を置くと，抑うつや不安，問題行動に対する第一選択治療になると考えられている。里親養育を受けている子どもの多くが，一貫しない養育や無秩序な措置への当然の反応として，重篤なアタッチメントの問題を有しているのだが，このような場合でも，最もよい治療ツールはCBTの要素を含むものである。すなわちCBTの要素では，幅広い領域（例：心的外傷後ストレス障害（PTSD）・抑うつ・不安・問題行動）に効果的なスキルや，一貫した里親の関与，子どもと里親が家庭や地域生活の中でそれらのスキルを使えるように強化することに焦点があてられる。子どものアタッチメントの安全性を改善するようデザインされた介入に関する70以上の研究のレビューによると（Bakermans-Kranenburg, van IJzendoorn, & Juffer, 2003），広範囲にわたり焦点が散漫な介入よりも，短期間で目標が方向づけられて焦点化された（TF-CBTのような）介入の方が，効果が高いという特徴がみられた。

里親養育を受けている子どもや青年に対する TF-CBTのエビデンス

すでに詳述したように，CBTや焦点化され構造化された治療に関する一般的なエビデンスに加え，TF-CBTは，とりわけ里親養育を受けている子どもに有効であることが判明している。TF-CBTの研究すべてに，里親養育を受けている子どもや青年が含まれており，すでに発表された研究と進行中の研究の2つにおいては，特に里親養育ケースにTF-CBTが効果的であるという結果が示された（Dorsey, Cox, Conover, & Berliner, 2011; Lyons, Weiner, & Schneider, 2006; Weiner, Schneider, & Lyons, 2009）。Weinerら（2009）の研究では，里親養育を受けている多様な人種の子どもたちにTF-CBTを実施した場合，システムズ・オブ・ケア[訳注2]を受けた子どもたちと比べて，トラウマ症状が有意に軽減し，措置変更や家出が有意に減少したことが報告されている（Lyons et al., 2006）。現在実施中の無作為化臨床試験において，里親養育を受けている青年を対象に，標準的に実施したTF-CBTと，エビデンスに基

づく参加戦略をプラスしたTF-CBTを比べたところ，TF-CBTはどちらの条件においても効果がみられ，子どもと里親の双方からPTSD症状の大幅な軽減が報告された（Dorsey et al., 2011）。エビデンスに基づく参加戦略をプラスしたTF-CBTは，治療中断が少なく，里親養育を受けている子どもたちには，焦点化された参加戦略をとることの重要性が示唆された。

　これらの所見は，地域を基盤とした実践に一般化が可能であろう。すなわち，これらの研究はいずれも，除外基準をほとんど含まず，人種的・文化的に多様な子どもや青年を対象にした有効性試験であった。セラピストの多くが修士号取得レベルで，全員が地域のメンタルヘルス関係の現場で働いていた。さらに，DorseyとCoxら（2011）の試験では，対象となった子どもは里親養育を受けていたにもかかわらず，地域を基盤にしたメンタルヘルス専門のセラピストによって提供されたセッション数の平均は，16～17セッションであった。これは，通常のセッション数の範囲（8～20セッション）に収まっており，さらに（通常は90分セッションであるのに比べて）ほとんどのセラピストは50～60分のセッションを実施していたのも注目に値するものであった。

児童福祉との協働

　児童福祉のソーシャルワーカーは，里親養育を受けている子どもの生活において重要な役割を果たしており，TF-CBTのセラピストにとっても重要なサポート資源となりうる。ソーシャルワーカーは，子どもの生育歴や再統合，あるいはパーマネンシー・プランやその更新に関する情報を提供してくれ，子どもと里親の両方が治療に参加できるよう援助し促してくれる重要な協力者である。里親養育を受けている青年の治療において児童福祉のワーカーとのつながりをもつことは，次回の裁判の日程や面会予定の変更，措置変更などの情報に通じているために重要であるし，里親に治療参加を奨励するためにも欠かせない。エビデンスに基づく実践に協力的な児童福祉のワーカーは，治療に通う交通費の払い戻しをしたり，治療に通う時間を認可したり，家庭訪問をして治療参加を強化するなどさまざまな工夫をして，里親が積極的に治療に関与できる

訳注2）児童福祉や他のリスクの高い領域にいる身体的，精神的，社会的，感情的，教育的，発達的など，さまざまなニーズをもつ子どものために，多くの機関や部門を結びつけ，パートナーシップを築き上げることによって，子どもの多様なニーズを満たすための包括的で統合的なサービスを提供するアプローチ。

ようにしてくれる（Dorsey, Kerns, Trupin, Conover, & Berliner, 2011）。

　こうした協働作業の一環として，一般に「保護者代理」の立場である児童福祉のワーカーには，担当する子どもの治療の進行状況を知らせるべきである（里親や日常の養育に関わっている人にも同様にすべきである）。我々の経験では，セラピストは定期的に子どもや里親の参加に関する簡略な近況を報告したり（例：月1回の報告），治療内容（例：トラウマナラティブに取り組んでいる）を伝えておくと，ケースワーカーはそれをふまえて，子どものケアにまつわるあらゆる決定においてセラピーをサポートしてくれる。児童福祉ワーカーが関わっていないと，彼らはトラウマを治療するCBTのアプローチとは反対の治療（例：トラウマの想起刺激に直面させるのではなく，回避させるもの）を何の気なしに勧めたり，紹介してしまうかもしれない。

　ソーシャルワーカーのもう1つの重要な役割は，実の親に治療に参加してもらうかどうか，参加してもらうならばいつ，どのようなかたちにするかについて，セラピストが決定する際に援助をしてくれることである（詳細は本章で後述）。子どもは里親養育を受けているわけだが，セラピストは実の親の果たす役割について前もって考慮しければならない。というのも，ほとんどの子どもは，公式の機会（裁判所の命令による面会）であれ，非公式の機会（地域の中で会う）であれ，この先も自分の親に会う機会があり，相当数の親子は再統合を果たすことになるからである。ソーシャルワーカーは，実の親が現在果たしている役割や子どもとの関わりについて，セラピストが理解する助けとなる。またそれは，実の親が治療にどの程度関与するかを決める際の重要な情報になる。親子が再統合する予定が決まっており，そのために実の親の関与が重要であることが明確な場合は，子どもは同席しなくてもかまわないので（合同セッションのガイドラインについては後述する），早い段階でセラピストと実親の話し合いを行うと，治療への抵抗やのちの防衛を軽減することができる。

里親の参加

　里親養育を受けている子どもや青年にTF-CBTを実施する際，里親にも参加してもらうことが最初の難関だと述べるセラピストは多い。TF-CBTでは，子どもがスキルを獲得し練習するのをサポートし，セラピーの過程を通して情緒的なサポートを提供するために，日常的に養育にあたっている人が治療に関わるのが理想的である。里親養育を受けている子どもや青年の多くにみられる

ように，子どもに深刻な行動上の問題がある時は，養育者の関与は特に重要になる。なぜなら，問題行動は，TF-CBT の構成要素のペアレンティングで扱われる行動マネジメントを通して主に対応されるからである。

治療参加に関する予測因子の研究では，治療に参加することについて感じる抵抗は，実際の障壁と同じくらい，あるいはそれに勝るとも劣らないことが示されている（McKay, Pennington, Lynn, & McCadam, 2001）。多くの里親にとって，セラピーに関わることに対して抱く最初の抵抗感は，以前のネガティブな体験と関連しており，メンタルヘルスのセラピーは役に立たないだろうという考えに基づいている。McKay, Stoewe, McCadam と Gonzales（1998）は，里親養育を受けている青年に TF-CBT を適用するための特別なエビデンスに基づく参加戦略を開発し，治療継続が向上したという結果が得られた（Dorsey et al., 2011）。これらの戦略についての詳細は，McKay と Bannon（2004）に書かれているのでここでは簡潔に述べるに留めるが，メンタルヘルスに関する以前のネガティブな体験について話し合い，このセラピーは役立ちそうだという期待を高め，なぜ子どもたちが治療を必要としているかということについての里親の認知を特定することに焦点をあてる必要がある。そして，最初の電話連絡や面談の時点から（単にスケジュールの予約を入れたり，インテイク用紙を埋めるだけのやり方ではなく）積極的な治療を開始することが大切である。

TF-CBT では，セラピーが役立つだろうという期待を高めることが大切である。そのために，どんなふうに治療が構造化されているのか，プログラムのモデルやその効果に関する研究について説明し，治療にあたって望むこと（例：毎週セッションに通う，セッションの中でだけではなく家庭でもスキルを練習する）を伝える。また，参加にあたっての質問や思い，躊躇する気持ちをよく聴き，セッションで話し合うようにする。我々の質的な研究では，里親に対して，TF-CBT は里親への援助も提供すると明確に伝えることが重要であると示されている。

なかには，以前に，参加意欲がないとか支援に協力的でない里親と関わった否定的な体験から，治療に里親を巻き込むことにためらいを覚えるセラピストもいる。しかし，里親は家庭で毎日 24 時間，その子どもの世話にあたりながら，問題行動や情緒的な問題に対処するための里親対象のトレーニングプログラム（Dorsey et al., 2008）や，トラウマに関する話題や症状に適切に対処するためのトレーニングプログラムを受けていないことが多い。

里親が治療に関われない場合は，子どもの生活において重要な存在である他

の大人（例：叔母，信頼のおける相談者，家族同然の人）を探し，その人に関わってもらうのも１つの選択である。里親家庭への支援では，血縁関係のない里親と親族里親の違いに留意すべきである。例えば，親族里親の場合，その里親は子どものトラウマによって精神的な影響をより強く受けやすいだろう。親族里親は，その子どもを家庭で預かっていることに関して，別のストレスも感じるかもしれない（例：緊張感をともなう拡大家族の関係性，にわか家族の混乱）。いとこの子どもを家庭に受け入れたある親族里親は，次のように述べている。「深夜の電話一本で，この子どもたちを受け入れるか，施設に入れるかしなきゃならない。研修を受けることもなく，里親になりたいかどうかの決断をするんだ。自分の子どもに，心の準備もさせられない。一晩で家族は様変わりさ」。親族里親が，自分の身内によって負わされた子どものトラウマについて，里親自身の考えや気持ちに対処していけるようにTF-CBTの要素の１つである認知対処(コーピング)や認知処理(プロセシング)のスキルを学ぶことは非常に有益であろう。

里親養育を受けている子どもや青年の参加

里親養育を受けてきた子どもはこれまで混乱して雑然とした家庭環境や，暴力的な家族環境で育ってきているので，TF-CBTの治療環境が構造化されており，見通しのもてるものであることは，（あらゆる子どもたちにとってもそうであるように）非常に有益である。したがって，いつも同じやり方でセッションが始まって終了することや，セッションのルールが明確で毎回終了時にご褒美がもらえることは，積極的にセッションに参加させるのに効果的であるだけでなく，回避やルール違反を抑えるのにも役に立つ。セラピストは，お気に入りの曲やゲーム，活動（例：バスケットボール）といった，その子どもにとって一番ふさわしいと思われるセッションのご褒美を選ぶようにする。また，セラピストは里親に対しても，子どもがセッションに参加したことを褒めてもらい，子どもに参加する気を起こさせるようなちょっとしたご褒美を考えてもらうようにする。

里親養育を受けている子どもへのTF-CBT特有の構成要素と留意点

ここまでに述べてきた留意事項に加えて，里親養育を受けている子どもへの

TF-CBT 特有のいくつかの構成要素における応用について以下に述べる。

心理教育

　子どもの状況によっては，TF-CBT で提供される心理教育に，里親養育システムに関する心理教育を補足することが有効である。年長児には，児童福祉司やセラピストの役割，再統合や養子縁組，また両親やきょうだいとの面会を決定する裁判所の役割をはっきり伝えることが重要な場合もある。セラピストにとって役立つのが，次の2冊の本である。里親養育に関する一般的な情報が書かれている『Maybe Days: A Book for Children in Foster Care』（Wilgocki & Wright, 2002）と，たび重なる措置とそれにまつわる感情や思考に注目した『Murphy's Three Homes: A Story for Children in Foster Care』（Gilman & O'Malley, 2008）である。里親養育に特化したものではないが，トラウマとなった出来事への子どもの反応の理解と対応に役立ち，里親養育に関する研究でも用いられることの多い『A Terrible Thing Happened』（Holmes & Mudlaff, 2000）もよい本である。

　また，物質使用をしていた親のネグレクトや虐待によって里親養育を受けることになった子どもも多いことから，物質使用について教育し，物質使用をすると，どのように，なぜ，親が子どもの世話をするのが難しくなったり，適切な養育ができなくなってしまうのかを説明することが有益である。TF-CBT を受ける多くの子どもたちがそうであるように，里親養育を受けている子どもはしばしば虐待やネグレクトによって親から傷つけられており，さらに，なぜ自分の両親は親権をもち続けられなかったのか，親権を放棄せずに何とかする道はなかったのかと考えて思い悩む。物質使用についての説明，つまり依存のもつ性質（例：我慢したり止めるのが難しい）によって親は適切な判断ができなくなるのだと伝えることは，子どもが，なぜ親は親権を手放したのか，そして今も親権を取り戻すという期待に応じられないのかを理解し，認知的に対処する助けとなる（例：「ママは私を愛しているけど，薬物を使っている間は正しい判断ができないの」）。

　里親への心理教育でほかに取り上げた方がよい内容には，次のようなものがある。①その子どものトラウマ歴，②子どもの実の親やきょうだいとの関係性とアタッチメント，③ある行動（例：通常の性行動）は一般的にみられるものであると伝え，虐待やネグレクトの結果として起こる一見「変わった」行動（例：食料の溜め込み，盗み，まとわりつき，情緒的サポートを求めようとしない）

について説明する。我々は，これまでに幾度も里親から，自宅に迎えた里子のトラウマ歴を知らないとか，わずかな情報しかわからないと聞いたことがある（Dorsey, Burns, et al., 印刷中）。TF-CBT のセラピストは，子どものトラウマ体験や現存する症状のアセスメント，児童福祉司との協働などを通して，里親にその子どもの過去の体験について理解してもらうことができる。こうした教育は，里親が子ども，特に子どものトラウマ歴やトラウマに関連した症状をよりよく理解し，サポートするための最初の重要なステップであり，トラウマナラティブや認知処理の段階まで続けられる。さらに，養育している子どものトラウマ体験を深く理解することで，里親は子どもの情緒的，行動的な反応に共感を示せるようになり，子どもの反応に対して，一貫した敏感で思いやりのある応答ができるようになる。

　実の家族が情緒的苦痛や身体的苦痛を引き起こす原因であったかもしれないのに，ほとんどの子どもはその家族を愛し続け，関係をもつことを望んでいる。子どもが傷ついた原因がその家族であることを考えると，このことの理解に苦しむ里親もいる。子どもは親を慕い続け，親や親のとった行動を守ろうとすることがあるが，こうした子どもの行動は里親にとっては理解しにくいものであると一般化することが役に立つ。離婚の場合も同様に，里親養育の中で里親が子どもの実の家族について否定的な話をするべきではない。しかしながら，特に，実の家族が面会に来なかったり，面会の時に不適切な振舞いをしたり，あるいは里親のことを否定的に話す時には，セラピストは，里親の感じる怒りや不満はもっともなことだと伝えることができる。TF-CBT には感情調整や認知対処のスキルが含まれているので，セラピストは里親に，実の親に対する自分の感情や思考に対処するために，それらのスキルを活用するように促すこともできる。里親家庭では，家族が面会に来ない，面会の前後にみられる子どもの苦悩や行動上の問題といったさまざまな問題が起こるものだが，面会は家族が関わりをもち続けるためにいかに重要なものであるかということについて，里親に心理教育を行うことも大切である。

ペアレンティング

　里親養育を受けている子どもたちは，臨床レベルや介入が必要なレベルの行動上の問題を有する割合が高い。子どもや青年の行動上の問題は，無計画な措置変更の 20% を占めている（James, 2004; James, Landsverk, & Slymen, 2004）。行動上の問題が措置変更につながり，措置変更によってさらに行動上

の問題が悪化する。こうした理由から，TF-CBT を受けている里親養育の子どもに行動上の問題がある時は，セラピストは里親に関わり，治療の早い段階でペアレンティングスキルの重要性や目的について話すことが肝要である。ペアレンティングに焦点をあてることで，行動上の問題を扱うことができ，それによって措置を安定させることができる。TF-CBT では，初期のペアレンティングとして，よく褒める，関心を向ける，よい行動をとったり，あるいは問題行動をとらなかったこと（例：指示をよく聞く，知らない大人のひざに飛び乗ったり急に抱きついたりせずに「こんにちは」と挨拶する）を強化するためにご褒美を与えるといったポジティブなペアレンティング方法を用いる。里親養育を受けている子どもが，過去に実の親から一貫しないネガティブなペアレンティングを受けていたことを考えると，最初にポジティブなペアレンティングスキルに焦点をあてることは非常に重要である。

　例として，ある TF-CBT のセラピストは，日に 3 回もかんしゃくをくり返す 7 歳の男児を担当した。男児が最初に措置された家の里母は，彼に「どうしてかんしゃくを起こすの」とくり返し尋ね，彼にずっと注意を向け続け，彼がかんしゃくを起こした時には，キャンディを渡し，抱きしめ，ゲームソフトを与え，もしくはそのかんしゃくを止められそうなことなら何でもした。この里母は，無視することや，彼が落ち着いて過ごしかんしゃくを起こさなかった時に褒めるなどの，ポジティブなペアレンティングスキルを使うことはしなかった。彼女はついに，彼の行動が改善されないという理由から，彼を家から出すことを望んだ。次の里親は，セラピストの助言をよく受けとめ，彼が落ち着いて過ごし，かんしゃくを起こさなかった時に褒めてご褒美を与え，かんしゃくを起こした時には無視するようにした。ポジティブなペアレンティングを集中的に行ったことにより，彼のかんしゃくは週に 3 ～ 4 回に減少した。

　自分の子どもをうまく育てられた里親は，特別なペアレンティング方法を試してみることに興味がない場合が多い。ポジティブなペアレンティングや行動のマネジメント方法を試すことに対する里親の抵抗感をなくすためには，誕生時もしくは幼少期に養子縁組した子どもと異なり，里親養育を受けている子どもは，一貫しないネガティブなペアレンティングの経験があることから，今あるペアレンティングスキルのリストにさらに特別なやり方を追加する必要があるのだと説明するのが有益である。我々は，里親がその効果に疑いをもっていたとしても，まずは里親にポジティブなペアレンティング方法を試してみてもらうという一般的な CBT の技法を使うこともある。さらに，ネグレクトや虐

待に関連した行動（例：溜め込み，盗み，虚言，トラウマに影響された性的言動）に対しても，同じ行動マネジメント方法をどのように適用させればよいのか，里親に理解してもらうことも重要である。ポジティブなペアレンティング方法は，非安全型のアタッチメントによって生じた行動にも効果がある。非安全型，あるいは，D型（disorganized；無秩序型）アタッチメントによって生じる行動に対してはさまざまなアプローチがあるが，American Professional Society for the Abuse of Children（APSAC）は，TF-CBT のようにポジティブなペアレンティング方法を教える CBT 治療を，最先端のアプローチとして推奨している（Chaffin et al., 2006）。

里親養育の子どもを育てる際に非常に役立つのが，『Off Road Parenting』（Pacifici, Chamberlain, & White, 2002）という本と DVD のセットで，基本的な行動のマネジメント方法を説明する短い章とアニメが含まれている。ビデオのシーンでは，さまざまな技法を用いながら子どもへのポジティブな応答とネガティブな応答が示され，親や里親がそれぞれの場面でどんなふうに対処したらよいか，ペアレンティングの方法が演じられている。特に対処が難しい行動への対応の仕方など，行動のマネジメント方法についてさらにトレーニングを受けたい里親のために，『Off Road Parenting』を出版したグループがウェブ上のオンライントレーニングの『Foster Parent College』（www.fosterparentcollege.com）を開発し，特別な問題行動に対応する際のトレーニングコースを提供している（1 コースにつき 10 ドル）。ある研究（非実験的デザイン）では，『Foster Parent College』の受講が里親の行動マネジメントスキルの向上に効果があることを支持している（Pacifici, Delaney, White, Nelson, & Cummings, 2006）。

里親養育を受けている子どもへのペアレンティングでは，その子どもがくり返しトラウマにさらされた上に不安定な状況で暮らし続けている場合，さらに安心感を与えたり安全のための儀式をしたりすることも必要かもしれない（「いつかお母さんのところに戻れるんでしょう？」「お父さんとの次の面会は，どんなふうになるの？　お父さんが来たとしても，お兄ちゃんとだけ遊ぶはずだわ」）。里親養育を受けている青年が示す行動の中でも対応が難しいものには，不安に関係するものもあり（例：寝るのを拒否する，不登校），単なる不服従というわけではないかもしれない。セラピストは，それらを引き起こす要因を理解するために，里親と一緒に問題行動について機能的な分析をしていく必要がある。それによって得られた情報は，（問題行動の代わりとなる）適切でポ

ジティブな行動を見つけたり，それらのポジティブな置き換え行動や適切なコーピングスキル（例：リラクセーション，感情調整，問題解決法）を増やす行動マネジメント方法を見つけるのに重要なものである。

リラクセーション，感情表現と調整

　トラウマ体験の反復的で慢性的な影響を考慮すると，里親養育を受けている青年が自分の感情を調節するために，スキルを学び実践することに焦点をあてた時間を追加する必要がある場合もある。しかし，本章で前述したとおり，実の家族または養子縁組した家族と暮らしている子どもと治療期間が変わらないケースがほとんどであった。リラクセーションや感情調整により多くの時間をかけるかどうかは，臨床的な判断と，セッション中あるいはセッション間のつらさや緊張に対処するためのスキル（例：深呼吸，音楽を聴く）を使う子どもの能力に基づいて決めるべきである。

　子どもと里親の双方に働きかけ，里親養育で特にストレスを感じる時，例えば，両親やきょうだいや他の家族との面会の前，面会から帰ってきた時，親の裁判や措置決定の日程が近づいている時（子どもがそれらを知ってストレスを感じた時）には，スキルを使えるようにすることも重要である。里親の多くが，面会の前後で子どもの情緒的な苦痛が強まったり，行動上の問題が悪化したりすると報告している。面会の前後でいつもの対処スキルが使えるように，いつでも使えるようなリラクセーションや感情調整方法，転換プランを身につけられるよう，セラピストは子どもと里親の両方に関わる。ある子どもたちにとっては，面会のための安全プランを立てることが，面会の前や最中，面接後のストレスを軽減させる一手段である。認知対処の方法は，「認知対処」のセクションで説明しているが，このプランの一部としても有益である。子どもたちの中には，ストレスを感じた時に見たり，思い出せるように面会の時に持参したりするために作った「お気に入りの対処方法」のカードを持ち歩くのを好む子もいる。TF-CBT のセラピストは，それらの対処方法カードが丈夫で長持ちするように，ラミネート加工をしてあげることもある。

　TF-CBT を受けているどの青年に関しても，セッションの中で，リラクセーションと感情調整のやり方を練習してみたり，自分の感情やその強さは変えられるということを説明するのが有益である。うまくいく活動の1つは，子どもに今の気持ちを文字で書いたり絵で描き，気持ちの強さを数字で表してもらい，その後 You Tube でおもしろい動画を見たり，数分間，楽しいゲームをしたり

する。そして，再度，自分の感情を測り，今の気持ちを文字や絵で表すというものである。こうした種類の活動は，その子どもが自分の感情やその強さを変える力をもっていることを示すのに，非常によいきっかけになる。

事 例

里親養育を受けているある9歳の女児は，実父に会いたがっていた。この女児は，実父が実母に刺されるのを目撃していた。彼女は，刺される場面の悪夢を頻繁に見た。感情調整の構成要素を扱った時，悪夢を見た時に助けとなる方法として彼女が最初に選んだ方法は，実父に歌を歌ってもらうことであったが，彼女は里親養育を受けていたのでそれは不可能だった。セラピストは，彼女の望みは正当で当たり前のものだと受けとめ，「今の家で，あなたのために歌ってくれる人はいるかしら」と尋ねた。彼女は，歌ってくれる人として里母をあげたので，里母の協力のもとで，悪夢を見た時には里母の部屋のドアをノックし，短い歌を歌ってもらうというプランが立てられた。里母はまた，この子が寝る前にはいつも落ち着かせてあげるようにした。やさしい歌を歌ったあと，里母は子どもにハグをして，彼女の認知対処の手助けもした（「私は安全，お父さんも大丈夫」）。しばらくすると，悪夢は徐々に見られなくなっていった。

認知対処（コーピング）

認知対処は，あらゆる子どもにとって非常に大きな助けとなる方法である。これは，誰もが今後起こることや過去の出来事のすべてをコントロールできないが，その出来事をどう考えるかは自分次第であると学ぶことである。このスキルによって，子どもの無力感を軽減させることができ，さらに，ある出来事や状況の衝撃に対して自分で何とかできるという効力感がもたらされる。里親養育を受けている子どもたちには，たくさんの重要な出来事や自分の力が及ばない決定が多々下される。例えば，過去のトラウマ体験や一貫しない養育，短期的にどこで誰と住むかということ（例：措置変更や中断），長期的な見通し（例：再統合か，長期の里親養育または養子縁組），家族の面会などである。親やきょうだいが面会に現れなかったり，面会がキャンセルされると，新たなストレスや恐怖感が生じる（例：「お母さんに悪いことが起きたのに違いない」「お父さんは私のことを好きじゃないから面会に来ないんだ」）。面会がなくなったことについて，もっと自分の気を楽にしたり，自責感を減らしたり，あまり心配しないように，別の考え方を探すことは，子どもの助けになる（例：「お母さんはたまに面会をすっぽかすけど，いつも大丈夫だった。お母さんは，自分のことをしてるんだわ」「お父さんはお酒を飲み過ぎて忘れちゃって面会に来ない

第2章　里親養育を受けている子どもたちへのTF-CBT　77

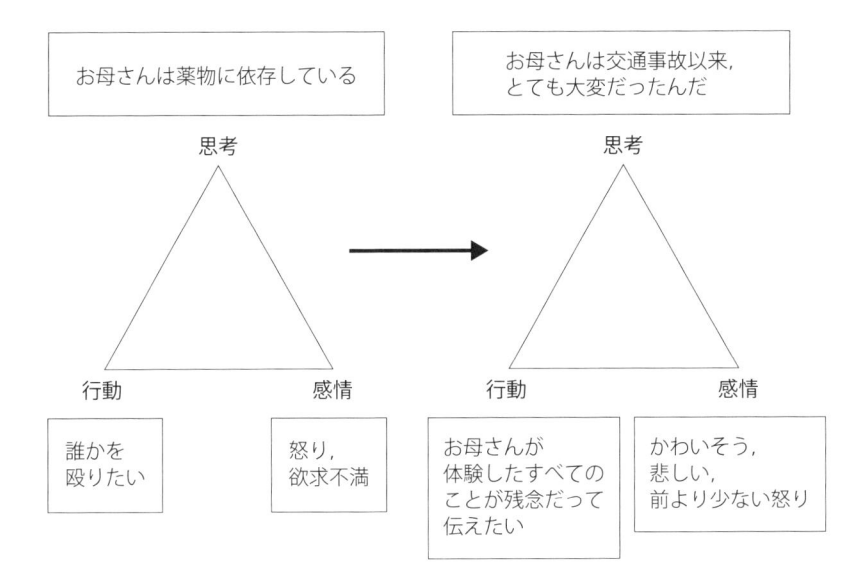

```
    ┌─────────────────┐              ┌─────────────────┐
    │お母さんは薬物に    │              │お母さんは交通事故以来，│
    │依存している       │              │とても大変だったんだ  │
    └─────────────────┘              └─────────────────┘
           思考                              思考
            △                               △
           ╱ ╲              ──→            ╱ ╲
          ╱   ╲                           ╱   ╲
         ╱     ╲                         ╱     ╲
        ╱_____╲                       ╱_____╲
     行動      感情                   行動       感情
   ┌──────┐ ┌──────┐        ┌────────┐ ┌──────────┐
   │誰かを  │ │怒り，  │        │お母さんが │ │かわいそう，│
   │殴りたい│ │欲求不満│        │体験した  │ │悲しい，   │
   └──────┘ └──────┘        │すべての  │ │前より少ない│
                              │ことが残念│ │怒り       │
                              │だって伝え│ └──────────┘
                              │たい      │
                              └────────┘
```

図2-1　認知の三角形の例

時があるけど，それは私のせいじゃない」)。

　こうした子どもには，実の親との関係性にまつわるつらい思考や感情を調整するために，認知対処のスキルを適用することもできる。一例をあげると，ある17歳の女子はすさまじい怒りを感じており，里親家庭や学校内で攻撃的な行動をとっていた。セラピストは，里母の協力を得ながら行動マネジメント方法に取り組むとともに，彼女が怒りを感じた時や暴力をふるってしまいそうな時に心の中で起こっていることを特定し，認知の三角形（例：思考，感情，行動のつながりを理解させるもの）のワークを実施した。彼女は，自分の母親のことを考えていることが多いと述べ，母親が交通事故で怪我をして以来，「薬物依存」になってしまったことをどれほど腹立たしく思っていたかを話した。事故のあと，母親は子どもたちの世話をしなくなってしまったため，彼女と妹は別々の里親家庭に措置されることになったのだった。認知対処のワークでは，セラピストは彼女と一緒に，母親のことを考えて怒りを感じた時に，どんな考えをするのが役立つかを考える作業をした（図2-1参照）。このワークは，彼女が自分の思考が攻撃行動や怒りの感情に影響を及ぼすことを理解するのに，すぐに役立った。

トラウマナラティブの作成と認知処理(プロセシング)

　里親養育を受けている子どもへの TF-CBT における重要な構成要素の 1 つは，トラウマナラティブ（TN）の一環として話し合われるべき，多くのトラウマ体験を特定できるように支援することである。

　子どもの TN は，異なるタイプの複数のトラウマ体験（例：性的虐待，ネグレクト，DV の目撃）を含んでいる可能性がある。しかし，すべてを包括する必要はなく（時間的制約のため），すべてを扱わなければならないというわけでもない。それよりむしろ，最悪の記憶や最もつらい記憶をいくつか話し，脱感作することが子どもにとっての目標となる。TN は本来，段階的に行われるものであるため，取り組むことがあまり困難ではない記憶の TN から始めて，より困難なものへと進んでいくという選択肢を示すことも必要である。

　子どもの中には，里親養育を受けるようになった経過や，やっかいな措置変更が，困難な記憶に含まれる場合がある。里親養育を受けている子どものトラウマ体験は，だいたいは慢性的なものである。そして，これまでに複数の里親や親族里親に措置されていることが多く，再統合が中断されたり，養子縁組がうまくいかなかった経験がある場合もある。子どもが自分の体験を編成し，TN に含める体験を決める際に，多くのセラピストは，目次や年表作りが有効であることを見出した。トラウマ記憶がわかりやすく整理されている方が，PTSD の発症が予防できるというエビデンスも示唆されている。

　『Levy's Finding the Right Spot』（2004）という本は，前半の心理教育で使うことができるだけでなく，子どもが TN 作成の準備をする上でも役に立つ。この本は，里親養育への適応が非常に困難な子どもや，その子どもの実親が面会や連絡の約束を守らない場合に有益なツールである。里親養育についての本を読むことは，子どもが自分と似た体験について考えたり，さまざまな感情を抱いたりする助けとなるだけではなく（それによって段階的エクスポージャーにもなる），自分の体験についての本を書く時のモデルにもなる。

認知処理(プロセシング)

　里親養育を受けている子どものうち，特に，自分の体験をまだ解決できずにいる子ども（例：トラウマ体験によって永続的な措置ができない）に対して，自分のトラウマ体験に意味を見出し，その体験の文脈を考えられるように支援することは，TF-CBT の最も重要な観点の 1 つである。セラピストは，TF-

CBTで推奨されているように子どもの思考に対処することが求められ，自尊心や愛される能力，将来への見通しに関連する思考に注意を払わなければならない。里親養育を受ける子どもは，養育者との否定的な体験や虐待，あるいは安定性に関係する体験（例：措置の失敗）をくり返していることが多いため，自分自身について否定的な信念を抱きやすい。TF-CBTでは，自分に対する否定的な信念を特定し，子どもがより肯定的で，過去の体験や将来について自責的ではない見通しをもてるように支援することが重要である。残念なことに，里親養育が，子どもの否定的な信念を強化してしまう体験となる可能性がある（例：「わかる？　私はみんなから好かれるような子じゃないの。両親と何があったのか話したでしょ。前にも2カ所の里親家族のところにいたけど，数週間ともたなかったんだから」）。できる限り，子どもの「僕は愛されない」とか「きちんと行動したり，周りに合わせたりすることなんてどうでもいいわ。誰も私に長くいてほしくないのよ」といった自己充足的な予言[訳注3]を回避できるように支援することである。

　さらに，「子どもへの親の愛情」に関する信念についての考えは，親が親権を自発的に放棄したり，面会をくり返しすっぽかしたりする場合，あるいは子どもが年長になり，親が親権を取り戻すための要件を遵守していないことに気づいた場合には，特に苦痛なものとなりうる。有益で肯定的な見方を探し出すことは，セラピストにとってさえ難しいかもしれない。父親から性的虐待と身体的虐待，ネグレクトを受けて里親養育措置となった11歳の少年は，なぜ父親が親権をあきらめたのか，なぜ子どもの監護を続けないのか，なかなか理解できなかった。その少年は，なぜ父親が自分と弟の親権を取り戻そうとしないのか，なぜ父親が自分たちをそんなに傷つけるのか思いわずらった。認知の再処理の際に，セラピストはソクラテス式問答法を使用して，治療の初期に実施したネグレクトについての心理教育を思い出せるように支援した（例：親の役割って何だったかな？　親は子どものためにどんなことをすべきかしら？　あなたの両親は性的虐待や身体的虐待についての決まりを知っていると思う？）。そして，彼が状況を違う視点でとらえられるようにした。つまり，父親は親権を放棄することによって，父親自身がやらなくても，子どもに食事を与え，服を着せ，子どもたちのために家にいてくれる親代わりの人から子どもがケアしてもらえるようにしたという見方もできる。もちろんこの少年は，今でも，自

訳注3）自ら現実化させる誤った判断や思い込み。例：自分から嫌われるような行動をしておいて「ほらやっぱり私は愛されない」と思うなど。

分の父親が「親の役割」を果たそうとせず，子どもを家庭で育てようとしなかったことを悲しいと言っているが，この新しい考え方（例：「パパは，他の大人が僕たちをケアするのが一番いいと思ったんだ」）は，状況のより肯定的な側面に焦点づける助けとなった。里父が治療に参加し，親子合同セッションで，少年が愛されていること，起きたことに対して子どもには何の落ち度もないこと，少年の父親はただ自分で子どもを育てる能力がなかっただけなのだと強化しようと務めてくれた。

親子合同セッション

TF-CBTを受ける子どもと同じように，養育者が各セッションに参加し，親子合同セッションやTNを共有する合同セッションへの準備をすることが理想である。TN共有合同セッションは，通常のTN共有合同セッションと同様に実施する場合もある。子どもがTNのすべてを養育者と共有するのが理想ではあるが，特定の部分だけ話し合うか選択することができる（例：里親との情緒的結びつきが弱い場合，プライバシーの事情のため）。この時に重要なのは，子どもがTNを養育者と共有したくない理由が，自責感や恥の感情，あるいは他の非機能的な認知（例：「おばさんがこの部分を聞いたら，きっと怒って，私も悪かったんじゃないかと思うわ。だって，ママがあれほど行っちゃいけないって言ってたのに，彼の家に行ったんだもの」）に関連していないかどうかを確認することである。

養育者が治療に参加しないケースや，子どもが適切な理由で養育者とTNを共有したくないというケースでは（例：里親が子どものトラウマ体験を情緒的にサポートしてくれない），他にTNを共有できる人がいないか，継続して情緒的に支えてくれるのは誰かといったことを子どもが前向きに考えていけるように支援する。成人したきょうだいや教師，指導してくれる人，または以前の里親とTNを共有した例もあった。どんな状況でも，セラピストは養育者とも同じくらいの時間をかけて，トラウマ体験とトラウマに対する一般的な反応についての心理教育を行っている。また，TNを共有する合同セッションに先立って，養育者がTNの内容を聞いたり，脱感作をするために個別の時間を設けている。

子どもたちと引き離された実の親や養父母の参加

セラピストは，実の親をいつ，どのように治療に参加させたらよいのかと

いう疑問をもつことが多い。我々の経験では，これはケースバイケースであり，以下の点について特別な配慮がなされるべきである。すなわち，①再統合の計画，状況，タイミング（例：その子どもは親と再統合されるのか，それはいつか？），②虐待に親がどのように関わっていたか（その親が加害者であるのか？），③虐待の種類（性的虐待か他のタイプの虐待か），④親自身の治療に関する受け入れと反応，などである。治療への親の参加を検討する時には，児童福祉司との相談が重要である。子どもの再統合が予定されている場合には，親に参加してもらい，TF-CBTのPRACの構成要素（コンポーネント）を学んでもらうことが多い。そうすることで，親は子どもがどのようなスキルを学んだのかを知ることができ，子どもが家庭に戻った時にそれらのスキルを強化することができるからである。我々はまた，実の親と一緒に安全についてのワークをしている。たとえ子どもが親とTNを共有したいと望んだとしても，そうするかどうかは，さまざまな要因を考慮して慎重に決定することが推奨される。親が加害者であった場合や，虐待に加担していた場合（例：薬質を使用していたために，親が家庭にいる他の大人を監視しなかった）でも，その親が治療を受けており，虐待に対しての責任を認め，今後の安全策を講じている場合には，TNを共有するための合同セッションに参加してもらうことがある。TF-CBTのスキルをもとに開発された2つのCBT，家族のための代替案：認知行動療法（alternatives for families CBT：AF-CBT）(Kolko, 1996; Kolko & Swenson, 2002)とcombined parent-child CBT (Runyon, Deblinger, & Steer, 2010)では，身体的虐待の加害親をしっかりと治療に参加させる。もし親が虐待加害者であるのにまだ治療を受けていない場合や，虐待に対する責任を認めていない場合は，TNの共有は勧められない。なぜならば，親は子どもを責めたり，責任を歪めてしまうかもしれず，子どもに情緒的なサポートを提供できないかもしれないからだ。

　親が治療を受け，TF-CBTに参加する場合は，子どもはTNを里親と実の親の両方と共有することができる。共有は，1人の養育者と一度だけしか行ってはならないわけではない。ある子どもは，最初に祖母（毎週TF-CBTに参加した親族の養育者）とTNを共有した。それからセラピストは，子どもの実母とその担当セラピストとの合同セッションを2, 3回もって，実母をTF-CBTに方向づけ，TNを共有する準備をした。その後，子どもは実母ともTNを共有することができた。この母親はDVの被害者であり，子どもはそれを目撃していた。TNの共有は非常にうまくいった。実母は，TNを共有する時に

情緒的なサポートができただけではなく，その後も娘をサポートする能力を再び高めることができたのである。

臨床ケースの説明

　10歳のトーマスは，26歳の実母がトーマスの実父と口論になりDVを受けて入院した後に，3回目の里親養育に措置された。その後，実父は行方不明となった。以前の2回の里親措置では，トーマスにひどい問題行動がみられ，里親宅から何度も逃げ出そうとした。一度は成功し，8キロも逃げたこともあった。

　彼のトラウマ歴からPTSDが疑われ，問題行動もあったので，トーマスはTF-CBTを受けるために地域の外来クリニックを紹介された。トーマスと彼の里母であるベル婦人は，初回のアセスメントに参加し，面接や行動観察，および標準化された評価尺度を使った検査などを受けた。トーマスは検査に協力的であったが，実父から受けた身体的虐待や，彼が体験したさまざまな暴力については，まったく話そうとしなかった。実父からの身体的虐待については，児童保護機関が2回立証していた。一方，両親の薬物使用を目撃したことや以前の里親家庭でのひどい体験については，彼は進んで話をした。前にいた里親家庭で10代の里子からいじめを受けていたのだった。

　アセスメントに基づき，トーマスは「子どもの行動チェックリスト」（Child Behavior Checklist：CBCL）の外在化尺度と内在化尺度で臨床域と評価された。また，「精神障害の診断と統計マニュアル第4版，テキスト版」（DSM-IV-TR）の反抗挑戦性障害およびPTSDの診断基準を満たした。ほかにも，トーマスはうつ症状や恥の感情を有していた。

　初期の治療セッションで，ベル婦人はアセスメントから明らかになったトーマスのトラウマ体験や，彼の感情と行動面の機能について説明された。ベル婦人はトーマスが経験した暴力のひどさを知って驚き，彼女の夫が近くにいる時，彼がなぜ不快そうにするのかわかったと言った。彼女はさらに，前にいた里子との治療には参加するよう求められなかったこと，もしトーマスの助けになるならばトーマスの治療に参加することはいとわないと表明した。彼女は以前，10代の里子の問題行動をマネジメントできなかったために，その子どもの措置変更を求められたことがあったと述べた。そして彼女は，トーマスの行動がこの先も変わらないのであれば，彼の行動に自分は耐えられないかもしれないと心配していた。セラピストは，ベル婦人の以前の里子に対する後悔の感情と里親の苦労はもっと

もだと受けとめ,トーマスに代わって彼女の努力を称賛した。セラピストはまた,治療計画の概要を示し,トーマスとの面接と併行してベル婦人とも毎週面接すること,後半には合同セッションもあることを説明した。セラピストは,この治療法が非常に有効であり,ベル婦人が対応に苦慮しているトーマスの感情や行動を理解し,マネジメントする上で非常に役立つだろうと説明した。さらに,トーマスの行動,特に指示を聞かない点について改善するためのプランをすぐに作成する予定であると説明した。さらにセラピストは,家庭内での子どもへの暴力の性質・特性・有病率や一般的な影響について,ベル婦人と話し合った。また,里親養育に措置されたことに関連するトーマスのストレスや,トーマスの示す怒りがどんどん高じている点についても話し合った。

　トーマスは,最初からセラピストと気軽に会話をすることができた。そして,現在の里親宅の近所に住む友だちと,最近公園を探検したという楽しい体験を詳細に語った。しかし,セラピストがベル婦人の家に来た経緯について尋ねると,彼は「ファイルを読んで」としか答えなかった。セラピストは,ファイルを読むことはできるが,彼がなぜベル婦人の家に措置されたのか,ベル婦人の家に来た初日にどんなことを感じていたのかを,公園探検の話のように直接聞きたいのだと伝えた。トーマスは,自分が母親から「引き離された」理由は知らないと主張したが,ベル婦人の家に来た初日のことは簡単に話した。その話は初期のナラティブと比べると,ごく簡単で感情をほとんど含んでいないものだった。トーマスは,「ワーカーが迎えに来て,僕を大きな赤い家に連れて行った。ベル婦人がドアを開けて,『こんにちは』と言ったけど,僕は何も言わなかった。頭にきてたから。それから,彼女は僕の部屋を見せてくれた。僕が嫌いな緑色の部屋だったけど,壁にかかっていた車の写真はかっこよかった。そのあと,もう遅い時間だったから僕は寝ようとした。でもあまり眠れなかった」と説明した。セラピストはトーマスの話を要約して振り返り,その時の彼の感情は当然で自然なものだと認めた。そして,初日が彼にとってどのような日だったのか教えてくれたことを褒めた。次のセッションで,セラピストは,夜寝る前や母親のことが心配な時にリラックスできる方法を教えた。セラピストは,トーマスが最も安らげると考えている場所はどこかと尋ねた。そして,彼の好きな場所である海や海岸のイメージと音を含んだイメージエクササイズを行った。

　トーマスと里母であるベル婦人への毎週の個別セッションの中で,セラピストは感情の表現と調整,認知対処スキルを導入した。トーマスが,「激怒」と「怒り」だけではなく,例えば「怖い」「悲しい」「恥ずかしい」などの感情に気づ

くことができるように支援することは，特に重要だった。里親養育に措置された子どもや，家族やコミュニティであらゆる種類の暴力を受けた子どもが抱く可能性のあるさまざまな感情について考える中で，トーマスは感情を表現する言葉の長いリストを作成することができた。彼自身が体験したことのある感情に丸をつけるように言われると，最初は，「激怒」や「怒り」にしか丸がつかなかったが，感情について学んだあとでは，「悲しい」や「怖い」といった感情にも気づくことができた。それでも彼は，自分はたいてい怒っていると主張した。そして，なぜ自分が怒っているのかさえわからない時があると言った。セラピストはトーマスに，自分がしょっちゅう怒ってしまう原因は何かをよく理解して，それらの感情をもっと上手にコントロールできるようになれば，トラブルが減るだろうと説明した。トーマスはいくらか関心を示した。セラピストは彼がこの1週間ほど，トラブルを起こしていないことに気づいた。彼自身もそのことを理解していた。このことは，トーマスが先週どのようにしてトラブルを起こさずにすんだかを特定する出発点となった。彼は，からかってくる人を無視したり，けんかをする代わりの問題解決法をみつけたり，あるいは，彼を守ってくれるよい子と友達になるといった，いくつかの有効な衝動コントロール法や感情調整のスキルを特定することができた。また彼は，実母から引き離されたことについて激怒する権利があると主張し，セラピストもそれに同意した。そして，多くの有名人が，自分の人生に起こった困難なことを絵に描いたり，詩にしたり，ラップに書いたりして表現しているように，そうした感情を表現する方法がたくさんあると伝えた。トーマスは，「バカな親父のせいで」里親養育を受けたという有名人が書いたらしいラップソングというアイデアが印象に残ったようだった。

　ペアレンティングスキルや行動マネジメントのスキルを学んでいたベル婦人を支援するために，治療の早期に合同セッションが行われた。ベル婦人は，息子たちの幼い頃と同じように，トーマスも自分に協力してくれないと訴えた。セラピストは，トーマスが両親に協力することを学んでおらず，むしろ，ひどい家庭環境の中で生き残るために他者に攻撃的になることを学んできたのだが，彼女の助けがあればそうした行動をコントロールできるようになると説明した。合同セッションでは，はじめにベル婦人がトーマスの協力的な行動を褒め，彼が指示に従えるように行動マネジメントスキルの練習をする機会を設けた。トーマスも，ベル婦人への褒め言葉を準備するよう促された（例：放課後，毎日迎えに来てくれてありがとうと言う）。セッションの終わりには，相

互に褒め言葉を交わすことがお決まりの儀式となり，日常生活でも重要な儀式となった。ベル婦人は，トーマスからもっと褒め言葉を聞きたいので，治療が終わってからも絶対に続けるつもりだと言った。

　養育者のみのセッションでは，セラピストとベル婦人は，トーマスが言うことを聞いたり協力したりするたびに褒める方法や，トーマスが口答えをした時には注目しないようにする方法をロールプレイで練習した。セッションが進むにつれて，セラピストとベル婦人は，トーマスが指示を1回で聞けるよう強化するご褒美プランや，指示を聞かなかった場合の警告方法を話し合った。毎週，ベル婦人はこれらのスキルをトーマスに実践した。そして，そのスキルがうまくいったかどうかをセラピストに報告し，行動のマネジメント方法を修正した。トーマスの口答えを無視することは，それが失礼な態度だと考えていたベル婦人にとって難しいことだった。口答えを無視する計画を立てた最初の週に，彼女はセラピストに，この練習は最後までできない，特に無視するのは無礼なことで難しい，なぜなら彼女の家では大人に敬意を払うことを重視しているから，と報告した。セラピストとベル婦人は，彼の口答えのとらえ方についてもう一度話し合った。トーマスの口答えは，彼が以前に措置された家庭で，里母の注意を引くために身につけた方法であった。このレンズ（注意を引くための行動と言う理解）を通して「口答え」という行動を見ることで，ベル婦人はトーマスの行動に対してあまりいらいらしなくなった。そして，積極的無視やよい行動を褒めるというスキルをさらに上手に使えるようになった。彼女が口答えを無視するにつれ，トーマスの口答えは減少し，以前よりも敬意を示せるようになった。

　ベル婦人は，ペアレンティングスキルを実践することは役に立つものの，問題が山積みだと報告することがあった。セラピストが，トーマスや先に来た里子の不従順な行動をマネジメントするためにどれくらいの時間を費やしているかを尋ねると，ベル婦人は，ほとんどすべてのエネルギーを費やしていると答えた。セラピストは，新しい行動マネジメントスキルを一貫して使用するのがどれほど大変かということに共感を示したが，今，頑張れば，トーマスの不従順を管理することに費やすエネルギーは徐々に軽減していくだろうと伝えた。

　およそ6セッションが過ぎた頃，ベル婦人はトーマスの不従順をマネジメントするペアレンティングスキルがいくらか成功し，彼が家で前よりも幸せそうにしており，落ち着いてよく話を聞くようになったと報告した。しかし，トーマスはその前の週，頭痛と腹痛のために登校を拒否し，数日学校を欠席したと

のことだった。さらに，彼は，実母は学校に行かずに家にいてもいいということが多かったと主張した。ベル婦人は毎朝，非常にいらいらして堪忍袋の緒が切れることもあると報告した。彼女は，彼の要求を受け入れてベッドに戻すものの，結局家族の部屋でテレビを見させていた。セラピストは，なぜ彼が特定の日に学校に行きたがらないのか，考えられる理由についてベル婦人と話し合った。すると彼女は，トーマスは体育が嫌いなようで，体育のある日は特に学校に行きしぶると話した。

　当初セラピストはトーマスに対して，彼が学校を避けていることに気づいているとは伝えなかった。ただ，認知の三角形について教え，思考がどのように感情と行動に影響するかを教えた。セラピストは，朝起きた時，声に出して何かを言う前に頭の中で考えていることがあるよね，と言った。そしてトーマスに，朝，目覚ましを止めた時に頭に浮かんだ考えは何だったかと尋ねた。驚くべきことに，不意を突かれた様子のトーマスは，今朝「学校なんて嫌いだ。気分が悪い。だから行かない」と考えたと答えた。セラピストは彼の感情に共感を示しながら，学校が嫌いな子は多いよね，学校で何が一番いや？　と尋ねた。トーマスはすぐに，体育が一番嫌いだと報告した。学校についてたくさんのオープンクエスチョンをした後，トーマスはついに，クラスの男子に足の傷跡を見られるのではないか，そして，自分が悪い子だから父親に叩かれていたことを知られるのが心配で，体育が一番嫌いなんだと認めた。セラピストは，トーマスが感情と思考を整理するのを助けた。セラピストは，トーマスの傷跡よりもひどい傷跡がある人々が載っている医学書の写真を彼に見せた。そしてトーマスに，この傷の原因は何だと思うか尋ねた。はじめ彼は，傷の原因について「見当がつかない」ようだったが，あれこれ考えたものはすべて間違いだった。トーマスは，自分の足の傷跡をほかの子たちにからかわれるかもしれないという心配はまだ残っていたが，自分が言わなければ傷跡の原因は誰にもわからないということを知って少し安心した。合同セッションの間，セラピストとベル婦人は，トーマスはとても勇気があり，新しい学校にできるだけ頑張って通っているし，新しい友達を作ろうとしていると伝えた。ベル婦人は，彼がきちんと自己主張ができるところを褒めた。そして，午前中，学校に行けたら，夜に宿題をすませたらベル氏のコンピューターでゲームをしてもよいと伝えた。

　トーマスは，以前よりも嬉しそうにベル夫妻や以前の里親について話したが，実の両親に関する話し合いになると，黙り込んでしまった。セラピストがトーマスに，里親養育を受けている子どもについて書かれた本を読みたいかと尋ねると，

彼は興味をもった。『Maybe Days』を読んだあとで，セラピストはトーマスに，自分の経験について同じような本を書いてみないかと提案した。トーマスは，絵は描きたいが文章は書きたくないと言った。セラピストが，彼の物語をタイピングして彼の体験を本にまとめることを提案すると，トーマスは慎重ながらも同意した。はじめにトーマスは，章のタイトルを立てて，書きたい出来事の目次を作るよう求められた。最初に立てた章は，以下のようなものだった。

1．「トーマスの『Maybe Days』」
2．「初めての里親養育」
3．「2回目の里親養育と10代の子からのいじめ」
4．「3回目の里親養育」
5．「おわりに」

なぜ里親養育を受けなければならない子どもがいるのか，他の子にもその理由がわかるように，他の体験も追加してほしいとセラピストが何度か説得すると，トーマスは，薬物を使っていた彼の両親についての章と，ベル婦人の家に来る前の「怖い」夜についての章を入れた。

ナラティブがほぼ完了した時，セラピストはトーマスがとても勇敢で，子どもにとっては動揺するような怖かった出来事についてたくさん書いてくれたことを褒めた。そして，トーマスが取り組んだように，自分が体験したことを話したり書いたりすると，子どもであれ大人であれ自分自身のためになるし，家族の中で続いていた暴力という秘密を止めるのにも役立つと説明した。彼女はトーマスに，勇気を出して，絶対に話したくないと思っていた体験についての章を追加するように促した。トーマスが父親から殴られたことについての章を書きたいというまで，セラピストは長い間黙って待った。

トーマスとセラピストはその章を完了させたあと，完成した本を2人で再度読んだ。そして，彼が表現したたくさんの適切で重要な感情を強調し，その一方で，学校で悪いことをしたから里親養育に措置されたというような非機能的な認知を特定し修正していった。これまでに学んだことや，セラピストの励ましや助言を心に留めながら，トーマスは最後の章を書いた。

　　僕は今11歳で，まだベルおばさんと住んでいる。以前僕は，ベルおばさんやみんなに対していつもすごく怒っていた。でも，もうあれこれ怒ったりしない。怒りそうになった時は，何度か深呼吸をして「リラックス」と自分に言う。そうすると，たいていうまくいく。以前は，僕がママの面倒を見ていれば，ママは麻薬をしない

だろうって思っていた。でも今は，子どもは麻薬を使う人を止められないと知っているし，お医者さんやセラピスト，それにたぶん病院だけがママを麻薬から助けることができるって知っている。僕のママとパパは，麻薬や怒りや暴力の問題を抱えていた。なんで2人がそんなに怒っていたかはわからない。けんかの理由がわからない時もあったけど，けんかを止めなきゃいけなかった。パパが怒った時，僕を傷つけたり，とても意地悪なことを言ったりした。たぶん，これはパパが麻薬をしていたせいだ。だって，そうじゃない時，パパはやさしかったから。今，パパがどこにいるか誰も知らないから，パパには会えない。パパが元気でいてくれたらいいけど，でも，もう僕やママを傷つけてほしくない。ママはよくなるために一生懸命がんばっている。ママは僕のことが好きだ。僕たちは，もう暴力は望んでいない。ベルおばさんは僕のもう1人のママで，僕はベルおじさんのこともすごく好きだ。僕は先生になりたい。そして，ベルおじさんのような父親になりたい。ベルおじさんは殴らずに，ただ「1，2，3」と言うんだ。そして，おかしな声で僕を笑わせようとする。僕はこれからもベルおばさんの家にいるかもしれないし，いないかもしれない。でも，僕はいつもベルおばさんの心の中にいる。もしも里親養育を受けなければならない子どもがいたとしても，それは悪いことではないから心配しないで。特に，ベル夫妻のような里親に出会えたなら，だいじょうぶ。

セラピストは，トーマスが作成したナラティブのいくつかの部分をベル婦人と共有し，彼がナラティブを発表する合同セッションに向けて準備をした。このようにナラティブを共有することで，ベル婦人は，トーマスのおかれていた環境や体験が，彼女の子どもとは非常に違うものであったことへの思いやりの気持ちを強めた。そして彼女は，トーマスを支えるための大きな忍耐と意欲をもつことができたと報告した。このことは，ベル婦人が行動マネジメント（称賛と積極的無視）に取り組むようになり，トーマスの行動が一時的に悪化した時や，トーマスがベル家での限界を試している時に，とりわけ重要であった。治療の終盤で，トーマスは自分から完成したナラティブを里母と共有してもよいかと尋ねた。ベル婦人の気持ちの準備は十分できているようだった。彼女は，トーマスがナラティブを共有することをとても楽しみにしていると聞いて喜んだ。合同セッションの準備では，セラピストがトーマスの役割をしてナラティブを読み，ベル婦人には養育者のみのセッションのロールプレイで練習した積極的傾聴や褒めるスキルを実践するように励ました。セラピストはまた，ナラティブを共有した後に，トーマスが尋ねる予定の質問について説明した。それ

は「もし，僕がもっとよく話を聴いていたら，パパは僕をそんなに殴らなかったと思う？」「もし僕が望んだら，ずっとベル夫妻のところにいてもいい？」「パパはときどき僕のことを考えていると思う？」といった内容のものだった。セラピストの助けを借りて，ベル婦人は慎重にこれらの質問に対する正直で，しかもトーマスにとって治療的になるような回答を準備した。最後にセラピストは，トーマスと里母に治療の卒業をどんなふうに祝いたいかを考えるよう促した。ベル婦人は，延々と治療に通わなくてよいことを喜んだが，セラピーで受けていたサポートや助言がなくなるのは残念なので，時々電話をしたり立ち寄ったりしたいと希望した。セラピストは，追加のセッションの時だけではなく，たまにはトーマスの成長についてのよいニュースを伝えてほしいと話した。こうすることで，治療終結にまつわるベル婦人の不安は軽減したようだった。そして彼女は，非常に熱心に入念な卒業のお祝い（例：卒業の帽子，風船，音楽，そして特製の「ベルクラシック」ダブルチョコレートケーキ）を計画し，楽しみにしたのだった。

結　論

　前述したように，里親養育の措置を受けた子どもたちは高い率でトラウマにさらされており，トラウマに関連した感情面や行動上の困難を抱えている（Kolko et al., 2010; Pecora et al., 2003）。このような困難が深刻化すると，しばしば措置が中断され，青年成人期においてさらなる適応上の問題につながることが少なくない。それだけに，里子が，里親養育に特有の個別の必要性に対応した効果的な精神保健サービスを受けることが不可欠である。この章では，里親養育を受けている子どもたちに有効であると考えられている TF-CBT の実践について述べた。このプログラムでは，里親養育に特有の心配事や環境にも十分な注意が払われている。さらに，里親の積極的な治療参加を促すための方法が強調されており，子どもが引き離された実父母や養父母の治療参加に関して考慮すべき提案や要因にも触れている。TF-CBT は里子のニーズに応える非常に有効なプログラムである。しかし，これらの子どもたちの包括的なニーズに対する最適なケアを確実に提供するためには，今後もさらなる臨床実践と研究を重ねていく必要がある。

第3章

入所型治療施設での TF-CBT

Judith A. Cohen
Anthony P. Mannarino
Daniela Navarro

TF-CBT の適用を必要とする入所型治療の特性

　現在米国では，10万人以上の子どもたち[注1]が，入所施設で精神保健面の治療を受けている。こうした子どもたち（入所児童）の入所期間は，4カ月から2年というのが一般的である。この章では，入所型治療施設でのトラウマフォーカスト認知行動療法（TF-CBT）の適用に焦点をあてるが，グループホームや長期の入院治療プログラムを受けている子どもたちにも応用できるだろう。

　入所型治療施設の以下の2つの際立った特徴のために，TF-CBT 適用の際には特有の工夫が必要となる。①施設に措置されている主たる理由は，深刻な外在化症状（問題行動）に対応するためである。②施設で直接処遇にあたる職員は，施設での子どもの問題を管理する責任を担っている。

　そもそも入所型治療施設は，枠組みの緩やかな条件では介入に反応しなかったような深刻な問題行動を抱えた子どもたちのためのものである。入所型治療施設のプログラムでも，こうした問題にトラウマが関与していることは，徐々に認められつつあるものの，トラウマに焦点化した治療が入所型治療施設において肯定的にとらえられるのは，行動改善に効果がある場合や入所期間が短縮される場合など，明らかによい結果が得られる場合に限られる。このように TF-CBT 治療は，トラウマ症状の改善のみならず，その子どもが施設に入所する原因となった問題行動の改善にも役立つものでなければならないのである。セラピストは，入所児童・施設職員・施設管理者・親に対して，TF-CBT 治療が入所児童の行動統制にどのように役立つのかを明示する必要がある。

　入所型治療施設にいる子どもたちの場合，親の治療への参加度合いは，極めて多様である。健全で支える力のある家族がいて，親が定期的に施設のプログ

注1）この章で「子ども」「児童」とは，子どもと青年の両方を意味する。

ラムに参加してくれる場合もある。しかし，家族の生活状況が混沌としていたり，不適切で虐待的な養育環境であるがゆえに，子どもたちが入所型治療施設で支援を受けている場合の方が多い。施設入所期間中に家庭崩壊が生じる場合もある。すなわち，親権停止や親の転出，養育者が離婚して子どもが親のパートナーとの長年にわたる関係を失ってしまう場合，入所期間中に里親委託が終了する場合などである。こうした出来事はどれも，施設内での子どもの問題行動を悪化させる可能性がある。子どもに直接関わる施設職員は，施設での子どもの問題を管理しなければならないので，トラウマが入所児童にどのような影響を与えているか，どうしたら施設内でトラウマの再演を最小に抑えることができるのか，さらに，TF-CBT の実践を最適にサポートするためにはどうしたらよいのかをよく理解する必要がある。本章では，直接子どもに関わる施設職員に特に焦点をあてるが，同様の考え方は施設内で子どもたちと日常的に関わる他の施設職員（教師など）にも応用できる。

トラウマの再演

　入所型治療施設では，トラウマの再演が頻繁に起こる。トラウマ理解に基づいたケア(トラウマ・インフォームドケア)や TF-CBT は，トラウマの再演を防ぐことを目標としている。トラウマの想起刺激やトラウマの引き金(トリガー)となるようなもの（子どもに過去の複数のトラウマ体験を思い出させて，その時に生じた感情・行動・身体反応の否定的な側面を再生することになるきっかけ）は，入所型治療施設の場にたくさんある。例えば，ほかの子どものけんかや泣き声，親からの電話や予定されていた電話がかからないこと，職員が大声で子どもを指導している様子などは，想起刺激として作用する可能性がある。入所児童の多くはトラウマ歴をもっているので，複数の子どもが，同時に「引き金をひかれ」てしまい，複数の子どもたちが行動や感情のコントロールを失ってしまう可能性がある。その子どもがどのくらい動揺しているかに職員が気づいて適切に評価し，TF-CBT の対処スキルを使うように促せば，その子どもは，感情と行動をうまく統制できるかもしれない。しかし，職員がその子にさらなる想起刺激として知覚されるような介入をすると（例えば，大声で指導する，侵入的に関わる，強引な身体的介入など），子どものトラウマに関連した行動は落ち着くどころかエスカレートする可能性がある。職員の関わりに対するこれらの反応は，施設の他の入所児童の引き金となり，入所者同志の間でも，感情や行動の統制ができない状態に陥っていく場合もありうる。次の事例は，直接子どもに関わる

施設職員が，トラウマの再演に気づくことができず，施設にとってマイナスの結果をもたらしてしまった臨床例である。入所型治療施設において，TF-CBTの実践を支援する方法についての施設職員向け情報シートは，本章末尾の付録に掲載されている。

事　例

　ジェアードの母親は，電話すると約束した日に電話をしてこなかった。母親からの電話がかかってこないということがはっきりするにつれて，ジェアードはだんだんイライラし始めた。彼は椅子を蹴飛ばしながら叫んだ「クソババアなんて大嫌いだ！」。職員は，「ジェアード！　ここでそんな悪口を言うな！　椅子を戻しなさい！」と怒鳴った。2人の入所児童が，口々に「みろよ，職員がイラついてるぞ」「わからないのか」と言った。大声で怒鳴った職員ともう1人がやってきて，ジェアードに怒鳴った方の職員が大声で脅すような口調で言った。「おまえら全員，処遇レベルを下げるぞ」。ジェアードは椅子を持ち上げて，職員に向けて投げつけた。そこに2人の職員が駆けつけて，ジェアードを治療的に拘束した。その場面を見ていたほかの2人の入所児童は，腹を立てて職員をジェアードから引き離そうとした。そして，結局自分たちも拘束されることになった。さらに3人の入所児童が来て，押さえ込まれている子どもたちを守ろうとした。5人の入所児童とジェアードがこの出来事の間に拘束された。その場にいた職員はこの出来事を振り返って，「悪いガキどもがひどい振舞いをした」と考えたが，入所児童はみな，「職員が僕たちにひどいことをした。僕たちの気持ちなんかわかってくれない」と口をそろえて言った。ジェアードが後にセラピストに語ったところによると，その出来事の最中に，母親から虐待を受けて押さえ込まれていた時のことが頭に浮かんでいたとのことだった。電話がないということは，「母がもう一度僕をひどい目にあわせた」ということだった。トラウマの影響を理解し，TF-CBTの対処スキルをいかに実践するかを知っていれば，このように制御不能になることを防げただろう。

　直接子どもに関わる職員は若く，子どもの精神病理についてほとんど，あるいはまったく専門的な教育を受けたことがなく，問題行動を起こす子どもたちに関わった経験もほとんどないことが多い。こうした職員は個々に，葛藤解決や問題行動のマネージメント技法などの訓練を毎年命じられて受けてはいるが，入所児童から唾を吐きかけられたり，ののしられたり，蹴られたり，殴られたりしているため，こうしたことを子ども自身が体験したトラウマの再演とは考えずに，むしろ個人的に受けとめて，自分は施設の子どもたちに虐待されている被害者だと考えているかもしれない。トラウマの引き金やトラウマの再

演についての知識もなく，特別な行動訓練や初期介入の練習をすることもないという状態では，直接子どもに関わる職員が，入所児童に対して否定的な感情をもってしまうことが多くなる。嬉しいことに，入所型治療施設のプログラムでは，徐々に，トラウマ理解に基づいたケアの考え方に基づいたトレーニングを職員に実施するようになっている。その一例が，サンクチュアリー・モデルという（www.sanctuaryweb.com），トラウマを体験した個人をケアするための組織的なアプローチである。サンクチュアリー・モデルのような TF-CBT と連動したトラウマ・インフォームドケアモデルは，入所型治療施設の枠組みにおける理想的なアプローチであると思われる。

入所型治療施設に特有の TF-CBT アセスメント戦略

多くの入所型治療施設のプログラムでは，今や，トラウマ体験とトラウマ症状に関する質問を，最初の正式な評価の一部に組み込んでいる。しかしながら，全国どこでもそうだというわけではない。入所型治療施設は，保険の還付を受けるために，あるいは，（州や国や児童福祉や少年司法など）さまざまな規定に見合うようにするために，インテーク・アセスメントを実施し記録することを求められている。場合によっては，アセスメントは，セラピストではなく精神科医や心理士によって実施され，さまざまな理由から，トラウマ体験やトラウマ症状についての正式なアセスメントが含まれていないこともある。この場合，第一の課題は，トラウマ体験やトラウマ症状に関する情報を，アセスメントや治療計画にいかに組み込むかということである。我々の経験では，ほとんどの入所型治療施設のプログラムはこうした情報を考慮することになっているが，必要な情報が得られないために，正式なアセスメント・プロトコルに含める仕組みになっていない。このような状況では，セラピストが子どもの臨床面接を行い，また可能であるならば親や養育者とも面接しなければならない。そして，無料で入手できる「UCLA 外傷後ストレス障害インデックス」（RI）を実施し，子どものトラウマ体験歴とトラウマ症状を評価し，子どもがトラウマを体験したかどうかと，それを治療の対象にすべきかどうかを判断する必要がある。こうした情報をその後のチーム会議で初期評価に組み入れ，診断や治療計画を見直す場合もある。トラウマの知識に基づいたアセスメントを実施し，治療チームの合意のもとに TF-CBT を他の適切な治療と融合させながら行えるセラピストというのは，どの入所型治療施設のプログラムにとっても，価値

ある人材である。

事例

　マールは，13歳で，非行グループ関連の暴力事案に加わったことで入所型治療施設に措置された。薬物やアルコールの使用は否認しており，尿検査の結果も陰性であった。入所してまもなく，マールには明らかな幻聴が認められるようだった。最初マールは幻聴の内容を明らかにすることを拒んだが，とうとう告白したことによると，居室やテレビのあたりから，お前は悪い子だから自殺するべきだという声がずっと聞こえてくるということだった。彼女は施設の中で孤立して過ごし，独り言を言っていた。マールは毎晩2時間も眠れず，他の入所児童が近づくと暴れた。彼女の最初の診断は統合失調症で，非定型双極性障害の鑑別診断が必要であるとされた。マールは抗精神病薬を服薬し始めた。セラピストは包括的なトラウマ・アセスメントを実施し，マールが家庭内や地域で長年にわたって暴力を受けてきたこと，3歳から10歳まで継父から性的虐待を受けてきたこと，さらに最近，非行集団がらみで輪姦されていたことが判明した。セラピストがこれらの体験についてマールから聴取するにつれて，マールがユニットの年長男性におびえていることが明らかになった。その男性は，最近受けた輪姦の加害者を思い出させたのであった。施設の中でレイプされるのではないかと思うと恐くて眠れないとマールは言った。声が聞こえ始めたのは，一連のレイプの前なのか後なのかとセラピストは尋ねた。「声は私をレイプしたやつら全員の声よ。やつらはおまえは役立たずだと言ってた。だからあいつらにそんなこと（レイプ）されても当然だって，そう自分に言い聞かせているの。だから私は自殺してこの世とお別れしなきゃならないの」とマールは言った。セラピストがさらに質問を重ねた結果,「声」は精神病の症状というよりはむしろ，解離や再体験反応であることが明らかになった。セラピストはこうした症状についてマールに説明し，診断をPTSDと大うつ病に変更した。向精神薬の処方は止められ，TF-CBTが開始された。まずは，施設内でマールが安心感をもてるようになることに重点がおかれた。

　入所型治療施設でトラウマの影響をアセスメントする際の難題は，子どもたちの深刻な問題行動が過去のトラウマ体験と関連しているのかどうかを判断することである場合が多い。入所型治療施設にいる子どもたちの多くは，複数のトラウマや喪失を長期にわたって体験している。例えば，いくつもの里親宅を転々としてきていたり，身体的・性的・心理的虐待を慢性的に体験していたり，DVを目撃していたりもする。そして，包括的なトラウマ・アセスメントが実施されると，こうした子どもたちやその養育者は，複数のトラウマ症状が

あることを認めるのである。セラピストは，子どもたちの問題行動と過去のトラウマ体験の関連に気づくことが多い（例：性的虐待を受けた少年が性加害をする，身体的虐待を受けたり DV を目撃した少年が暴力をふるうなど）。また，問題行動が，トラウマの想起刺激に誘発される場合もある（例：虐待をしていた父親にかつて呼ばれていたのと同じ呼び方をされた時にけんかを始める少年など）。こうしたつながりは，トラウマの再演という言葉で説明されており（アメリカ精神医学会，2000），重篤な問題行動を有する青年に対して TF-CBT を実施することは妥当なことなのである。

事 例

　カールは 14 歳で，非行行動によって入所型治療施設に措置された。彼は，校内暴力，複数の里親への暴力，学校でのいじめ，器物破損などをしでかしたのだった。カールは，長期にわたってひどい DV を目撃していた。彼の母親は暴力を受け続けた末に父親に殺された。またカール自身，父親や兄たちから，あるいは学校でもいじめられていた。彼の父親は，毎日のようにひどく母親を殴りつけ，以前人を殺したことがあると噂されていた。カールの兄たちは，カールを心理的にひどく虐待していた。おそらく身体的虐待もしていた。父親は兄たちをけしかけ，カールを「弱虫」とか，「マザコン」と呼ばせた。カールが 9 歳の時，母親とカールは逃げた。父親が追いかけてきて，カールの目の前で母親を撃ち殺した。父親は収監され，カールの一番上の兄がすでに成人していたので，カールの後見人となった。そして虐待は続いた。11 歳の時，「自分を兄たちから守るために」非行グループに入った。彼は 12 歳の時にまた逃げて，つぎつぎに里親宅に措置されたが，兄と面会することを強いられた。トラウマのアセスメントの際，カールは RI で 14 点という低いスコアしか示さなかったが，セラピストは，面接の間，カールが極度にトラウマ体験や症状について話すことを避けていることに気づき，カールがこうした症状を最小化していると考えた。セラピストは TF-CBT を開始し，3 セッションを終了したところで再び RI を実施した。その時，彼の RI スコアは 45 となり，兄からのひどい身体的虐待を認めた。

　深刻なトラウマを体験した青年の場合，トラウマ再演の中心的役割を理解することは重要であるが，セラピストが自動的にすべての問題行動をトラウマのせいにしてしまわないこともまた重要である。ずっと昔にトラウマを体験した青年の中には，深刻な問題行動以外に明らかなトラウマ症状がなく，現在の問題行動と過去のトラウマに明らかな関連がないこともある。トラウマの因果関係を示唆するような情報がそれ以上得られないなら，セラピストは現在の問

題行動がそのトラウマと関連しているとか，トラウマナラティブや認知処理によって問題を解決しようと考えるべきではない。

事　例

トムは16歳で，母親と2人の弟と一緒に暮らしていたが，近所の人をレイプして，性犯罪に特化した入所型治療施設に措置された。彼はそれまでにも数人の少女（顔見知り）をレイプしていたが，トムが粗暴であったため，少女たちは怖くて訴えることができなかった。トムは母親を脅すような行為もしていた。彼にはトラウマ歴があった。幼いころに自動車事故にあったことがあり，地域で暴力を目撃していた。RIのスコアは13だったが，彼の主要なトラウマ症状は，イライラ感・非行に関連した過覚醒・怒りの暴発であった。セラピストは，TF-CBTが適切であるとは考えなかった。

入所型治療施設に特有のTF-CBTへの取り組み戦略

　入所型治療施設の子どもにTF-CBTを実施する際，家族の参加には，いくつかの理由から特別な戦略が必要となる。子どもの深刻な問題行動のために両親が疲弊しているかもしれないし，子どもの施設入所に同意したことに対して，安堵とともに罪悪感を抱いているかもしれない。家族は，深刻な問題行動の治療の焦点がなぜトラウマなのかを理解しないかもしれない。例えば，家族が不安定で，親が幾世代にもわたるトラウマの被害者，あるいは，加害者である場合，親はトラウマに焦点化した治療というだけで罪悪感を抱き，防衛的になるかもしれない（例：「私も子どもの時に同じ目にあったけど，この子みたいにはならなかったわ」）。施設が子どもの自宅から遠く離れていて，家族が治療に参加するのが困難な場合もある。このような状況で家族を巻き込む戦略の概略を説明する。

　子どもの深刻な問題行動を体験し，子どもを施設に入所させることで，両親は心を痛め，親として失敗したと感じるものだ。セラピストは，子どもの否定的な行動やこれまでの家族歴があるからといって，親を否定的に見ているわけではないということを真っ先に伝えなければならない。TF-CBTは，過去のトラウマ体験が子どもの問題行動を少なくとも部分的には説明しているという前提に基づいている。このような「恥でも罪でもない」アプローチは，子どもの問題行動をコントロールできない自分たちは無能で「だめな」親だと感じている両親にとって役に立つものである。

　その子の行動が親の深刻な苦痛の原因であったことを確認し承認することが

重要である。治療施設への子どもの入所は，行動を管理しなければという親の目下の重荷を取り去るので，親は時が経つにつれ治療に参加しやすくなる。トラウマの影響についての心理教育をすることで，子どもを責める気持ちを弱めることができる。イラク戦争から戻ったあと暴力的な発作を起こしている軍人の比喩を用いると，これまでトラウマについて聞いたこともなかった親に，PTSDの行動への影響をわかりやすく説明できる。PTSDがトラウマに対する反応であり，脳の障害でもある（すなわち，トラウマによって生物学的な変化が生じ，行動や感情の変化をもたらす）ということを指摘することで，親は子どもの行動をよりよく理解できるようになる。トラウマ歴があり，「私はこの子みたいにならなかった」と言う親には，まず親自身の回復力を認め，ほとんどの軍人はPTSDにならないということを説明するとよい。セラピストは，例えば幼稚園に行き始めるというような普通の体験に対しても子どもたちは違った反応をする（すなわち，うまく適応できる子どももいれば，問題を起こす子どももいる）というような例をあげることもできる。

　遠方に住んでいて毎回セッションに参加できない親には，電話でTF-CBTを実施している。さらに，最新技術によって，入所型治療施設のプログラムに遠方の親を参加させることが，よりたやすくなっている。例えば，スカイプなどの無料アプリをダウンロードすると，家族は，予約したセラピーの時間に家のコンピュータから施設のセラピストにアクセスできる。今やセラピストは，コンピュータを介して親とのセッションを予定することができ，親セッションではセラピストが親を「見ながら」，合同セッションでは親子がお互いを「見ながら」，TF-CBTを進めていくことができる。もっとも，実際に顔を突き合わせたセラピーの体験とまったく同じというわけではないが，子どものTF-CBT治療に参加したいと思っている家族にとってこれは実現可能な代案であり，多くの家族は喜んでこの方法を選択し，セラピーの時間にペアレンティングや他のスキルを学んでいる。

入所型治療施設特有のTF-CBTの応用

　TF-CBTを入所型治療施設という枠組みで応用するために特別に考慮すべき項目には，いつTF-CBTを始めるか，TF-CBTと施設の他の治療様式をどのように融合するか，施設の担当職員をいかにTF-CBTに参加させるか，治療施設に入所している子どもや青年に最適にTF-CBTを実施するにはどうし

たらよいかといったことが含まれる。

いつ TF-CBT を始めるか

　次のような条件が満たされて初めて，入所型治療施設で TF-CBT を開始する。すなわち，①子どもが施設に慣れて適応している（例：子どもが施設の処遇のレベルシステムや他の基本的ルールを理解している），②セラピストや他の臨床家がアセスメントを終了し，トラウマ治療をすべきであると確認している，③急性の精神病状態，自殺企図，自傷行為や他の急性状態が安定している，などである。非常に短期の施設入所（例えば4カ月）では，TF-CBT を開始するまでに，子どもを完全に安定させる充分な時間がないことが多い。こうした場合には，より長い施設プログラムを実施する時よりも，適応・アセスメント・安定化のペースをもっと早く進めることになる。もし，トラウマ治療を施設プログラムの構造の中にうまく取り込んで，家族メンバーを治療に巻き込むことができれば，TF-CBT が非常にうまく実施できる。例えば，テキサス州のラレドでは，物質乱用の併存症をもつ深刻な複数のトラウマを体験したラテンアメリカ系の10代の青年に，4カ月の入所型治療プログラムを提供した。そして，50人以上に TF-CBT を実施し，トラウマ症状と物質乱用の問題に有意な改善がみられている。

施設の他の治療様式と TF-CBT の融合

　入所型治療施設では，さまざまな精神保健的介入がなされている。TF-CBT を既存の治療施設の介入方法と融合させるための適切な方法やタイミングが，現在検討され開発が進められているところである。例えば，施設の環境やレベルプログラム（入所型治療施設のスタッフやセラピストが共同で開発し試行的に取り組んでいるもの）に TF-CBT を融合させる方法の1つは，TF-CBT 対処カード（図3-1）を用いるというものである。職員は，こうしたカードを使う前に，TF-CBT のスキルと子どもがそのスキルを使えるようにサポートする方法について研修を受ける。セラピストは治療の中で，子どもに新しいスキルを教え，対処カードを実際に使えるように練習する。そして，施設内どこに行くにしてもそのカードを持ち歩くよう子どもに指示する。子どもが自分の行動をコントロールするのが難しい場面で，どの職員でも，その子どもに自分の対処カードを出して，現在自分が使っている TF-CBT の対処スキルを選び，1つ以上のスキルを使うよう励ます。そして子どもは，カードに書かれたスキ

```
名前：_____
リラクセーション法（習った日）：
感情マネジメントスキル(習った日)：
行動マネジメントスキル(習った日)：
思考マネジメントスキル(習った日)：
```

図3-1　TF-CBT 対処カード

ルをうまく実行して落ち着くことができたら，レベルシステムでポイントをもらえる（カードを持っていなければポイントを失う）。これは，入所児童・職員・親・その他の利害関係者に，TF-CBT を実施することと子どもの問題行動が改善することのつながりを現在進行形で強調するよい方法でもある。

　TF-CBT を実践している多くの入所型治療プログラムでは，すでにグループ形式でトラウマケアを行っている。子どもたちがトラウマグループを終えるまで，TF-CBT の開始を遅らせるというのが，典型的なやり方である。なぜなら，トラウマに焦点化した個人療法とグループ療法を同時に実施すると中味が重複しがちであるし，また青年がトラウマについてあまりにたくさん語ると圧倒されるかもしれないという懸念があるからだ。このような入所型治療施設のプログラムは，エビデンスに基づいたグループ・トラウマ治療ではなく，さまざまなまだ効果が実証されていないアプローチである。我々の経験では，トラウマグループが終了したあとも，青年は高いレベルのトラウマ症状を示していることが多い。だからこそ，TF-CBT の個人治療を開始することが非常に効果的なのである。しかし，これまで入所型治療施設では，入所児童がグループの開始日を逃した場合とか，グループに参加するには不適切だと考えられた場合以外は，TF-CBT の個人療法を始めることへの抵抗が大きかった。

　対照的に，多くの他の治療施設の介入は，TF-CBT と同時に効果的に実施されている。例えば，深刻なトラウマ症状も併せもつ性加害少年を対象としたプログラムが多数提供されているが，加害行動に対する治療と同時に TF-CBT を受けている者もいる。このようなプログラムを実施しているセラピストは，性加害行動への治療と併せて TF-CBT を実施することは，こうした青年には適切であると報告している。というのも，TF-CBT を実施することによって，青年の個人的なトラウマ体験とその結果として起こった加害行動とのつな

がりについて青年自身が理解することができ，また理解されたと感じることに役立つからである。

事　例

　14歳のジョンは，親戚の家を週末に訪ねて13歳のいとこに性暴力をふるったことにより審判で入所型治療施設に措置された。これが彼の初めての性加害行動であった。最初のアセスメントで，ジョンは，DVと「他の」トラウマがあると認めたものの，どんなものであるかは明らかにしなかった。彼のRIスコアは58と非常に深刻な値であった。彼は，父親と兄たちから慢性的なひどい性的虐待を受けていたということをついに明らかにした。母親は，何度もこうした場面を目撃したにもかかわらず，何もしなかった。ジョンは性加害の治療と同時にTF-CBTを受けた。トラウマナラティブの際に彼はこういった。「最悪だったのは，お母さんが，おやじや兄貴が僕にしていることを放置したってことだった。僕を助けるために指一本動かさなかったんだ。だから僕はクズなんだ。あの家で，なぜ誰も僕のことを愛してくれなかったのかわからない」。この同時に行われた治療を通して，ジョンは彼自身が受けた虐待についての理解を深め，彼の痛ましい体験についてセラピストや他の職員が共感してくれていると感じることができた。そして，いとこを虐待するようになった過程を理解し，この虐待に対する責任も感じられるようになった。こうして彼は，彼自身の被害者としての痛みと，いとこが感じたに違いない痛みとの関連を理解できるようになった。彼はおば・おじ・いとこに手紙を書き，自分がそれまでに受けた虐待について告白し，理解してもらえるかどうか，また彼がいくぶんでも償える方法があるかどうかを尋ねた。

親が参加しない時に担当職員をTF-CBTに参加させること

　TF-CBTは，子どもだけに実施した場合もかなり症状を改善するが（Deblinger, Lippmann, & Steer, 1996; Weiner, Schneider, & Lyons, 2009），養育にあたっている大人が子どもと一緒にTF-CBTに参加するとさらに有益である。例えば，TF-CBTに親が参加すると，子どもの抑うつや問題行動が著しく改善するし（Deblinger et al., 1996），親からのサポートが増えるということは，子どものトラウマ関連の症状の強力な予測因子となる（Cohen & Mannarino, 1996, 2000）。親を参加させようと努力しているにもかかわらず，入所型治療施設にいる子どもたちの約半数は，治療において親の参加が継続的には得られていない。こうした子どもたちに対しては，もし両者が合意できるようであれば，担当職員がTF-CBT治療に参加するのがいいだろう。親が誰

も治療に参加できない場合には，セラピストは子どもに，施設職員の誰かに参加してくれるよう頼みたいかどうかを尋ねてもよい。施設で主たる担当職員が決まっている場合は，いつもというわけではないが，たいてい子どもはこの職員に治療に参加してほしいと選ぶことが多い。セラピストは，治療に参加するためのガイドラインを，職員と子どもに説明する必要がある。特に，職員はセラピー中に知った秘密を守るが，施設のルールは，公正かつ公平にきちんと守らせるということに，子どもと職員の双方が合意しなければならない。担当職員との治療セッションは，親セッションと同様に，子どものセッションと併行して実施する（すなわち，子どものトラウマの引き金となるものを特定し，職員が施設内でどのようにTF-CBTのスキルを実行するかの計画を立てる）。担当職員は，合同セッションに参加する前に，子どものトラウマナラティブを聞くための特別な準備やサポートを必要とするかもしれない。というのも，職員はこれまでに，それほど詳細にはこうした話を聞いたことがないかもしれないからだ。しかし，多くの担当職員は，TF-CBT治療に参加したのち，入所児童に対する新たなレベルの理解と共感を得たと報告している。

事 例

11歳のミカエルは，学校での暴力的行動（いじめ，器物破損，盗み）によって措置された。里親は，ミカエルが入所型治療施設に入ってすぐに，里親受託を打ち切るつもりだと知らせてきた。彼は，6歳で曽祖母と暮らすようになるまでに，早期からDVにさらされ，深刻なネグレクトと身体的虐待を受け，親の物質乱用を目の当たりにしてきた。曽祖母は彼の法的後見人となり，その翌年に彼と養子縁組をしたが，2年後に病に伏し，彼の世話ができなくなった。ミカエルは，いくつかの養護施設に入ったが，そこで暴力を受け，学校ではいじめられた。彼の曽祖母は，2カ月前に亡くなったが，その後，一連の問題行動が出現し始めた。トラウマ・アセスメントの際に，彼は，この曽祖母の死を最悪のトラウマだと述べた。RIの彼のスコアは中程度（37）であったが，セラピストは，彼がいくつかの症状を最小化していると考えた。治療に参加できる養育者は誰もいなかったし，ミカエルにとって喪失は重要な課題であったので，セラピストはミカエルに，どの職員に一緒に治療に参加してもらいたいかと尋ねた。ミカエルは，自分の担当職員であるジョアンヌを選んだ。ジョアンヌはアフリカ系アメリカ人の女性で，ミカエルのことを好意的に見ていた。ジョアンヌは少し不安にはなっていたが，ミカエルが彼女に参加してほしいと思ってくれたことを非常に喜んでいた。セラピストとの最初のセッションで彼女は，ミカエルは施設の中で彼女と「遊べる」から治療への参加を頼んだのではないかとの懸念を表明した。ジョアンヌ

がミカエルのトラウマ歴や引き金について，あるいは，彼が引き金に対応するために TF-CBT のスキルの使い方を徐々に理解・体得していくにつれて，そのように発言したことを後悔しながら振り返ってこういった。「これほど彼のことを理解していなかったなんて，信じられないわ」。徐々にジョアンヌは，施設でミカエルをどのように支援するかについて自分で発案するようになった。例えば，彼女は，ミカエルが他の子どもや状況に刺激された初期のサインをとらえ，彼がコントロールを失う前にそこから引き離すための創意に富んだ技法を編み出すことが，とりわけうまくなった。あるいは，彼女は彼が大好きなラップ・ソングを歌って注意を引き，それから替え歌を歌った（例えば，「スキルを使えよ，ベービー，息を吐くんだぜぇ」というように）。こうすると，たいていミカエルは笑った。セラピストがトラウマナラティブを読み聞かせた時，ジョアンヌはミカエルの初期の体験を知ってショックを受けた。最初，彼女は「とても平静を保てないくらい彼の両親に腹が立って」合同セッションなんてできないと思っていた。彼女はまた，彼女自身の喪失の問題（彼女の叔母は癌を患って死にかけていた）が刺激されるとセラピストに言った。しかし彼女は，「あの子がこれを全部生き抜いてきたのだから，私だってそれを聞くことができる」と述べた。ジョアンヌはまた，他の職員に，ミカエルがトラウマの想起刺激に遭遇した時にどうすればわかるかということや，彼が落ち着くためにどのように支援できるかということを伝えた。このことによって，ミカエルは，施設の中で以前より支援され安全だと感じることができるようになった。セラピーの最後に，ミカエルはジョアンヌに，自分のためにそばにいてくれてありがとう，ジョアンヌはおばあさん（曽祖母）を思い出させてくれる，なぜなら，「ジョアンヌはいつだって僕のそばにいてくれる」からだと言った。ジョアンヌは，ミカエルと一緒に TF-CBT をすることで，「この子たちがどんな経験をしてきたか，そして，どうすればもっといい支援ができるのかが理解できました」と語った。

非常に深刻な家庭内トラウマのある青年への TF-CBT

入所型治療施設に入所している子どもたちの多くは，非常に深刻な家庭内トラウマを長期間にわたって体験しているので，信頼感・安全感・アタッチメントの形成が深刻に損なわれている。治療施設の職員たちは，長きにわたり大人からの裏切りを体験してきた子どもたちと信頼関係を確立するためには相当な時間が必要なので，それまではトラウマ体験を直接扱うことはできないという考えを表明することがよくある。しかし，トラウマ体験について語ることが，信頼感の形成を妨げることを示唆するようなエビデンスはない。それどころか，サンクチュアリーの研究（www.sanctuaryweb.com）によると，トラウマにつ

いて語ることが積極的に促されるような施設の環境においては，子どもと職員の間の信頼感や安全感の形成がより強められる。極端で受け入れがたいトラウマを体験した子どもたちにとって，自分たちの体験は実際に起こったことであり，考えていることや感じていることには現実的な根拠があるのだということを直接的に知ることが有益であるのは当然のことである。このことは，施設治療の早い段階で TF-CBT を導入することが有効である可能性を示唆している。このような子どもたちはまた，トラウマの想起刺激に非常に敏感で，想起刺激について話すだけでも極端な反応を引き起こす場合があるので，セラピストは，TF-CBT の構成要素の順番を変えることが，こうした子どもたちの過剰覚醒を和らげることに非常に役立つと気づくこともある。例えば，心理教育に導入する前に（最初に段階的エクスポージャーをするのではなく）リラクセーション法を紹介し，それを習得できるよう支援することが非常に有効である子どもたちもいる。いったん子どもたちが，段階的エクスポージャーをすることなく，リラクセーション法と可能ならば感情調整法を習得して，不安の「ボリュームを下げる」ことができるようになると，トラウマを話題にあげて話をすることに耐えられるようになる。そしてセラピストは，段階的エクスポージャーの過程で，これらのスキルの要素に再び取り組むことができる。

事 例

　ジェーンは，生まれて 5 年間，母親に屋根裏の押入れに閉じ込められていた。ジェーンの母親が家を出ている時に，母のボーイフレンドがナイフをもって屋根裏部屋にやってきて，ジェーンに性的虐待をし，もし音を立てたら殺すぞと言った。泣くと，母親は熱いアイロンでジェーンにやけどを負わせた。5 歳で発見された時，ジェーンは約 9 キロの体重しかなく，便にまみれていた。彼女は里親に委託され，そこでひどい攻撃性を示したものの，里母が心臓発作で亡くなるまで比較的安定して 2 年間を過ごした。次の里親宅でジェーンは非常に攻撃的だった。言うことを聞かせようとした里母はジェーンを身体的に虐待した。ジェーンはそれから転々といくつかの里親宅に委託されたが，そこで，性的虐待や身体的虐待が発生した。11 歳の時，彼女の行動は制御できなくなり，入所型治療施設に措置されることになった。入所の時にジェーンは身体的虐待があったと書き，それまでに起こった最悪のことは里母が死んだことだと言った。RI のスコアは 71 だった（非常に重篤な値）。セラピストも施設職員の多くも，TF-CBT が適切だとは思わなかった。というのも，「彼女の人生丸ごとがトラウマだった」からだ。ジェーンは施設の中で，攻撃的で孤立していた。非指示的療法を 1 カ月実施したあと，セラピストはジェーンがセラピーに来ることを嫌がっていないことに気づ

き，ジェーンの興奮と攻撃性に対処するために，リラクセーション法をいくつか試みることにした。ジェーンはセラピーの時間にリラクセーションを使うことができたが，数秒セラピストの方を見ただけで，視線を落としてしまっていた。セラピストはジェーンを担当している施設職員のカルロスと協働した。カルロスは，ジェーンを施設の活動に参加させるよう骨を折っており，施設の中でもリラクセーションのスキルを使うようジェーンを励ました。カルロスは筋肉隆々の男性で，入所児童はみな彼のことを尊敬していた。彼はジェーンの注意を引くことに専念した。攻撃性と頑なな孤立は相変わらずだが，カルロスは，ジェーンがリラクセーション法を使おうとしていると信じていた。リラクセーションを用いたセッションを2～3回実施したのち，セラピストは，ジェーンが以前よりも少しばかりよくセラピーに取り組んでいる様子に気がついた。セラピストは，この時点でTF-CBTを開始することにしたが，非常にゆっくり進めることにした。セラピストはジェーンに，セラピーに誰か職員に参加してもらいたいかどうか尋ねた。ジェーンはカルロスを選んだ。セラピストとジェーンとカルロスは，次のような方法で，カルロスがジェーンの治療に参加することで合意した。まず，ジェーンがカルロスに話したいことを決める，そしてセラピストとジェーンがカルロスに会う。もしジェーンがいいと言えば，セラピストは単独でカルロスに会って，ジェーンが今治療でしていることについて話すことができる。セラピストは「これ，知ってる？（子ども虐待のための治療用カードゲーム）」というゲームの安全カードだけを用いて心理教育を開始し，ジェーンが質問に答えるたびにキャンディを1個渡した。ジェーンとセラピストは，安全について話し合ったが，ジェーンは施設に来るまでは安全だと感じたことがなかったと言った。セラピストは言った。「あなたの世話をするはずの大人があなたの安全を守れなかったり傷つけたりする時に，安全だと感じるのは難しいわ。でもあなたはここでは安全よ」。この時点でジェーンはとても不安になったが，セラピストの導きで，自分でリラクセーション法を使い落ち着くことができた。それから，ジェーンは「よくないタッチ」に関する安全カードを1枚選んで言った。「そんなこと全部知ってるわ」。どういう意味かとセラピストに尋ねられて，ジェーンはこう言った。「最初はリロイ（母親のボーイフレンド）が私を傷つけた，それからママが私にやけどを負わせた。2人が代わりばんこに」。ジェーンは，母親のボーイフレンドによる性的虐待と，母親からの身体虐待のことを簡単に説明した。セラピストは，こんなことを話せるなんてジェーンはとても勇気があると言い，治療施設の中では安全だからと再び保障した。セラピストがそのセッションを終えようとしていた時，ジェーンは，「カルロスに話さないの？」と言った。セラピストはそれを受けて，カルロスに何を話したいのかとジェーンに尋ねた。ジェーンは，たった今セラピストに打ち明け

た虐待のことをカルロスに話したいと言った。ジェーンの開示に耳を傾けたのち，カルロスは，ジェーンはなんて勇気があるんだ，こんなことを打ち明けてくれたことを本当に誇りに思うよと言った。彼は，自分も他の職員も施設の中でジェーンが安全でいられるようにするよと話をした。ジェーンは，TF-CBT において，ゆっくりではあるが確実な進歩をとげ，ついには，幼い頃のトラウマ体験の詳細なナラティブを書き上げ，それをカルロスと共有した。しかし，ジェーンは里親委託には耐えられなかった（核家族という条件下で極度のトラウマを早期に体験したことによるものと思われる）。そのため，結果的に長期入所のグループホームに措置されたが，そこではとてもうまく適応した。

予期せぬ退所

入所型治療施設では，退所は児童保護局・家族・保険会社の決定によって，ほとんど，あるいは，まったくきちんとした計画もないままに，予期せぬ時に起こる可能性がある。TF-CBT に関して，セラピストは適切なかたちで治療を終えたり，治療の移行を調整したりする機会がないかもしれない。もしもその子どもがトラウマナラティブの最中なら，治療を終えるのに最も適切ではない状況であるが，セラピストはその子どもが施設を出る前に，1～2回の終結セッションを行って，TF-CBT 治療に一定の区切りをつけるべきである。もしこれも可能でないなら，セラピストはこの終結の面接を子どもが退所したあとに，電話かスカイプを通じて行うことができるかもしれない。

事例解説

ルイーザは 15 歳のヒスパニック系の子どもで，少年鑑別所に 2 週間入ったのち，保護観察官によって，入所型の物質乱用治療施設に送られた。彼女は少年鑑別所に入る前に，何度も逮捕されたことがあった。司法システムによって施設に紹介される青年は，たいてい，親ではなく保護観察官につき添われて施設にやってくる。しかしルイーザの場合，父母は 2 人とも施設入所の手続きに立ち会った。入所の際の話し合いの場で，両親はセラピストに，ルイーザの司法上の問題について話した。11 歳から家出・怠学・そのほかの虞犯行為が始まり，ますますひどくなっているので心配しているとのことだった。また，それとは別に，自傷行為が認められたため，何度か精神科に入院したことがあるということだった。今や 15 歳になったルイーザには，不適切な性行為や

薬物使用などのハイリスク行動も出現している。11歳になる前にルイーザは，DVや地域での暴力，大切な家族を失うなど，いくつかのトラウマを体験した。こうした情報を得たあと，セラピストはルイーザと個別面接をして，物質乱用とトラウマの統合治療に導入した。ルイーザは，自分にとって重要なトラウマは，第2の母のような人を失ったことであると述べた。

心理教育

　施設に滞在する期間は平均4カ月であり，その間に，入所児童は，個別面接・グループ・家族セッションに参加する。治療の最初の1カ月は，ルイーザに物質乱用とトラウマに関する心理教育を行うことに焦点をあて，それぞれについて話す時に他方の問題とどのような関係があるかについて触れるようにした。セラピストはグループセッションにおいて，ルイーザや他のメンバーにトラウマと物質乱用についての一般的なことを理解するよう促した。グループセッションを通じて，入所児童がつらい気持ちを何とかするために薬物を使っていた経過をお互いにシェアすることもできる。ルイーザはこのセッションによく適応し，怒りの気持ちを率直に表明できた。そして，トラウマ体験が現在の問題にどのように影響しているについて，自分の理解を皆に話すことができた。最近のセッションでルイーザは，話し合いをすることで，「理解されてると思う。自分がおかしいんじゃない。」という気持ちになれたと報告した。

　個別面接は，ルイーザの悲嘆症状とトラウマの想起刺激についての心理教育を行うことから始めた。ルイーザは，悲しみの気持ちを消すためにロヒプノール（訳注：睡眠導入剤）を使ったり，薬がない時には家族に攻撃的になることで，悲嘆に対処してきたと述べた。口論が始まると，家族を失ったことに関連する気持ちが強まるので，彼女は薬物を使うことでそれから逃れようとしていた。セラピストは，こうした行動は想起刺激への反応であるとルイーザが理解できるよう支援した。ロヒプノールや他の薬物の禁断症状が認められたので，リラクセーションスキルを教えて，想起刺激への代わりの対処法として取り入れられるよう励ました。トラウマ症状が今後再び出現した時にもっとうまく対処できるようになると，彼女の状態が回復するということも話し合われた。こうして，ルイーザは，薬物乱用の結果として感情の調節ができなくなっていることを理解しただけでなく，潜在的なトラウマの問題に対処する必要性についても目を向けるようになった。

ペアレンティングスキル

養育者が地方の家から施設まで来ることができない時には，電話で親セッションが実施された。初期の数回の電話で，セラピストは多くの情報を集め，行動分析の手法を使って，ルイーザが入所型治療施設に入る前に体験した深刻な親子葛藤を詳しく再検討した。ルイーザの両親は，ルイーザの状態がトラウマ後の反応であることを初めて知った。というのも，それまでずっと，問題行動はADHDと彼女の態度が悪いせいだと思っていたからだった。両親が一般的なトラウマ反応に精通することは，ルイーザの薬物使用と問題行動の原因についての理解を深めるために重要であった。例えば母親は，ルイーザを躾ようとすると，大声で叫びたくなるほどのフラストレーションレベルにしばしば達すると報告した。大声によってルイーザのトラウマ記憶が呼び起こされるだけでなく，母親の怒りもエスカレートしてしまうということを認識し，両親は自分たちの態度がいかにルイーザの行動に影響を与えるかということを学んだ。親子葛藤が生じるのは，週末の面会時に限定されていた。それでもなお両親は，ルイーザと安定した時間を過ごすために，注意深く決まったやり方で対応できるよう努力している。そして，褒めることや選択的注意などのスキルを使用して，ルイーザの強みを引き出しプログラムが進展するように頑張っている。ルイーザとセラピストは，施設のルールを守るために，「けんかをしない」「汚い言葉を使わない」という特別なルールを定め，たとえ親子面会の最中でもこのルールを破った場合ペナルティを受けることについても同意した。セラピストは，家族全員に働きかけ，声を荒げずに話すこと，そしてお互いを敬うような方法で対応するよう促した。「私」を主語にして話をすることは，コミュニケーションの障害を打ち破り，お互いの安全を高めるために非常に効果的であった。両親もまた，ルイーザの感情の引き金を特定し，彼女のストレス・レベルとトラウマの想起刺激に，より注意を払うように一生懸命に努力した。その結果，ルイーザは自分を取り戻すために「落ち着く」ことができるようになり，穏やかなトーンで話ができるようになった。また両親は，ルイーザの適応的な行動を褒めることができるようになり，自分たちのわめき声がルイーザのトラウマ反応の引き金になるということを認識することができるようになった。セラピストは，ルイーザの行動上の進歩について，電話や面接のたびに強調した。ルイーザの改善は，スタッフや仲間との日々の関わりを通して一貫してルールを守ったことと，彼女が家庭や地域で体験したさまざまなトラウマや大切な家族を失ったトラウマに向き合い，それを整理しようと懸命に取り組んだ成果であった。彼女が施設のプログラムやセラピーに参加し，懸命に努力していると

いうことを知って，ルイーザの両親も彼女の回復を支え応援した。

リラクセーションとストレスマネージメント

　リラクセーション技法は，個人セッションでもグループセッションでも，うまく習得された。朝のヨガ・ワーク，漸進的筋弛緩法のセッション，芸術クラスなどが毎週開かれた。施設職員は芸術のクラスを担当し，健全な方法で自分を表現するよう促した。ルイーザは，身体的な活動を通して不安を和らげ，アートワークを通じて自分の気持ちを表現することができた。問題を起こすことなく他の人と一緒に練習できるといい気分だと，彼女は報告した。呼吸法は，個人セッションで否定的な感情が高まった時に，自分を落ち着かせるために実施された。こうしたことは，彼女の治療の進歩を妨げる可能性のある不健全な行動を管理するために不可欠な要素だった。

感情表現と調整のスキル

　初期のセッションでは，ルイーザが頻繁に泣いたり怒ったりをくり返すことが明らかになった。セラピストは，根底に存在している悲嘆の感情に気づき，彼女の言葉がころころ変わってもセッションを続けることができるように配慮した。「人生はゲロだらけよ」と彼女はよく口にした。こうした発言は，単なる強烈な反抗というよりむしろ，苦悩のサインと考えられた。セラピストは彼女の涙に支持的に対応した。そして，泣くことは健康的なことだ，あなたが弱いからではない，つらい体験に向き合っているのだから強い証拠だと伝え，彼女が泣くことを受け入れられるように励ました。時とともに，ルイーザは自分の苦悩を言葉や詩，アートワークで人に伝えられるようになり，セラピストは，有害な行動に訴えることなく自分の気持ちを表現できたことを褒めた。

　ルイーザは，数セッションにわたって，心をかき乱すようなイメージを通して自分の考えを伝え続けた。時折彼女は，今話題にあげている人物に対して，自分が何をしたかを説明することによって，カウンセラーに自分の感情状態を表現した。例えば，お母さんが大切な人の墓参りに連れて行ってくれなかったことにどれほど腹を立てたかということを，その結果，母親がどれほどの身体的な痛みを感じることになったかということで表現した。伝えるところによれば，彼女の母親はルイーザに罪の意識をもっており，自分がいかにルイーザを不当に扱ったかに気がついたとのことだ。セラピストは，感情表現カードを使って，ルイーザが自分の主要な感情に気づけるように支援した。徐々に彼女は，一般的なストレッ

サーによって引き起こされる感情だけでなく，死別した家族を想起させるようなトラウマの想起刺激によって生じる感情も探索するようになった。亡くなった大切な人と関連する肯定的な感情や否定的な感情を特定することは，セラピーの重要な部分である。そしてルイーザは，その人の大好きなところや，その人が自分にどのような影響を与えたのかということを思い起こすことができるようになり，その人とつながっている感じをもつことができた。しばしばセラピストはこうしたセッションを終わる際に，ルイーザが大切な人を思い出して穏やかな気持ちになれるような活動をするように促した。

認知対処スキル（コーピング）

ルイーザは，TF-CBT の初期の段階では，父母との間で不健全で不安定なコミュニケーションをとっていた。こうした状態は，認知対処スキルを身につけるためにかなりのワークをする必要性があることを示していた。両親が面会に来られない時，ルイーザは，両親が彼女を見捨てようとしているという適応的でない信念を表明していた。認知対処の練習を通して，ルイーザは，自分の両親についての考えが両親に対する感情や行動にいかに影響しているかということを理解し始めた。幸いなことに，ルイーザと両親は，毎週土曜日に開催される物質乱用の家族グループに参加し，コミュニケーション技法を練習し始めた。施設のルールを守ることも，治療をタイムリーに終了するのに役立った。ルイーザは家庭で不従順だったため，当初はルールに従うのが難しかった。彼女の日々の相互交流を見守ることによって，セラピストは，ルイーザに自分の感情やその背後にある思考と関連づけて行動を整理させることができた。こうしたことは，トラウマについて学んだ施設職員によっていっそう促進された。施設職員は，ルイーザが健全な認知対処スキルを身につけるために必要な一貫性を担保したのである。セラピストは，①一般化，②結論への飛躍，③白黒思考などの役に立たない認知スタイルをルイーザが特定できるよう支援した。セラピストは，自分を見捨てたと両親を非難することについて，例えば，「もし両親が私の予想と違うことをちょっとでもしたら，両親が私をまったく愛しておらず，私を見捨てようとしている」というような「白黒」思考という観点から検討した。ルイーザは，両親が彼女を施設に入れる決心をしたことに関して，もっと違った意味合いの見方ができるようになった。そして，両親が施設入所を決めたのは，彼女のためを思ってのこと（なぜなら両親は彼女を愛しているから）かもしれないということを認めた。自分たちに対する彼女の反応にイラ

イラしながらも，ルイーザがもう自傷行為をしなくなったことを知って，両親はより忍耐強くなることができた。

回を重ねながら，家族の面会は，リラクセーション・感情調整・認知対処技法の応用によって改善した。大きなストレスとなった過去の体験を振り返ることで，不健全な思考過程や行動が統制できるようになった。同様に，日々他の児童や職員と関わることは，認知対処を練習する機会となった。ルイーザは当初，それを，「先のことを考えて，騒ぎを起こすようなことが広まるのを抑えること」と表現していた。この課題は，彼女の攻撃的な表現の仕方のせいで，最初は困難なものであった。しかし，リラクセーションやコーピングスキルを実行することにより，他の子どもが自分をどう思っているかについて，結論に飛躍せずにもちこたえることができるようになった。そしてむしろ，彼女自身の他の子どもに対する行動への反応である可能性を考えるようになった。ルイーザが認知対処を用いるようになるにつれて，他の入所児童との関係が改善され，彼女の攻撃的行動は減少した。ルイーザは，かつては深刻なストレスの原因になっていた，両親や他の入所児童との関係が改善していることに気づいた。親子のセッションは，ルイーザがトラウマナラティブに焦点をあて始めた頃に行われた。それぞれの面接の目標は，彼女のトラウマに関連した問題について健全な理解を保つことだった。

トラウマナラティブ

ルイーザは，トラウマナラティブを作成する際に創造的な方法をとった。英語とスペイン語を織り交ぜて，死別した大切な人について散文に挿絵を入れて書くことにしたのだ。彼女が用いたイメージは，彼女の多くの喪失についての感情状態や思考を記述していた。本のように装丁されたその散文は，いくつかの特定のトラウマ体験を通して，彼女の人生が変わったことを表現していた。そしてそこには，考え・気持ち・身体感覚や，彼女の行動や家族・友達との関係が，それぞれのトラウマによってどのように影響を受けたかということが含まれていた。

セラピストは，トラウマナラティブを進めている間ずっとルイーザの両親と話をした。ルイーザが選んだ言葉を両親が受け入れがたい場合は，トラウマと悲嘆を体験すれば当然で妥当なものであると承認した。ルイーザが適切にネガティブな気持ち（「嫌な気持ち」）を表現することを受け入れることは，両親が治療効果を最大限引き出すサポートをするためには避けられないことであった。彼女の両親はこの部分で困難を示した。というのも，このような感情が自

傷行為を引き起こすのではないかと今も両親は恐れていたからである。しかし，ルイーザは，このような気持ちを率直に話すことが自傷行為を防ぐための最善の方法なのだと両親に確信させることができた。最後の章では，家族の喪失や他のトラウマ体験にどう対処するかについて以前よりも楽観的な見通しが記されていた。このことは，支持的な関係性や両親からのサポートが増えていると感じられる状況で，ルイーザがトラウマや悲嘆の強烈な感情に対処することができるようになったことを示していた。

　治療がうまくいったので，ルイーザは3回の外泊を許された。セラピストは，それぞれの外泊のあとで，潜在的なリスク要因を評価するためのフォローアップ面接を行った。両親の報告によると，家庭のルールを守ることに多少の困難はあったものの，ルイーザの衝動コントロールや両親との関係は目覚ましく改善していたとのことだった。ルイーザもそれに同意してこう言った。「がんばろうとは思ってるけど，一晩では変わらないわ」と。ルイーザは，両親が，自分たち自身の葛藤があるにもかかわらず，彼女を支援しようと今なお努力をしてくれているのに気づくことができるようになり，自分の感謝の気持ちを両親に対する褒め言葉で伝えられるようになった。ルイーザは，薬物に関連した引き金にうまく対処できるようになったと報告された。というのも，彼女は自分の幸せのために，保護観察に従う決心をしたからであった。

安全の強化

　治療の間，入所児童は日記をつけている。修了の2週間前に，セラピストとルイーザは，トラウマナラティブと併せて日記を用いながら，彼女の努力の跡をたどった。彼女は，自分自身が書いたものをみて，より安全な対処ができるようになってきたことを確認することができた。彼女はセッションのたびにどんな気持ちがしたかを思い出し，それを過去形で話した。セラピストは彼女に，家に帰った途端にこうした気持ちが同じような強さでよみがえる可能性があるということを伝えた。そのため，セラピーを終えるにあたって安全プランの作成が主たる焦点となった。ルイーザの安全プランには，将来の生活で体験するであろうストレッサーや，薬物の入手可能性，感情の引き金などにいかに安全に対処するかということが含まれていた。ルイーザの両親は彼女の安全プランに参加して，彼女が対処スキルを実践できるよう支援することになった。施設からの退所と同時に，物質乱用からの回復を継続的にサポートするために，外来サービスが紹介された。ルイーザの安全プランには，家族や地域レベルのサ

ポート資源が組み込まれていた。

治療の進歩

ルイーザは，まるまる3カ月間施設で過ごした。この間，彼女は，トラウマに関連した感情の引き金を特定することによって，自分の安全への気づきが増大するのを体験した。このことにより，彼女のコミュニケーションスタイルは，攻撃的な言葉から健全な表現へと変化した。彼女の両親もまた，ルイーザのトラウマの引き金に対して以前よりも敏感になり，治療を通じて学んだよりよいペアレンティングスキルやコミュニケーションスキルを用いることができるようになった。彼女の両親はまた，以前よりもずっと熱心に，ルイーザの物質乱用からの回復プロセスに積極的に関わろうとしていた。総合すると，物質乱用の治療とTF-CBTの統合により，ルイーザはトラウマについて学びながら，彼女の人生における2つの主要な課題にうまく対処することができるようになり，とてもよい結果を出すことができた。

結　論

　入所型治療施設で生活する若者は非常に高い確率でトラウマに曝露されているが，こうした施設で治療を提供する側が，入所者の行動面や情緒面および物質乱用の悪化とエスカレートに，トラウマが潜在的な影響を与えていることを認識したのは，ごく最近のことである。驚くことに，数え切れない通所や入所治療の経験をもつ青年の多くが，TF-CBTに出会って初めて，子ども期のトラウマが認知され直接的に率直に話し合えたと報告している。一見脆弱であるにもかかわらず，入所型治療施設にいる若者は，子ども期のトラウマ体験を扱うことに肯定的な反応を示すことが多い。すなわち，現在の問題がトラウマ体験と関係していることを理解できるように支援し，つらいトラウマに関連した思考や感情を整理し，トラウマの想起刺激はもちろんのこと，日常のストレッサーに対処するためのスキルを身につけることができるように支援するのである。理想的には，TF-CBTは，治療施設内で提供されるだけではなく，アフターケアにおいても少なくとも短期間続けるべきである。とりわけ，養育者が入所中に積極的に治療に参加できなかった場合にはそうすることが重要である。ここに示した事例は，入所型治療施設においてTF-CBTを実践することの難しさと，驚くべきほどの恩恵を強調するものである。

付録 3-1　入所型治療施設の職員のための TF-CBT トラウマ心理教育

Allegheny General Hospital　　　　　　　　　　入所型治療施設シリーズ

入所型治療施設の職員のための TF-CBT トラウマ心理教育

TF-CBT 心理教育によって，子どもたちは，過去のトラウマ体験が，現在の生活に影響するということを理解できるようになります。あなたは，子どもたちがトラウマの想起刺激（トラウマ記憶を思い出すきっかけとなるもの）に気づき，トラウマの想起刺激と問題行動との関係を理解し，トラウマの再演を予防できるように支援することができます。

ラモンは，父から身体的虐待と心理的虐待を受けていました。DV を目撃し，重篤な学習障害がありました。攻撃的な行動がひどかったため，彼は施設に入所しています。ラモンは，登校を拒否し，毎朝登校前にもめごとを起こします。他の子がラモンのことを「バカ」と言うと彼はかっとなるので，あなたが体を張って仲裁に入る必要が出てきます。ラモンは激怒してわめき散らします。「殺してやる。とっとと失せろ。」あなたはとてもイライラして，「だれ，ラモン！」と大声で叫びます。

ラモンのように幼少期に重篤なトラウマを体験した子どもの場合，新たな場面や対人関係においてトラウマの再演がしばしば認められます。これらのエピソードは，しばしば，トラウマの想起刺激に触れることで生じるのです。トラウマの**想起刺激**とは，もの・場所・状況・人・言葉・音・においなど，子どもに過去のトラウマ体験を思い出させる合図となるものを意味します。

トラウマの想起刺激は子どもの心の内側にある場合があります。例えば，

- 子どもの考え
- 子どもの記憶
- 子どもの感情
- 子どもの行動
- 子ども自身の身体や身体の一部
- 身体的感覚，あるいは，子どもの内的体験

トラウマの想起刺激は，子どもの外側に存在する場合もあります。例えば，

- 他の人
- 場所
- 状況
- 匂い
- あるタイプの食べ物
- 歌
- 言葉
- 色
- 1 日のある時間
- 他の人の身体的特徴，癖，行動
- トラウマ体験を思い出させる何か子どもの外側にあるもの

トラウマの想起刺激は，過去のトラウマと現在の問題行動をつなぐ重要なものです。トラウマの想起刺激の影響を理解しトラウマの再演を防ぐために，子どもたちが前向きに対処できる新たな方法を習得できるよう支援することが大切です。

子どもたちは TF-CBT のセラピストとともに，1人ひとりのトラウマの想起刺激を特定する作業を進めます。セラピストは，子どものトラウマの想起刺激を PRACTICE 対処カード（PRACRICE Coping Card）に書き込み，子どもはそのカードを施設内で持ち歩きます。でも，子どもたちは，いつトラウマの想起刺激に対処したらよいのかわからないかもしれないし，忘れているかもしれません。あなたは，子どもたちのトラウマの想起刺激についての理解を深め，子どもがそれらに直面した時にうまく対処し，施設内でのトラウマの再演を軽減できるように支援することができます。

ラモンは家にいた時，学校に行くのを怖がっていました。毎日放課後父親が彼のことを「ばか」とののしるからです。彼の母親がとりなすと父親は母親を殴りました。そして，ラモンを押さえつけて殴り，「僕はくずです」と言わせることもありました。

ラモンはセラピストと一緒に，次のようなトラウマの想起刺激を確認しました。

- ののしられること
- 押さえつけられること
- 殴られること
- 学校に行くこと

どうですか？ ラモンの行動がトラウマの再演であると理解できるでしょう？ あなたは，彼が登校を拒否するのは反抗的だからだと考えていましたが，学校に行くと考えることはラモンにとって本当に恐ろしいことなのです。他の子どもが彼をあざけることは，父から過去に受けた心理的虐待の第2のトラウマの想起刺激となり，過去にぶちのめされた恐怖の引き金となったのです。彼は，大人の虐待的な行動を最も駆り立ててしまうような方法で過去のトラウマを再演し始めました。あなたや他のスタッフが彼を押さえ込み，彼に向かって大声をあげることによって，知らないうちに彼の再演に加担していたのです。あなたはこのことをひどいと感じるでしょうが，どうしたら問題行動がトラウマの再演であるとわかるのでしょうか？

あなたは，すべての子どものすべてのトラウマの想起刺激をいつも知っているとは限りません。しかし，すべての子どもたちが敬意をもって扱われることを保証し，一貫してルールを守るために，冷静で公平で断固としていることはできます。もし，1人ひとりの子どものトラウマの想起刺激に気づいたら，あなたはトラウマの再演を識別し防ぐための支援をすることができます。

以下は，トラウマの再演が起こっていることを知る手がかりです。

- 子どもの感情の反応が状況に見合わないほど過激である。例えば，ちょっとしたことで激怒する。
- 子どもの行動の反応が状況に見合わないほど過激である。例えば，ちょっとした意見の相違で即座に暴力をふるう。
- 子どもが「ぼーっとしている」，無反応，あるいは，解離しているように見える。
- 子どもが，今いる人以外の誰かに反応しているように見える。例えば，上記のような場面で，あなたの方を向かずに「殺してやる」と叫んでいる。
- 子どもが，「普通の」状況では意味がないと思われるような「変な」行動をする。

いったん，あなたがトラウマの想起刺激に気づき，問題行動との関係を理解できれば，

トラウマの再演に介入し，それを防ぐための支援をすることができます。

例えば，あなたとラモンのセラピストは，彼のトラウマの想起刺激を確認しました。さあ，毎朝学校に行く前に起こるトラウマの再演をどうしたら防ぐことができるでしょうか。

案1　日課を変える
ラモンのセラピスト，あなた，ラモン，そして教師は，皆でラモンの今のネガティブな日課を（学校の準備をし，行くのを拒否し，からかわれ，ケンカを起こし，押さえつけられる），ポジティブなものにおきかえる必要があります。その日課には，彼の好きなスタッフと一緒に1対1で取り組む時間のような要素を入れておきます。彼が，自分の感情に気づいて名前をつけ，自分のPRACTICE対処カードの戦略を使い，学校に着いたら教師と一緒に特別な活動をします。これらの活動のおかげで，学校に行くことはもっと楽しくなります。少なくとも動揺することがなくなります。彼の朝の日課が確立し持続するためには，ある程度時間がかかりますし，チームの協力も必要です。

案2　他児との関係を変える
朝食時や学校に行く前の時間にラモンをからかう子どもに目を光らせましょう。このような行動はどんな時でも受け入れるべきではありません。これがトラウマの想起刺激であるとわかっている時は，すぐに厳重に注意をするべきです。そうすると，ラモンは怖いと感じないですみし，1人で対応しなくてもよくなります。

案3　ポジティブな対応方法を強化する
ラモンがトラウマの想起刺激に上手に対処できたら，それをラモンに伝えましょう。例えば，あなたが，ラモンをからかう他児に厳しく注意をした時ラモンがケンカをしないで我慢できたら，彼を褒める時だけではなく，予期せぬ場所でトラウマの想起刺激に遭遇するかもしれないことを彼に教える時にも，このエピソードを使用します。そうすれば，彼はトラウマの想起刺激に振り回されるのではなく，自分がトラウマの想起刺激にどう対応するかということに力を注ぐようになるでしょう。

さらに，TF-CBTのPRACTICEスキルも，子どもたちがトラウマの想起刺激を乗り越え，トラウマの再演を回避するために役に立ちます。

©2010 Judith A. Cohen and Anthony P. Mannarino. All rights reserved.

116　第Ⅰ部　さまざまな設定におけるトラウマフォーカスト認知行動療法の適用

付録 3-2　入所型治療施設の職員のための TF-CBT リラクセーションスキル

Allegheny General Hospital　　　　　　　　　　　　入所型治療施設シリーズ

入所型治療施設の職員のための TF-CBT リラクセーションスキル

TF-CBTのリラクセーションスキルは，トラウマによる身体的過覚醒の「ボリュームを下げる」のに役立ちます。一般的なリラクセーションスキルを以下にあげていますが，子どもはTF-CBTのセラピストと一緒に，特定の場面に適した自分だけのリラクセーション法を作り出します。あなたは，過覚醒がコントロール不全になる前に，子どもが施設内でリラクセーションスキルを使うようにサポートすることができます。

トレーシーは，幼少期に身体的虐待と性的虐待を受け，ネグレクトされていました。母親は薬物中毒で，しばしば留守にしていました。6歳の時，トレーシーは青あざだらけになって学校に来たために，あちこちの里親に委託されましたが，そこで，年上の里子から性的虐待を受けました。トレーシーが治療施設に入所したのは，攻撃性と自傷行為のためでした。彼女は非常にビクビクしていて落ち着きがなく，眠ることができず，男性に対して怒りを爆発させます。

トレーシーのように慢性的なトラウマを受けた子どもは，退役軍人のようです。目に見える傷としては，身体的な傷や情緒面・行動上の問題があります。**トラウマは，子どもの脳と身体の見えにくい傷の原因にもなります。**これらには以下のようなものが含まれます。

- 心拍数や血圧の上昇
- 脳の体積の減少
- 免疫機能の低下と身体疾患の増加
- 睡眠の問題
- 驚愕反応の増加
- いらいらしやすい，すぐ怒る
- 危険か安全かを判断する能力が損なわれる
- 脳が学習した恐怖反応を消すことができなくなる
- ストレスやトラウマに対する生物学的反応を調節できない

安全な時でさえ，トレーシーのようなトラウマを受けた子どもたちは，今なお危険な状態にいるかのように反応するのです。こうした子どもたちの身体と脳は，「警戒態勢」のままなのです。

「毎晩寝ようとすると，今晩は安全な夜なのか，怖い夜なのかわからなくなるんです。もし怖い夜なら，お父さんが私を傷つけに来るかもしれません。もし私が泣いたりしたら，お父さんは，息ができなくなるまで私の口と鼻に手を押し当てるんです。お父さんが私をズタズタに引き裂いて侵入してくると，息ができないよりももっと最悪な気分でした。自分がこのまま死ぬんだと思いました。息をすることができませんでした。私は今もそんな風に感じるのです。毎晩寝ようとすると，そのことを思い出すのです。里親さんのところは，ましだと思いましたが，私は決して安全ではありませんでした。」

トレーシーの身体は，恐怖であろうが怒りであろうが，非常に似通った反応をします。息が切れ，心臓がバクバクして，胃がキュンとなり，筋肉が緊張するのです。彼女は戦闘態勢に入っています。あなたには彼女が攻撃的に見えるでしょうが，内面では，彼女

はおびえきった子どもなのです。彼女が身体の中で起きている嵐を鎮めるために，あなたはどんな支援ができますか？

TF-CBTのリラクセーションスキルのサポート

子どもたちが使うのをサポートするために，セラピストがあなたと一緒に取り組む一般的なTF-CBTのリラクセーションスキルには，以下のようなものが含まれます。

- 焦点化した（ヨガの）呼吸法
- 漸進的筋弛緩法
- 視覚的なイメージ（「最高の日」，海，空，雲，蝶，など）
- 音楽
- ダンス
- リラックスしたり落ち着くために部屋に入ること
- あなたや他の職員に話をすること
- 絵を描くこと，日記を書くこと，本を読むこと
- 外に散歩に行くこと
- 自然
- スポーツ
- シャボン玉（幼い子ども向け）

TF-CBTのリラクセーションスキルは，個々の子どものニーズに合わせるために個別に考慮されます。セラピストは，1人ひとりの子どもと一緒に，さまざまな状況でどんなリラクセーション法が最もよく機能するかを同定します。子どものセラピストは，セラピーの間に使用するリラクセーション法が変わるので，あなたがついていけるように話し合います。セラピストは，その子どものリラクセーション法を練習カードに書いたり，定期的な施設の会議で話し合ったり，あるいは他の組織的な方法であなたとコミュニケーションをとったりします。

「ストレスに対応するために，どんなリラクセーションスキルを使っているの？」と子どもに尋ねてみてください。もしも子どもが，何も使っていないとか，何のことを言っているのかわからないと言った時は，その子の練習カードを見るように促してください。もしもリラクセーションスキルが何もカードに書いていなければ，あなたは上記リストにある方法をすぐにやってみるよう提案してもよいでしょう。そしてその子どものセラピストと連絡をとり，この方法がどれほど効果があったか，そして，他のリラクセーションスキルをその子どもの練習カードに追加すべきかどうかを話し合ってください。

もし，特定のリラクセーション法がその子の練習カードに書かれていたら，その子にそれをやってみるよう励ましてください。もし，あなたがカードに書かれている特定のスキルをあまりよく知らない場合は，その子にやってみせてと言ってみてください。このアプローチはとてもよい方法です。その子は，自分が特別な「専門知識」をもっていることをあなたに示し，このスキルをあなたと共有することができます。またあなたは，子どもがその方法を覚えていて，やって見せることができたことを褒めることができます。肯定的なフィードバック（例：「わー，そんなの，これまで見たことがないよ。それはいい考えだね。私もストレスでいっぱいになったら，自分でもやってみるわ」など）は，その子どもの特別な知識やスキルを評価していることを示す素晴らしい方法ですし，日常生活で効果的な方法を使うことを強化することにつながります。

あなたはまた，ストレスフルな状況にあっても，施設の中では落ち着いて「冷静さを保つ」ことで，適切なリラクセーションスキルの模範を示すことができます。あなたが「行

動で示す」モデルとなるなら，子どもたちは，プレッシャーのかかるところで，どうやってそんなにリラックスして落ち着いていられるのかと尋ねてくるかもしれません。その時には，あなたが個人的に気に入っているストレス軽減法を子どもたちに教えてあげてください。

©2010 Judith A. Cohen, Anthony P. Mannarino and Allegheny General Hospital. All rights reserved.

付録 3-3　入所型治療施設の職員のための TF-CBT 感情調節スキル

Allegheny General Hospital　　　　　　　　　　　入所型治療施設シリーズ

入所型治療施設の職員のための TF-CBT 感情調節スキル

TF-CBT の感情調節スキルは，子どもたちが，混乱した気持ちを問題行動で表すのではなく，混乱していることに気がついて，それを言葉にして話すことを支援するものです。セラピストと子どもたちは，たいてい TF-CBT の治療の間に，1人ひとりにあった感情調節スキルを編み出します。さしあたって，そのスキルは，以下に示すように，その子どもの気持ちを自然なものとして共有したり，認めたり，尋ねたりすることにとりわけ役立つでしょう。

5歳の時，アンソニーは，お父さんが町で暴力をふるわれて殺されるところを目撃しました。2人のお兄さんは，非行グループの抗争に巻き込まれてなくなりました。去年，お姉さんは強姦されました。アンソニーは，お姉さんを強姦した犯人の兄弟の1人を刺して，入所型治療施設に送られてきました。

入所型治療施設にやってくる子どもたちの多くは，アンソニーのようにくり返しトラウマを体験しています。こうした子どもたちは，感情や行動の調節に深刻な問題を抱えています。つまり，彼らは，感情とそれに関連した行動を適切にコントロールすることができないのです。何かがトラウマを負った子どもたちに，過去のトラウマ体験を想起させる時（トラウマの想起刺激），子どもたちの心の代償不全がよく認められます。典型的なプロセスは，トラウマの想起刺激によって非常にネガティブな感情が生じ，急に動揺した，解離した，自傷的で，バラバラで，攻撃的で，かつ／また破壊的な行動へとつながっていくというものです。しかし，このプロセスは非常に速やかに起こるので，想起刺激とその行動との間にほとんどなにも警告サインがないように見えることもあります。以下の図式はそのプロセスを示しています。

　　　　　トラウマの想起刺激　⇒　ネガティブな感情　⇒　ネガティブな行動

アンソニーは，2人の少年がテレビを見ながら話をしているのを何気なく聞いていました。少年らは，テレビの登場人物に向かって「やっちまえ！」と叫びました。アンソニーは怒り出し，目を細め，こぶしを握りしめ，足を踏みならし，その少年らを殴り始めました。

あなたの目標は，子どもたちのネガティブな感情がネガティブな行動に発展しないようにすることです。つまり，行動化する前にプロセスの途上でできるだけ早く介入して止めることです。以下のことが役立ちます。

- 施設の中でトラウマの想起刺激が生じた時に，それに気づき介入する（例：アンソニーの仲間が，「やっちまえ！」と言った時）。
- 感情面の苦悩や調節不全の初期のサインに気づくこと（例：アンソニーが目を細めたり，こぶしを握り締めること）。
- 子どもたちが，自分の苦しい気持ちに気づくよう促すこと（例：アンソニーの怒りや深い悲しみ）。
- 制御不能の行動に至る前に，子どもたちが感情調節スキルを使って，苦悩の感情の「ボリュームを下げる」ことができるよう支援すること（以下に示すような TF-CBT のスキルを活用）。

不穏を示す初期の警告サインに気づくこと

子どもの情緒的反応が大きければ大きいほど，その行動はより制御不能なものとなり，人の話が入らなくなり，論理的にしっかりと考えられなくなり，対処スキルも使えなくなるのが一般的です。行動の問題を1から10で評価し，1は完全に行動をコントロールできる，10はまったくコントロールできない状況であるとすれば，子どもたちの，感情や行動の反応が8～9のレベルではなく，4～5のレベルである時に介入する方がより効果的です。信号機に例えると，青（1～3）は進め，黄色（4～7）は「注意，スピード落とせ」，そして赤（8～10）は「危険，とまれ！」ということになります。問題が黄色のゾーンにある時に，ブレーキをかける必要があります。「赤」のゾーンまでいった時には，遅すぎるのです。

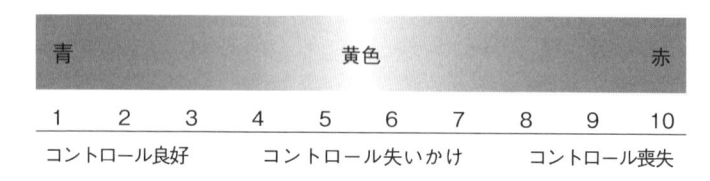

青	黄色	赤
1　2　3	4　5　6　7	8　9　10
コントロール良好	コントロール失いかけ	コントロール喪失

初期の警告サインを察知する際に注目すべき点とは，

- 上記プロセスを引き起こすトラウマの想起刺激
- 苦悩が増大していることを示唆するような表情や身振りの変化
- 苦悩を示唆するような言語的表現の変化：声が大きくなる，声の調子の変化，イライラの増大，口論のエスカレート，など
- 身体的な動揺のレベルの変化，例えば，四肢をふるわせることが増える，そわそわする，うろうろする，足や指先をゆすらせる　など
- 怒った顔，唇を固く閉じたり拳を握りしめる，ぶつぶつ言うこと，目を細めたりギョロギョロさせる
- 職員の注意をひこうとする。その通りにしてもらえなければ，足を踏み鳴らして去る。
- 前よりも，黙り込む，ひきこもる，不機嫌な態度をとる，より「孤立した」ように見える，独り言を言う，もっと動揺し解離しているか精神病のように見える。

あなたは，こう思うかもしれません。「これって，施設の子どもすべてにあてはまるじゃない。すべての子どものあらゆる初期サインに注意を払わなきゃいけないの？」感情や行動の調節の問題に関して，早期の警告サインを完璧に認識することなどできません。でも，深刻な問題が起きるまで介入を待つことは，「車輪がきしめば油をさす（自己主張すれば見返りがある）」モデルです。すなわち，最も深刻な問題を出す子どもが，最も職員の注意を引けるということです。たとえネガティブな注目であったとしても子どもの行動を強化することになるので，このアプローチをとっていると，子どもは深刻な問題行動を減少させるどころか，より増やす結果になるでしょう。施設は，子どもの対処スキルを高めることに焦点化するどころか，危機を引き起こす場になってしまいます。

目標はできるだけ早期に，つまり，介入が最も効果的な青か黄色の初期のうちに介入することです。まだ混乱のレベルが低い時点で問題を特定することに焦点をあてれば，子どもたちは，プロセスのより早い段階で対処スキルを使うことを学びます。施設はスキルに焦点化するようになり，危機を引き起こす場ではなくなります。そのうち，子どもたちの深刻な問題行動は軽減するでしょう。入所型治療施設の誰もが，このアプローチの恩恵を受けます。子どもも，家族も，施設管理者も，そして施設の第一線の職員であ

るあなたもです。

TF-CBT の感情特定スキルを使ってエスカレートすることを防止する

上記の例において，テレビを見ている少年を踏みつけて殴り始める前の，アンソニーの不穏の初期の警告サイン（すなわち，握りしめたこぶしや怒った顔）を目の当たりにしているところを想像してみてください。あなたは，このプロセスにどのように介入しますか？　以下は，いくつかの考え方です。

- 気づいて尋ねる。あなたが観察している感情について，その子に尋ねてください。「アンソニー，とっても腹を立てているようね。一体，どうしたの？」。彼がいかに怒っているかにあなたが気づいたことで，アンソニーは希望をもちます。こうした反応は，まさにあなたが望むもの，つまり，怒りにまかせた行動をする代わりに言葉で表現するというものです。その子は，次のようなことを言うかもしれません。「そのとおりさ，おれは怒ってるさ。おれの兄貴たちは死んだんだ。やつらは，俺の家族をぶち壊したんだ。おれがどんな気分だと思うんだ？」
- 感情が当然で自然なものであると受けとめる。その子どもに，なぜそんな風に感じているのか，何が起きているのか，わかるよと伝えてください。「もちろん，君は怒っているね。君は兄さんたちのことや，兄さんたちがどんなふうにして亡くなったかについて考えているんだね。君の言うとおりさ，私の家族に同じことが起こったなら，私だって腹を立てるよ。」
- もしもその子がその感情を否定したら，どんな気持ちなのかを尋ねる。もし気持ちを言い表す代わりに，「怒ってなんかいない，放っておいて」というように，その子が気持ちを否定したら，あなたが目にしていることを，あたかも鏡を掲げているかのように照らし返してください。「私はただ，あなたが拳を握りしめて，顔が怒ったように見えるので尋ねただけよ。的はずれだったかしら。じゃあ，どんな気持ちなの？」

TF-CBT の感情調節スキルを使って「ボリュームを下げる」

いったん子どもが気持ちを認めたなら，あなたはもうその状況の緊張を緩め始めたことになります。しかし，まだその子どもが制御不能な行動をエスカレートしないと決まったわけではありません。この時点で大切なことは，これ以上エスカレートすることを防ぐために，「ボリュームを下げる」べく，子どもが感情調節スキルを使えるように支援することです。この時点であなたができることは以下の通りです。

- 感情調節スキルのモデルを示す。あなたの声を穏やかな状態に保ち続けましょう。たとえ子どもがわめき散らしても，ゆっくりとやさしく話しましょう。子どもの声の大きさに合わせてあなたが声を大きくしても，子どもが落ち着く助けにはなりません。あなたが声を荒げると，子どもをより怒らせて，状況を悪化させるだけです。罵ったりしかりつけたりしてはいけません。この時こそ，あなたの威信を示すのではなく，感情調節のモデルを示す時なのです。
- 感情調節のための選択肢を示す。感情調節のために，その子どもに選択肢を示しましょう。例えば，あなたとゲームをしたい，静かな所に行ってあなたと話がしたい，散歩をしたいかどうか，あるいは，PRACTICE の対処カードに使ってみたい他の感情調節スキルがあるかどうかと尋ねてみるなどして，感情調節のための選択肢を提示してみましょう。その特定の子どもについてあなたが知っていること，その子の興味や気分，そして，その場の緊張を和らげるために何が有効かを直感的に判断することが，その場をうまく収めるためには重要なのです。

- エスカレートしないことを褒める。いったん，その子どもが穏やかに応じることができたなら，それ以上エスカレートするのをうまく避けたことを褒めましょう。「アンソニー，すっごく怒ってたのに，気分を落ち着かせることができたなんてすごいわね。それはむずかしいことよ。だから，そのことを本当に誇りに思ってほしいわ。」

©2010 Judith A. Cohen, Anthony P. Mannarino. All rights reserved.

付録 3-4 入所型治療施設の職員のための TF-CBT 認知対処スキル

Allegheny General Hospital　　　　　　入所型治療施設シリーズ

入所型治療施設の職員のための TF-CBT 認知対処スキル

TF-CBT の認知対処スキルは，子どもたちが，不適応的な思考とネガティブな感情や行動とのつながりを理解するのに役立ちます。役に立たない，あるいは正確ではない思考パターンを検討し，変えていくように支援することによって，子どもたちは自分のネガティブな気持ちや行動を修正できるようになります。

不適応的な思考は，実際に不正確なものであるかもしれません。例えば，感情調節スキルのハンドアウトに登場したアンソニーは，「僕は，父さんの命を救えたはずだったのに」と考えるかもしれません。不適応的な思考はいくぶん正しい場合もありますが，役には立ちません。例えば，アンソニーは，「姉さんをレイプした非行グループに誰が所属しているか，わかりっこないだろう」と思うかもしれません。こうした考えはどちらも，ネガティブな気持ちを引き起こし，生理的な興奮を高め，そして，非行グループの行動という想起刺激に触れると，問題行動が一気に噴き出すのです。

TF-CBT のセラピストは子どもと一緒に，このような思考を検討して，より正確で役に立つ思考に置き換えていきます。そして，こうした考えが感情や行動にどのような影響を与えるかについて検討します。考え方としては，より動揺が少ない思考ほど，気持ちの混乱も少なく，結果としてネガティブな行動を防止できるのです。思考・感情・行動のつながりは，通常，三角形で示されますが，次のように示すこともできます。

より正確で役に立つ思考　⇒　より否定的ではない感情　⇒　より否定的ではない行動

- アンソニーにとってより正確な思考とは，次のようなものかもしれません。「救急隊やお医者さんでも，父さんの命を救えなかったんだ。父さんを助けるために何かをしたかったさ。でも，僕はたった5歳だったんだ。父さんが死ぬのを見るのは，本当につらかったよ。」
- より役に立つ考え方とは，次のようなものかもしれません。「たいていの男は，女の子をレイプしたりしないものだ。」

セラピストは，それぞれの子どもの認知について，あるいは，セラピーの中でそれをどのように扱っているかについて，絶えずあなたにお知らせし連携しながら取り組みます。こうした情報があれば，日常生活場面でより適応的な認知対処ができるように，子どもたちを支援する際に役立つでしょう。

入所型治療施設の子どもたちは，トラウマに関連していない事柄についても同じようにネガティブな考え方をすることがよくあります。例えば，他の子が自分のことを笑っているだとか，みんなは自分のことを好きじゃないんだとか，あるいは，職員が自分に腹を立てているなどと思い込んでいるかもしれません。「事実確認」（例えば，その子に，どうして笑っているかを尋ねたり，友だちに何か困っているのかと尋ねたり，何かいけないことをしてしまったかどうか職員に尋ねたり）をする代わりに，子どもたちは，自分の仮説が正しいかどうか検証する手間をかけずに，怒ったり，孤立したり，癇癪を起こしたり，あるいは，ひきこもったりすることがよくあります。このような類の状況が生じているのに気づいたら，子どもと一緒に確認し，子どもたちが結論に飛躍するので

はなく，事実を調べてこのようなネガティブな認知の証拠を検証するよう施設の子どもたちを支援することができます。

トラウマに関連しない事柄について，より正確で役に立つ思考ができるように練習すると，子どもたちは否定的な感情の「ボリュームを下げる」ことができ，それがひるがえって，ネガティブな感情を減らすことにつながるのです。

©2010 Judith A. Cohen, Anthony P. Mannarino. All rights reserved.

第Ⅱ部

❖

発達に応じた
トラウマフォーカスト認知行動療法の適用

第4章

遊びの適用とスキルに関する構成要素

Athena A. Drewes
Angela M. Cavett

TF-CBT における遊びの適用とスキルに関する構成要素(コンポーネント)の概観

　遊びは，子どもにとっては呼吸をするように自然なものである。遊びは本質的に意欲をかきたて，遊ぶこと自体が遊びの目的であり，民族，言語，文化の違いを超えて肯定的な感情と結びついている（Drewes, 2005, 2006, 2009; Lidz, 2006; Tharinger, Christopher, & Matson, 2011）。遊びとは，幼い子どもにとって，大人との関係性の構築や衝動コントロールに欠かせない因果関係思考の発達，ストレス体験の処理，ソーシャルスキルの学習のため，おそらく最も発達に即した，強力な媒体であろう（米国遊戯療法協会，2011; Chaloner, 2001）。

　遊びは，正常な子どもの発達の促進に必要なだけでなく，たくさんの治療的な力をもっている（Russ & Niec, 2011; Schaefer & Drewes, 2009）。実証的研究文献によると（Reddy et al., 2005; Russ, 2004; Russ & Niec, 2011），遊びは問題解決能力と関係し，それを促進することがわかっている。問題解決のためには直観力や柔軟性，拡散的思考能力が必要とされる。この拡散的思考能力とは，日常の問題に対して代替的な対処方略を考える力や肯定的な情動を体験する力，感情（肯定的なものであれ否定的なものであれ）をテーマにして考える力，そして他者の感情を理解し，その人の立場に立って，どのようにしたらその人の気持ちを調節できるかわかる力でもある。

母集団の説明

　構造化された認知行動療法における遊びに基づいた技法の活用は，情緒や発達の成熟の度合いにもよるが，3歳児からそれ以上の年齢の子どもにとても有益な手法となるだろう。治療に取り組む挑戦をしている子どもや思春期児童

は，楽しそうな治療環境で，遊びに基づいた技法が遊び心のある(プレイフルな)セラピストによって行われ，これらすべてがあいまって感情とトラウマ体験を扱う中で強烈に心理的に負荷のかかった状態からの解放をもたらすだろう。遊びとプレイテクニックを認知行動療法（CBT）に融合すると（Drewes, 2009），その理論基盤に影響を与えることなく，効果的に CBT を提供することができるようになる。Knell（1993; Knell & Dasari, 2009）は，幼い子どもへの CBT は，パペットや，柔らかい動物のぬいぐるみ，読書療法(ビブリオセラピー)やその他のおもちゃなどを用いての修正が可能であり，それによって認知方略が形成されると説明している。過去 10 年以上，就学前の子どもへの CBT の適用に注目が集まっており（Knell & Dasari, 2011）その結果として，2 歳半から 6 歳までの子どもへの CBT プレイアプローチの活用は，認知，行動そして伝統的なプレイセラピー（遊戯療法）を融合し発展してきた(Knell & Beck, 2000; Knell & Dasari, 2011)。したがって，創造的なプレイセラピストによって開発された遊びに基づいた活動は，子どもと思春期児童との関わりにおいて，彼らの関与を促し，参加を高める目的で CBT の構成要素(コンポーネント)に統合されたのである。(Knell, 1993; Knell& Dasari, 2011; Meichenbaum, 2009)

幼い子どもへの遊びの活用

遊びやプレイセラピーにおける変化のメカニズムは，十分に研究されてはいないが，Singer と Singer（1990）は，遊びが肯定的な情動の表出と否定的な情動の適切なコントロールを促した時，その部分を強化するとしている。Golomb と Galasso(1995)は，就学前児童との研究においてこのことを発見した。研究によると，首尾一貫したナラティブの展開がその構造化技法の中心であり，Gaensbauer と Siegel（1995）は，これをトラウマとなる出来事を経験した 2 〜 3 歳児の子どもに用いた。これらの研究者たちは，幼い子どもの遊びの変化のメカニズムは，PTSD を抱える年長の子どもたちのものと類似していると考えていた。

トラウマフォーカスト認知行動療法（TF-CBT）の発展（Cohen & Mannarino, 1996; Deblinger, McLeer & Henry, 1990）から 20 年以上が経過し，そこで「子どもは大人とは異なる反応を示し，遊びの要素は，子どもを治療の過程に主体的に取り組ませる重要な構成要素であり，親を巻き込むためにも重要なことは明らか」になってきた（Briggs, Runyon, &Deblinger, 2011, p.169）。遊びに基づいた技法や遊びが「酵素」のように働き（Goodyear-Brown, 2010），

苦痛で感情満載のトラウマ素材をより容易に消化できるようになり，その結果，トラウマ記憶とのつながりが解消され，不快は和らぎ，子どものコントロールと自信は増す。そして「笑い，楽しい競争，プライドと勇気と自信の感情」に関連づけられた新しいつながりが生じるのだ（Briggs et al., 2011, p.174; Deblinger & Heflin, 1996）。

　伝統的に TF-CBT は，非指示的な遊び，子どもがリードする遊び，ごっこ遊びなどよりも，構造的で教育的な遊びを用いてきた。遊びは，子どもと親を治療過程に参加させるために用いられ，楽しくて安全な治療環境を作り出し，セラピストと子どものコミュニケーションを円滑にし，特別なスキルを教えるのに使われる。（Briggs et al., 2011）ここで重要なことは，非指示的で子どものリードによる自由な遊びは，TF-CBT の中では，セッションの終わりの数分間にのみ，ご褒美あるいはリラクセーション，そしてセッション中に喚起されたかもしれない激しい感情から子どもを落ち着かせるための移行作業として導入されるということである。

　TF-CBT の基本理念は柔軟性にあり，それによって臨床家が子どもとつながり，治療関係を発展させるためにプレイフルな（遊び心に満ち，心地よく楽しい）アプローチを利用できるようになる。まさに「この実証に基づくモデル（TF-CBT）の成功は，臨床家の創造性，適応性，そしてプレイフルである，ということによって成立している。さまざまな構造化された遊びによるアプローチは，TF-CBT 本来の柔軟性と適応性を強調するものである」（Briggs et al., 2011, p.174）。それゆえ，遊びと，遊びに基づいた技法は TF-CBT にぴったりで，幼い子どもが TF-CBT を作り上げている教育的でスキル構築的な構成要素に主体的に取り組めるように，次第に取り入れられるようになってきている。

特別な配慮

　幼い子どもに対する TF-CBT の実施には，言語的あるいは認知的限界による課題が存在し，TF-CBT の治療構成要素の活用がより難しいかもしれない。TF-CBT の構成要素の実施のために発達に即した遊びを適用すると，子どもや親はリラックスして主体的に取り組めるようになる。なぜならば，遊びは子どもの言葉であり，（Landreth, 2002），それは子どもの興味をひいて集中を持続させるとともに，複数のモードによるアプローチを通じて，発達的かつ教育的に子どもの自然な学習スタイルと生活経験をうまく活用して，それぞれの構

成要素の処理と理解を促すために用いられる。構成要素に遊びの視点がなかったならば，幼い子どもには治療の活動がまるで堅苦しいお勉強のようにみえて，興味を失ったり，参加を拒否したりするかもしれない。遊びは，子どもが言葉だけの説明では難しく，視覚的で経験的に処理された場合により理解されるような概念の理解を促す。それに加えて，トラウマは，常に言語レベルで処理されるわけではないため，遊びは，子どもがトラウマ記憶にアクセスし，トラウマナラティブを作るために，全感覚的なアプローチを使うことを可能にする（例：恐ろしいイメージと記憶を言葉にしようとするよりも，ドールハウスを使ってトラウマを遊びで再現する）。このように TF-CBT の構成要素のゴールを達成するために構造化された，遊びをたくさん含む介入は魅力的であり，子どもがより敏速かつ容易にセラピストとコミュニケーションができるよう，治療中に遭遇するよくある困難を乗り越えられるように子どもを誘う。しかしながら，TF-CBT のセラピストとして信頼されるために重要なのは，プレイフルネスと同時に，不安なく快適に，トラウマを直接扱うことができることなのである。

アセスメントと主体的取り組みのための遊びに基づいた技法の適用

　以下にあげるすべての技法は，治療過程の中，親の必要に迫られ，あるいは親からの依頼も含んでとり行われる。さまざまな治療場面で子どもとの実践を行う中，治療セッションの中で長年くり返し行われてきたことを統合すると，子どもが親に技法を教えるということが般化を確実なものとし，それをマスターし活用する助けとなる。

アセスメント方略

　TF-CBT では，トラウマを受けた子どもが治療を受けにくる時に共通して抱えている認知（**C**ognitive problems），対人関係（**R**elationship problems），感情（**A**ffective problems），家族（**F**amily problems），トラウマによる行動問題（**T**raumatic behavior problems），身体化（**S**omatic problems）の問題のアフロニム（頭文字をつなげたもの）である **CRAFTS** の領域において生物心理社会学的な問題を見立てる。

　さまざまな遊びの介入は，「Stepping Up to Success（成功への階段をのぼ

ろう）」や「Caterpillar to Butterfly Treatment Plan（イモムシから蝶への治療計画）」(Cavett, 2010) を含み，アセスメント支援として用いられている。「成功への階段をのぼろう」では，子どもと親が3〜8個の主な今ある問題について考え，彼らが焦点をあてたい治療のゴールを一緒に考える。親子はその後，色画用紙や取り組むべき問題を書き込む用紙を使って階段を作り，その後それぞれの階段のステップに子どもが示した問題を本人が記述する。階段のステップに書かれたそれぞれの治療ゴールには，その後説明書きが記述され，階段に貼られる。

「イモムシから蝶への治療計画」は，大きくて毛に覆われたイモムシが木の葉をすべて食べつくしてしまった後に繭を作るという簡単な話をもとに，蝶のパペットを用いて行われる。そのイモムシは，美しい羽を持って別の蝶と一緒に過ごすことを夢見ている。しかし，どうやったらそのように変化できるかがわからない。イモムシは，自分のなりたいものになる能力は自分の中にすべて備わっていることに気づいている。けれども，繭の外に出て自由になるためにはものすごい努力が必要となる。セラピーとはイモムシが繭を作り，そして蝶に変化するようなものだと子どもは告げられる。子どもは，どんな行動の変化（イモムシにより象徴される）が求められ，何を学ばなければいけないのか（繭により象徴される），そして，どんなよい行動が望まれるか（蝶により象徴される）を把握するよう促される。それから子どもは，色画用紙で蝶を作り，それに飾りをつける，それと同様に新たに色画用紙でパイプクリーナーと繭を作る。

これらは，アセスメントの段階で行われ，例えば，描画，ドールハウス，お話作り，粘土そしてパペットなどを用いた直接的な遊びも同時に行う。これらによって子どもの強さ，能力，心配事，そして問題の範囲を探ることができ，それとともに，彼，または彼女の心理，認知，発達レベルの評価と想像力と見立て遊びの能力の評価が可能となる。

主体的取り組みのためのユニークな方略

「Talking Ball（おしゃべりボール）」ゲーム (Leben, 2008) とは，セラピストを含む参加メンバーと一緒にある人（送り手）から別の人（受け手）にテーブル上でボールを転がし，交互にやり取りをするものである。送り手は，受け手にボールを転がし，質問をする。例えば，「好きな食べ物は何ですか？」とか「一番の心配事は何ですか？」等のやり取りを通し，好きなもの，嫌いなもの，興味，

趣味，心配事への対処などを探っていく。このゲームは，5分から10分程度，参加者全員が3つの質問を投げかけるまで続ける。

「Feeling Balloons（気持ちの風船）」(Drewes, 2011; Horn, 1997; Short, 1997)は，セラピーの過程を説明するのに役立つ。セラピストは，子どもが風船をふくらますには幼すぎないか，ラテックスアレルギーがないかを見極めた上で，風船をふくらませて，風船がふくらむごとにすべての嫌な気持ち（例：怒り，悲しみ，頭にくること，傷つきなど）を息とともに風船に込める。完全にふくらんだら，セラピストはマーカーを使って，風船の「内側」に込められたさまざまな感情と，子どもがネガティブな感情をもっている人の名前を風船の上に書く。セラピストは，この風船は，人の頭の中のようにいろいろな気持ちでいっぱいだと説明する。そして子どもに，もしこの風船がどんどん大きくなっていったら，もしこの風船が割れたらどうなるかを子どもと一緒に考える。もちろん現実には，頭は弾けたりしない，その代わりに怒りやその他の強い感情が子どもの内側で弾けると，他者に対しての攻撃や身体的な接触の形となって現れる。これらの強い感情は，学ぶことにも，幸せを感じることにも妨げになる。セラピストは子どもに毎回のセッションで，いっぺんにではなく，子どもにできるだけ，少しずつ感情と経験を外に吐き出していくのだと説明する。子どもは，風船の空気を放出するように促され，風船がどんどん小さくなって，ついには空っぽになるのを見届ける。

「Scavenger Hunt List（品揃え競争リスト）」(Cavett, 2010)は，セラピーの過程で最終的に使えそうなさまざまなアイテムを家から探してくるように子どもに伝える。例えば特別な動物のぬいぐるみを探してセッションに持ってきてもらうように頼んだり，緊張をほぐす手助けになるもの，例えば本人にとって大切な写真や，部屋の写真，暇な時にする何か，お気に入りの本などをセッションに持参したりするように伝える。動物のぬいぐるみは，その後のセッションで使用する予定になっていたとしても，セッション中またはさまざまな技法の練習中の子どもの不安や心地悪さが生じてきた場合，それを和らげる目的で活用される。

TF-CBTの構成要素

心理教育とペアレンティング

プレイフルな介入を行うと，親が子どもと発達に即したやり方で交流できるようになるのと同時に，治療への主体的取り組みとスキル獲得が促される。性

的虐待や身体的虐待，家庭内暴力と健康的なセクシャリティなど，扱いが難しく，不安を引き起こしやすい話題は楽しい雰囲気で処理され，不快は減少し，心理教育の構成要素は楽しいものとなる。親と子どもが TF-CBT モデルと一致するプレイフルな介入法を学ぶと，親は子どもにそのやり方を使うようになり，子どもはより言うことをよく聞くようになり，喜んでスキルをもっと練習し，より使うようになる。子どもと非加害親（虐待に加担していない親）との関係を互いに理解するために，「Me and My Mom（私とお母さん）」(Crisci, Lay, & Lowenstein, 1998) という遊びによる介入方法は効果的である。この技法では，まずトラウマ体験以前や治療開始時のトラウマに加担していない親との関係を思い起こさせるコラージュを，雑誌の女性，男性，子どもの写真を用いて作成する。そしてこの介入は，治療の最後に親と子の二者関係で何が変わったかという洞察を子どもに認識させるために再び使われる。

「Special Question-and-Answer Games（スペシャル質問回答ゲーム）」は，情報の中にある認知の歪みや，誤認や隔たりを修正しながら子どものトラウマを探るもので，子どもと親が扱いにくいテーマについて大切な情報を学び，それについて話をしたり，質問したりすることで楽になるための楽しい支援方法である。例えば「The What If（そうしたらどうなるだろう）」ゲーム（Budd, 2008）ではセラピストがカードに異なる質問を書き，それによって子どものさまざまな誤認を軽く刺激し，子どもの内なる強さを探る。これらの探索的な質問は，「もし，あなたが誰かに質問をするとしたら，あなたは何を知りたい？」とか，「もし，時間が取り戻せるなら，あなたは何を変えたい？」とか「もしあなたの飼っているペットが，あなたと気持ちを分かち合えるとしたら，あなたは何と言う？」等である。質問は，子どものトラウマ状況に添うものを適応させること。子どもは，セラピストとゲームをすることができ，一度トラウマについて気分よく話せたら，親とゲームを楽しむことができるようになり，知識と強化スキルを分かち合うようになる。親はゲームで遊んだり，質問に答えている子どもの努力に対して称賛とご褒美を用いて勇気づける。「これ，知ってる？（子ども虐待のための治療用カードゲーム）」(Deblinger, Neubauer, Runyon, & Baker, 2006) は，性的虐待，身体的虐待，家庭内暴力そして個人の安全などの難しいテーマについての対話を促進する。例えば，「どうして子どもは性的虐待について語りたがらないの？」等の質問や「もし，子どもが性的虐待にあったら何ができるだろう？」などは，子どもの間違った情報と機能的でない信念や考えをセラピストが明確化する手助けとなる。カードゲー

ムは,(親が子どもとの合同セッションへの準備後)プロセスの後半で行う親子間の楽しい競争として用意されていて,シールを得るためにチームで対戦し,ベルを鳴らしてポイントを獲得する。楽しい構成要素の追加として,カードの裏にパズルのようにある動物の4分の1サイズの写真が貼ってある。そのカードを4枚集めると1つの動物の写真になる。トークショーやゲームショー(Kaduson, 2001)も使われる。これは類似した状況や問題を抱えている子どもに対してセラピストが実況中継のように「質問をする」というもので,子どもは空想の質問者の回答に対し,最近学んだばかりの情報を用いながら「エキスパート」として回答する。これらのゲームを活用すると,子どもは新しく学んだ情報の練習をする機会を通して,トラウマ的な素材に段階的に曝露されるようになる。子どもは,参加したことを褒められ,強化される。

　読書療法は,特に幼い子どもの助けとなる。ある特定のトラウマに関する一般的に知られている本は効果的で,「悪いことが起きた」という概念に関する本では,『Brave Bart』(Sheppard, 1998),『No-No and the Secret Touch』(Scott, Feldman, & Patterson, 1993),『The Adventures of Lady: The Big Storm』(Pearson & Merrill, 2006),そして『A Very Touching Book』(Hindman, 1983)がある。本は,トラウマ,心理的な症状,癒しなどの概念に関する話し合いを展開するのに役立つ。パペットを使って先述の本の読み聞かせをしたり,劇(ドラマ)のように演じることで子どもの理解が深まる。親と子どもが家で本を読むことによって,トラウマ関連の段階的エクスポージャーが子どもに生じ,脱感作を助ける。

リラクセーション

　ライオン,猫,蛇,鳥,あるいは魚になってみる動物ごっこは,幼い子どもを魅了する。ごっこによってリラックスと肯定的な特性の強化の双方が促される(Drewes, 2011; James, 1989)。子どもは自分自身をライオン(または好きな動物)として見立てるように指示される。大地から湧き上がるライオンのエネルギーを吸い上げ,それは足を通して体中に充満して,上に昇って力強い吠え声となる。大声で吠える練習をしてから,だんだんと囁くような低い声にしていく。それからさらに,静かに伸びの姿勢になって,リラックスしながらも,自分の内側にライオンの強さを作り出すように促される。子どもはその後,穏やかなライオンのゆったりとした呼吸と伸びの練習をする。そこでセラピストは,ライオンがいつも自分のエネルギーを使いつくすまで吠えたりせず,「吠える」時とエネルギーを節約して伸びとリラックスをしている時があることを

説明し，このライオンをメタファーにして，子どもと内なる強さや力についての処理を行うことも可能である。

「Safe Place Guided Relaxation（安全な場所のリラクセーション誘導）」（Drewes, 2011; James, 1989）の使用は，いつでも使えるリラクセーションツールとして子どもに深呼吸を教えるのに大変効果的な方法である。自分が，映画監督になったようなイメージで目を閉じて座わり，映画を製作する様子を思い描く。ゆっくり息を吸ったり吐いたりしながら自分が安全だと感じた時間と場所について考える。それは例えば，太陽の下，海岸で寝そべっていたり，ベッドカバーの下にもぐっていたり，お気に入りのペットを抱っこしている時などである。そして，カメラはズームインし，その場所を映像に収め，そこにあるすべてをとり込む。そして，カメラ撮影を休止する。吸ったり吐いたりゆっくりとした呼吸を続けながら，想像の中であたりを見回し，見るもの，香り，聞こえるもの，感じるものに注目し，そしてそこに，人や動物がいるのか，いないのか注意してみる。深呼吸を続けながら，安全な場所にいる時，自分の身体の中でどれくらい安全を感じているか，どんな風にリラックスしているか感じるように指示される。次に，その自分だけの安全な場所に対し，できれば一言で言えるような名前をつける。戻りたい時にはいつでも，自分の安全な場所に戻れるようにするのが鍵となる。名前を思い出すだけで戻れるのだ。子どもは，ゆっくりと息を吸ったり，吐いたりし続けながら，どれだけリラックスしているか，安全であるか感じることに焦点をあてる。数分後，ゆっくりとカメラを戻すように指示され，さらに数分後セラピストのいる部屋に目を開けると同時に戻る。このワークの目標は，安心感を体感しながらの深呼吸と選んだ言葉を結びつけることである。がっかりしたり，不安になった時にはいつでも言葉を思い出せば，身体はリラックスし始める。

「Tighten and Relax Dance（緊縮と弛緩のダンス）」[訳注1]（Cavett, 2010）は，リラクセーションを促すために動きとともに行う。セラピストは，筋肉を硬直させながら，円の中で（身体を強ばらせて）硬い踊りを見本として踊る。子どもは，それに習いながら踊りを踊るように促される。踊りの次は，筋肉を硬くして堅苦しいマーチにシフトする。セラピストが，今度はリラックス状態の柔らかい踊り／マーチに切り替え，最終的にはビーズクッションや椅子の上でだ

訳注1）遊びの名称はただ単に内容が明確になるように訳出だけのものである。各自が子どもの発達年齢や好みに準じて名づけたり，一緒に名前を考えたりすることを推奨する。本ダンスであれば「カクカクがちがちユルユルだらりんダンス」など。

らっと脱力する。これを子どもが心地よいと感じるまで何回かくり返す。リラクセーションは，「Simon Says（サイモンが言った）」ゲームの中でも，「サイモン」役の人が誰かに筋肉を緊張するよう指示したり，リラックスさせるよう求めることによって施行できる。親と子ども，そしてセラピストが順番に緊張したり，リラックスしたりする。

「Personalized Pinwheels（私のかざぐるま）」（Goodyear-Brown, 2005）やシャボン玉は，深呼吸の練習に使える。子どもは，風車を回すため，あるいはできるだけ大きなシャボン玉を作るためにゆっくり息を吐くように深呼吸をするよう指示される。好きな色について考えながら息を吸い，それから体の中で感じている緊張，怒り，あるいは不安な気持ちがこの色に変わるようにイメージして，それに代わって静かでリラックスした気持ちになるようにする。そして，息を吐き出し，どれだけたくさんのシャボン玉が作れたか，どれだけ長く風車を吹いていられたかを見る。例えば「花のにおいをかいで，ろうそくを吹き消す」のような，簡単なマントラ（Henriquez, 私信，March 17, 2011）は，幼い子どもに深呼吸を教えるのに役立つ。シャボン玉も，境界線を教えるのに素晴らしい方法である（Drewes, 2011）。子どもは，自分の腕を広げたくらいの大きさの見えないシャボン玉を持っているとイメージする。まず，距離を測るために腕をまっすぐ伸ばす。そして，シャボン玉同士がくっついたら何が起こるかと質問し，何が起こるか見るために子どもは実際にシャボン玉を吹く。風船がはじけた時に，セラピストは自分の見えない風船が，他の子どもや大人の風船のスペースにあまり近づきすぎると，その子が怒ってしまったり，離れていってしまうのだ，と強化する。自分の腕の長さの見えないシャボン玉を思い出すことによって，自分自身の安全が保たれ，それがパーソナルスペースとなる。またシャボン玉を儀式的に使ったり，毎回セッションの最後にリラックスするために用いたり，セラピーからの移行を容易にするために用いることもできる。

感情表現と調整

この構成要素は，感情の表現と調整スキルの開発のためにあり，子どもと親双方がそれらを認識し，同定し，表現して，感情の調節を効果的に行えるようにするものである。感情の語彙に限界のある幼い子どもが感情を同定し，数値化し，さらに調節できるようになるために役立つ遊びに基づいた技法が多数ある。

「The Gingervbread Person Feelings Maps（ジンジャーブレッド人形型[訳注2]の気持ちのマップ）」（Drewes, 2001）は，「The Color Your Life Technique（命

の塗り絵)」(O'Connor, 1983)の変型版で，ジンジャーブレッド人形型の伸ばした腕と，目と鼻と笑顔の絵を用いる。これは，①子どもまたは，思春期児童がもち，同定できる全般的な感情に関する語彙の範囲，②その子どもが感情を身体のどこにどのように感じているか，③これらの情動がどのように統合されているか，の評価のために用いられる。「ジンジャーブレッド人形型気持ちのマップ」は数分で終わり，非侵襲的でかつ遊びを基盤とした方法で情報を素早く集めることができる。

　次にジンジャーブレッド人形型の横に「幸せ」「悲しい」「残念」「怒り」「愛」「心配」等の言葉を一段ずつ書き出す。子どもは，2, 3の感情の言葉をつけ加えるように言われ（子どもがつけ加えるものの中には，例として，バカ，不安，や「誰か他の人になりたい」など驚かされるようなものもある），これらも先に書いた一般的な感情のリストの下につけ加えられる。この作業は，子どもの「感情に関する語彙」を広げるのに役立つ。こうすることで子どもは課題に対するコントロール感を得て，自分がプロセスの積極的な参加者であると感じる。そして子どもは，それぞれの感情に対して色を選んで，感情の言葉の次にその色で細い線を引いていく（まるで地図の説明文をつけるかのように）。それぞれの感情に子どもがどの色を選ぶかは重要ではない。子どもは，リストにある自分の身体の中で感じている感情の色をジンジャーブレッド人形型の内側に塗るように指示される。影をつけたり，殴り書きをしたり，ハートを描いたり，どんなふうにでも本人がしたいように描いてよい。それからセラピストはそれぞれの感情について，それをどこで感じているのか子どもにイメージさせる（どれ1つも省略しないようにする）。

　これらの作業が終了した後（おおむね5分以内），セラピストと子どもは，特に怒りの感情に注目して，それが体のどこに描かれているか，子どもを取り巻く環境に反応して，どんな行動として現れてくるのかその描画の処理を行う。セラピストは，どれだけの感情が統合されたか，どれだけの色をどこに使用したか，また表現の不一致，例えば，顔を楽しい感情の色にしていながら，怒りの感情を手や足や身体に塗っていないか，あるいは人形型の外側にちりばめていないかにも注意を向ける。セラピストと子どもは，表向きは人に穏やかに見せてはいても，内心は怒りで煮えくり返っていたり，叩いたり，貧乏ゆすりをしたりすることで表現されている怒りのありようを処理していく。子どもが愛

訳注2）ジンジャー（生姜）を入れて焼き上げた，手足を四方向に広げた人の形をしたクッキー。クリスマスの飾りなどにもよく使われる。

を表現したのはどこか（通常ハートマークで描かれる），そして，その愛情が，恐怖や傷つき，怒りの感情の層の壁によってどれほど隔てられているかを一緒に確認していく。そしてセラピストは私たちすべてが自らのうちに一度に1つ以上の感情を抱えうること，時には相反する感情——怒りの感情と愛情を誰かに対して持ちうることについて説明する。時にある1つの感情があまりにも強く，他の感情を覆い隠し，それが混乱を生んで自分の気持ちに確信がもてなくなることについても説明する。この技法は，親と子ども双方に使え，それぞれの作業は，個別に行う。最後に親と子が，出来上がったものを見せ合い，怒りの感情の感じ方の類似点と違いなどについて比べる。幼い子ども（就学前）の場合は，一度にいくつもの感情や色を統合して扱うよりも，1つの人形型に対して1つの感情と色を表現するように指示する。

　この技法の応用として，2つのジンジャーブレッド人形型を用いるやり方（Gil, 2006）がある。子どもは，それぞれの親のいる前で自分が経験したさまざまな感情をもとにそれぞれの人形型に色を塗る。子どもの中には，（特に性的虐待を経験している場合）人形型を用いたり，自分の身体について考えることに不快感をもつ場合もあるため，ハート型を用いて実施することを好むこともある。「Heartfelt Feelings Coloring Card Strategies（心からの気持ち塗り絵カード）」（Crenshaw, 2008）は，ハートの描かれたカードと感情がすでに印刷されているカードを用いて，心の問題と子どもを取り巻く環境の中の大切な人との関係を理解し，ラベルをつけ，表現する目的で色を塗る。これは，「ジンジャーブレッド人形型気持ちのマップ」と，「命の塗り絵」技法と類似していて，子どもはさまざまな感情のリストからそれに適合する色を選び，今感じている感情に見合う色とその量を塗る。それによって，今または，ある特定の瞬間に彼らが感じたことを測ることができる。子どもは，その瞬間に感じた感情の反応として気持ちをカードに書くことができる。「Color Your Heart（心の塗り絵）」（Goodyear-Brown, 2002）は，ハート型を用いた別のバリエーションで，子どもの心（ハート）にある各感情の量に比例して着色される。

　幼い子どもや就学前の子どものための「Basket of Feelings（感情バスケット）」（Drewes, 2011; James, 1989）は，プラスティックのチップとクレヨンとマーカーを使って感情の量の計測を可能にする。2，3枚の白い紙を，4つに裂くか切るかして，8～12個の四角を作る。セラピストと子どもは，交互に気持ちを言い合った後に，それぞれ気持ちを四角に書き込む。それからセラピストは，多くの感情が生じうる筋書きを中継して見せる。例えばお店から出た

時に自分の車に大きなへこみを見つけた時などである。セラピストは，（どれだけ怒っているか説明しながら）一握りのチップを「怒り」に置き，いくつかを悲しみ（車がダメージを受けたこと）に，さらに少しを心配（どうやったら修理できるかしら）に，そしてさらに少しを幸せ（例えば修理後にはもっと格好いい車になっているかもという期待）に置く。セラピストは，それから怒りの気持ちにさらにチップを加えることを「決断」し，その結果，怒りの感情のところには，さらに多くのチップが集まる。子どもは，動揺したり，トラウマが起きたりした時の状況について考え，その時に体験された感情やそれと矛盾する感情の紙の上に，それに相当する量のチップを置くように促される。セラピストは，人により状況により，その人が感じる感情は1つ以上でありうることを説明する。「With Feelings Memory（感情の記憶）」（Cavett, 2010）では，セラピストは2枚で1つのセットになった情報カードを提示する。1つ目のセットには，例えばイライラする，興奮している／驚いている，悲しい，怒っている，幸せ，怖い，不安，穏やか，などのそれぞれの感情が書かれている。2つ目のセットのそれぞれのカードには，1つの筋書きとそれに伴う心臓の鼓動，口，目および筋肉の緊張状態の生理反応が書かれている。子どもは自分で筋書きを作ることもできるし，セラピストはその時に感じられたさまざまな身体反応を書き出したり，あらかじめさまざまな筋書きとそれと対応する身体反応を箇条書きにしておくことができる。そして，カードが伏せて置かれる。ゴールは，感情の言葉とそれに付随する身体的反応が一致することである。プレイヤー（セラピストと子ども）は，カードが一致しない場合は，そのカードを戻し，それがどこにあったか覚えておく。一致する組み合わせを完全に覚えるまでカードを引いて，すべてのカードが一致するまで正しい組合せのカードを積み上げていく。

「Feeling Charades（感情のジェスチャーゲーム）」（Drewes, 2011）は，子どもと親に感情を表現する練習を促す。肯定的，否定的なさまざまな感情を情報カードに書く。それぞれがカードを引き，言葉や音を出さずにパントマイムをしながら，他の人にどのような感情かあてさせるというものである。別のバージョンとして，ある1人の背中に感情を書いたカードをテープで留めて，他の「プレイヤー」は，感情のカードを読み，そしてそれをアクションや表情を使って実演し，貼られたカードがどんな感情か，その人にあてさせるものである。「Feeling Photo Shoot（気持ちの写真撮影）」（Cavett, 2010）は，自分と他人の感情の同定を助ける。子どもは，雑誌の中のいろいろな人物と動物の感情表現

の写真のスクラップブックを作成する。広告写真でも漫画のキャラクターでもよく，さまざまな民族背景，年齢，そして性別の典型となりうるものである。これらの感情を表す写真は，感情に連動する共通の行動とその対処スキルの潜在能力についてのディスカッションを広げる。子どもはいろいろな感情をリストにし，5個かそれ以上の感情の本を作成する。セラピストは，その感情が表現された時，その写真の子どもがどのように見えるか，写真の親がどのように見るか，友達だったらどのように感情を表すのか，自分の身体のどこにそれを感じているのか，そして子どもがある感情を感じた時に，典型的に行うことなどについて処理を行う。

　身体活動を統合する遊びに基づいた技法によって，幼い子どもは治療に主体的に取り組めるようになり，生理学的に開放され，学習能力を高めるコード化が起きてくる。「Mad Maracas（怒ったマラカス）」(Goodyear-Brown, 2005) は，音量を感情の強度と関連させて体験するのを促す。「Weighting Things Out（心の負担を軽くする）」(Kenny-Noziska, 2008) は，子どもの情動の強度を視覚化し，どのように対処スキルと関連させるかを教える。「The Feelings Abacus（感情そろばん）」訳注3)(Cavett, 2010) は，感情の強度を伝えるための容易な手段を提供する。セラピストは，このような介入をしながら，主観的苦痛尺度（SUDs）を用いて子どもの苦痛を簡単に追跡することができる。TF-CBTの早期である感情調整で実施した場合，トラウマナラティブの過程でも同じ介入が理解されて使用することができる。

　さまざまなプレイフルな方法を用いて感情同定と表現を練習すると，子どもは家族成員と一緒に家でもそれを練習し続けるようになり，その結果，般化とスキルの獲得が増大する。

認知対処（コーピング）

　パペット遊びは一般的に，子どもに共通の筋書き，例えば，同年代との葛藤や，寝室に関する恐怖，「やめて」と言えるようになること，アサーティブになることなど演じるのに使われるが，同様に反抗挑戦性やその他の行動に関する問題を扱う時にも活用できる。遊びの中でのロールプレイは，多くの場合単なる話し合いよりも抵抗感なく受け入れられる。出来事の詳細を加えたり，代替の解決法を考えたりしている時，セラピストがプレイフルだと，子どもは伝

訳注3) 木枠の中に何本かの棒が横に並んでおり，その棒に刺さっている色ビーズを動かすことで，何も言わなくても，モニターした自分の苦痛な感情の度合いをビーズの数で示すことができる子ども用のおもちゃ。

えたいことを表現しやすくなる。筋書きをリハーサルしたり演じたりしながら，アサーティブネスのスキルを練習している時，子どもは，エンパワーメントされていると感じることができる。

　思考とは何か，その感情や行動とのつながりについて学ぶのは，幼い子どもには複雑すぎる。「Three-headed Dragon Puppet（3つ頭のドラゴン）」(Drewes, 2011)を使うことによって，何を考え，何を感じ，何をするのかがどう関連しているかを視覚的に見せることができる。目標は「考える」ドラゴンが落ち着くか，眠るかであるが，そのためには「感じる」「行動する」ドラゴンが聞いてもらえたと感じ，落ち着く必要がある。同じことを目的としたもうひとつの方法として，大きなマグネット板の上に色つきのマグネットの形を置く「Magnetic Cognitive Triangle（マグネット製の認知の三角形：MCT）」(Cavett, 2010)がある。マグネット板の上に描かれた大きな三角形のそれぞれの角に，「感情」，「思考」，「すること／行動」と書かれた異なる形（例えば感情にはハート，思考には脳，行動には身体など）のマグネットを置く。黄色の八角形のマグネットは感情，赤い台形は行動，青い三角形は思考，そしてオレンジ色のダイヤモンド型は引き金(トリガー)や先行刺激に用いられる。特定の筋書きを用いて，子どもとセラピストはいろいろなマグネットの上に出来事に相応する思考，感情，行動を書き出していく。特別な引き金あるいは，先行刺激も加えることができるし，マグネットはすべて出来事の順番に解決策を後に並べられる。「Coping Box（対処の箱）」(Drewes, 2011)の作成は，思考と感情に圧倒されそうな時，子どもが使えるツールとして用いる。セラピストと子どもは，それをすることで気分がよくなるお気に入りの活動をともに考え，それぞれを別々の情報カードに書き出す。それぞれのカードに子どもが雑誌の切り抜きや，自分で描いた絵をつけ加える。そのアイディアには，例えばペットの犬をかわいがったり，音楽を聴いたり，縄跳びをしたり，ハグを求めたり，などを含む。その後，子どもはその対処方略を入れておく小さな箱や封筒を飾りつけし，必要な時にいつでも活用できるようにしておく。「Creating Personal Affirmation（私のアファメーション）」(Drewes, 2011)の作成も似たようなやり方で，雑誌の写真や描画を使用して作成することができる。その後，子どもは情報カードに書かれた「私は，優しい」「私の笑顔は，人も笑顔にさせる」「私は特別」「私は勇敢」などの肯定的で助けになる考えによって否定的な自己イメージに対抗し，自分自身を勇気づける。

臨床事例の説明

ジェイソン：自然災害（洪水）を経験した 5 歳の子ども

　ジェイソンは，5 歳の白人男児で，洪水と家の倒壊による不安症状を呈していた。彼は泣いたり，メソメソしたり，怖いと述べたりしてた。彼は洪水を思い出させるものには近寄らず，嵐の予感を感じるとしがみつき行動を示した。洪水が起こって以来自分のベッドで眠ることができなくなっていたため，とりわけ睡眠は妨げられていた。家族は最初に米国赤十字に紹介されたが，そこでは基本的な物資支援が提供されただけで，治療の開始時点までに 3 カ月がたっていた。家族は，両親が保険対応や室内の掃除などの作業を行う際，ジェイソンの世話を手伝ってくれるショートステイや友人宅を探すよう促された。

　心理教育としては，米国赤十字による，塗り絵に，さまざまな自然災害に関する記述と情報，さらにストレス因子にどう対処するかの情報が含まれたものが提供された。加えて読書療法として自然災害に共通する反応と治療と回復を示す『The Adventures of Lady: The Big Storm』(Pearson & Merrill, 2006)[訳注4]が用いられた。セラピストは，ジェイソンがゆっくり 4 秒息を吸って，息を止めて，再びゆっくり 4 秒で吐いて，4 秒何もしない，というシャボン玉呼吸を紹介した。息を吐き出す間，彼はシャボン玉を吹いた。彼は，長くて平たいクマのぬいぐるみを胸の上に置いて，それが（呼吸とともに）上下に動くのを見る「Bear Breathing（クマ呼吸）」も行った。彼は「Cool and Calm Feather Breathing Dragon（冷静沈着な羽根をもつ深呼吸ドラゴン）」(Gobeil, 2010) を，呼吸法を学ぶのに用いた。この楽しい介入は彼を魅了し，それからのセッションでも時々，心配や怒りを減少させるためにドラゴンパペットを用いて自分の呼吸法を変えることができるようになった。セラピストは，ジェイソンがお母さんにこれらのスキルを見せるよう促し，その後，ジェイソンの母親は家でジェイソンの呼吸の練習を手伝った。

　ジェイソンは，「Feelings Ring-Toss（感情輪投げ）」(Cavett, 2012) と「Feelings Hide-and Seek（感情いないいないばあ）」(Kenny-Noziska, 2008) などを含むゲームを使った。感情輪投げは，色のついた輪を 5 つの棒に投げる輪投げゲー

訳注4）幼い野生のリス「レディ」が大嵐によって野生動物センターの親切な人間に保護されて，野生に戻れるまでに回復するという絵本。

ムだが，それぞれの棒にさまざまな感情が書かれた磁石カードがついている。棒に輪がささるとジェイソンと母親は，自らの顔でその感情を表現し，その感情をどんな時に感じるのかについて話し合った。さまざまな感情に対する生理的反応とともに感情に対する肯定的，否定的な行動反応が処理された。

　ジェイソンに認知の三角形と感情と思考と行動の関係について説明する時には，「Magnetic Cognitive Triangle Picture Revision（マグネット製の認知の三角形－写真版）」（Cavett, 2012）が使われた。ジェイソンのよく行う行動の写真が撮影されて，肯定的な出来事や，否定的な出来事を，マグネット製の認知の三角形を使って振り返ることで，ジェイソンは，自分の感情と思考と行動そして引き金に関する概念を練習することができた。セラピストは，さらに個別の親セッションでジェイソンの母親に認知対処を教えて，母親が日常生活場面で肯定的認知対処を用いてジェイソンを支援できるようにした。

ナティーシャ：性的虐待を経験した7歳の異人種間に生まれた女児(バイレイシャル)

　ナティーシャは，7歳のネイティブアメリカン（アメリカ先住民）の女児で児童保護サービスにより性的虐待に対するTF-CBTのために紹介された。彼女は，母親のボーイフレンドからの撫で回し(フォンドリング)と指挿入を含む性的虐待を開示した。ナティーシャの半分血のつながりのある妹は仲間のTF-CBTの臨床家に紹介され，この事例の共同作業が行われた。ナティーシャの母親は当初，治療のプロセスに圧倒されてしまったようで，TF-CBTセッションに関与することに抵抗を示した。彼女は自分のボーイフレンドが家を出てからナティーシャはよくやっていて，重篤な症状と性化行動の問題はもうよくなったと考えていた。さらに彼女は「それについて話す」ことにナティーシャがうまく反応できるとは思っておらず，過去の話し合い療法(トークセラピー)がナティーシャの役に立っていなかったと認識していた。ナティーシャは，性的虐待に関連する不安を示していた。まず彼女は学校のトイレで同級生の陰部に触れるというような，他の子どもに対するいくつかの性化行動を表出した。彼女は悪夢を見続け，そして日中「意識がとんで」(ゾーンアウト)いるように見えた後に，虐待について考えていたと言うようになった。彼女は胃痛を含む身体不調を訴えるようになり，そして排尿を拒むようになった。それは虐待が起きた時の尿路感染症によって引き起こされた排尿時の痛みに関連していたかもしれない。

　ナティーシャと母親は，心配なことや治療目標について話し合い，プレイフルな治療計画活動に参加した。まず最初に，色画用紙から6つのカラフルな階

段を切り抜いて，ナティーシャがそれぞれの階段に問題を書いた。そして色画用紙から6個の足型（ステップ）を切り取り，ナティーシャが母親やセラピストと一緒に，その1つずつにそれぞれの目標を達成するためのスキルを書き足した。

　ナティーシャは読書好きだったので，心理教育の媒体はしばしば読書療法だった。『A Very Touching Book』（Hindman, 1983）は，母からの許可を得てから導入した[訳注5]。ナティーシャとセラピストは，性的虐待とは何かについて子どもが考えるのを助ける「Paper Airplane（紙飛行機）」（Crisci, Lay, & Lowenstein, 1988）というゲームを展開したりした。リラクセーションの導入時に，段階的筋弛緩法の例として「A Boy and Bear（男の子と熊）」（Lite, 1996）が使われた。ナティーシャ，彼女の母親とセラピストそれぞれが，熊のぬいぐるみを脇に置き，自分の筋肉を緊張させたりリラックスさせたりした。

　リラクセーションの練習には，夜，ナティーシャが母親と一緒に歌を歌うことも含まれていた。それは伝統的な歌で，ナティーシャをなだめ，彼女を祖先の文化へとつなげた。ナティーシャと母親が歌を歌っている間，2人は交互に木製と革のドラム太鼓を打った。ナティーシャの母親は，社会福祉機関がこのような配慮を必ずしも提供してくれなかったことに気づいた後，TF-CBTが文化的な配慮を行ってくれたことに対する感謝の気持ちを述べた。

　感情について学ぶとともに，肯定的な養育体験として，ナティーシャとセラピストは，「Mood Manicure（ムードマニキュア）」（Goodyear-Brown, 2002）を使用した。ナティーシャが感情に合わせてマニキュアの色を選び，その色でセラピストに爪を塗ってもらいながらその感情について話をするというものである。また「感情そろばん」（Cavett, 2010）は，ナティーシャが感情を名づけ，その強度を測ることを学べるようにした。

　マグネット製の認知の三角形（MCT）が，CBT的な概念や，感情と思考と行動の関係について教えるために用いられた。ナティーシャはボード上でいろいろな感情について話しながら時間を過ごした後に，ボード上になかったある男女カップルを加えた。そこでボード上のカップルの行動について導入されて，肯定的な行動，否定的な行動の例について話し合うことになり，また性的虐待を受けた後の子どもに共通する感情についても紹介された。感情，思考，および行動の流れを示すためにマグネットを扱えるようになったことは，ナティーシャにとって助けとなった。人が思考を変化させて，その結果として感情が変

訳注5）祖父からの性的虐待を受けた子どもの心理教育本であり，性教育に関する側面が含まれている心理教育を行うときには，必ず養育者の承諾を得る必要があるということを遵守している。

わるという概念がこのような MCT によって導入されることになった。母親との個別セッションにおいても，セラピストは認知の三角形を導入し，ナティーシャの性的虐待に関する母親の個人的な不適応的認知（例：私は，ボーイフレンドがナティーシャに性的虐待をしていることを知っているべきだった）を取り扱い始めた。

結　論

　TF-CBT のスキル構成要素に遊びを統合することは，とりわけ幼い子どもには非常に効果的だろう。さらに，遊びによる介入のうち，どれを行うかを子どもに選択させることは，特定の TF-CBT の構成要素の目標への到達と同時に，子どもの感情のコントロールや，喜び，克服感(マステリー)をもたらす。一方，セラピストは，TF-CBT モデルの統合された構造を維持すべきであり，つまり，TF-CBT の構成要素のための具体的な遊びの活用に関しては，子ども主導型の，あるいは構造化されていない遊びではなく，TF-CBT モデルと一貫する体系的かつ計画されたやり方で遊びを用いるべきである。そうでなければ TF-CBT モデルに対する忠実性は損なわれてしまうのである。

第5章

❖

遊びの活用とトラウマ特有の構成要素

Angela M. Cavett
Athena A. Drewes

TF-CBTにおける遊びの活用とトラウマ特有の構成要素(コンポーネント)の概観

　トラウマフォーカスト認知行動療法(TF-CBT)の初期の取り組みでは,臨床家はアートやゲームや歌などをたくさん用いるプレイフルなアプローチをすることで,子どもの主体的な取り組みは増し,発達的にも受け入れられやすいものになった。それでもなお,幼い子どものクライエントへのTF-CBTの実践においては困難かつやりがいを感じさせられる時があろう。指示的プレイセラピー[訳注1]の文献には,TF-CBTの各構成要素を実施する際に,子どもに合わせて効果的に治療過程に取り込むことができる付加的な遊びによる介入についての記述がある(Cavett, 2009a, 2009b)。また,指示的プレイセラピストは,TF-CBTの枠組みに合わせた構造化された遊びを基本とした介入についても詳細に記述している(Goodyear-Brown, 2002, 2005; Cavett, 2010, 2012a, 2012b; Kenney-Noziska, 2008; Lowenstein, 2002, 2006a, 2006b, 2008, 2010a, 2010b, 2011)。前章で,DrewesとCavettはTF-CBTのスキル修得を基本とする構成要素[訳注2]において,遊びを用いることを説明した。本章では,トラウマナラティブの作成と処理を含む,トラウマにより強く関連する構成要素に対する遊びの使用について述べる。

　本書第4章において,DrewesとCavettが議論したスキル修得を基本とする構成要素において学んだスキルは,TF-CBTの施行において基礎を成すものである。本章に含まれるトラウマにより強く関連する構成要素は,子どもが

訳注1) 指示的プレイセラピー(directive play therapy)とは,非指示的(non directive),ロジャーズの影響を受けた子ども中心的なプレイセラピーと対比されるプレイセラピーの流派の1つである。CBTの子どもへの応用から始まり,発達課題のある子どもの認知行動プレイセラピーとして発展してきたため,TF-CBTとの相性がよかった。
訳注2) 主にTF-CBTの構成要素PRACICEにおけるPRACのパートを指している。

トラウマナラティブの作成と，処理をうまく行えるようにすることと，安全計画および実生活内エクスポージャーに焦点をあてている。スキル修得の構成要素と同様に，遊びを使うことによってトラウマにより強く関連する構成要素も，よりうまく実施することができる。遊びを用いることで，子どもは発達上適切なかたちでトラウマナラティブを表現し，ナラティブを処理することが可能になる。遊びの使用は，その柔軟性と治療関係進展も可能にするところからも，TF-CBT の核となる価値観と一致しているのである[訳注3]。実際に TF-CBT の創始者らは，モデルの開発時から，施行においてアートやゲーム，ロールプレイ，音楽，そしてプレイフルであることを推奨している。

　幼い子どもに，トラウマにより強く関連する TF-CBT の構成要素を施行する時，臨床家にとっていくつかの難題があるだろう。遊びを使ってトラウマナラティブを伝えたり，処理したりするのは主体的取り組みを促す。遊びは子どもの言葉であり（Landreth, 1991），遊びを通して子どもが TF-CBT の各構成要素を理解し学べるようにすることは発達上適切である。子どもは自分自身を表現する言葉をもってはいないかもしれないが，しばしばプレイナラティブ（遊びを通したナラティブ）[訳注4]によって，自分自身を十全に表現することができる。遊びは，TF-CBT を行う子どもにとって助けになる。なぜなら抽象的な概念を具体的に表現できるからである。具体的なものを動かすことによって学習が促進される。遊びは，子どもが言葉で説明されただけでは理解するのが難しい概念を学ぶことを助けるだろう。しかし，ある概念を視覚的に体験的に処理しながら理解していく時には，より深いレベルでの学習が発生するのだろう。遊びは，子どもそれぞれの発達レベルや文化的アイデンティティ，興味に適応させることができる。幼い子どもはそもそもトラウマを言語的体験として経験しておらず，そのことはナラティブを語り，処理する際にとりわけ重要である。遊びは子どもに多重感覚での表現を可能にする。言語的応答のみに制限してしまえば，彼らの表現は限定的になる。よい例として，ドールハウスを用いたトラウマナラティブの処理は，子どもが言語的なナラティブでは明確に述べられないトラウマの側面をあらわにすることができるだろう。

訳注3）TF-CBT の基本理念 CRAFTS における Adapable and Flexible と，Therapeutic Relationship is central に合致するということ。

訳注4）トラウマナラティブの伝達を言葉のみでなく，おもちゃを使ったり，実際に身体を動かして演じる（play out）などの遊びを通じて行うこと。セラピストの適切な言葉かけによって推進され深まる。

ナラティブの導入

　TF-CBTを実施する年長の子どもには，しばしば，「傷口の喩え」を用いてトラウマナラティブが導入される。セラピストは，トラウマは，雑菌が入らないように注意しなければならない傷口のようなものであると説明する。傷口は石鹸できれいに洗われ，どんな石や汚れや雑菌も入らないように取り除かれる。両親も同様に，優しく傷口を手当し，涙を拭き，抱きしめながら，愛し続け，育み続けることによってこの傷の回復を手伝うのである。幼い子どもに傷口の喩えを言葉で伝えることは，おもちゃを用いることでより上手にできるだろう。修復的なおもちゃ（医療キットなど）は，治癒の過程に役立つように傷を洗い，治療し，覆うといった概念を言語化する際に役立つ重要なアイテムである。トラウマを抱えた子どもは，しばしばこのような医療キットなどの治癒を表すおもちゃに引き寄せられる。子どもは，受容し表出する言語のような道具としておもちゃを用いる。「治す」おもちゃを使用して，子どもは誰かが治るのを助けるというのはどういう意味であるかということを理解し，治したり，治ったりする必要性をどのように感じているのかを示す。子どもは時に，自分が痛かった時のこととして，トラウマ体験を言語化することがある。セラピストは語られた言葉を聞き，共感的に反応する。その上で，セラピストは，子どもが包帯や医療キットを使って自分が傷ついてきたことを表現するというように，遊びを通じて子どもが語られていないテーマを伝えようとしていることを敏感に察するかもしれない。そこで臨床家は，かつて語られなかった経験をさらに言語化するよう共感的に促すのである。

ベースラインナラティブ[訳注5]

　年長の子どもや，トラウマナラティブを遊びをともなわずに言語的に実施する子どもには，臨床家は最初に子どもに感情的な強度の低いベースラインナラティブを語るように伝える。それと同様に，臨床家にとっては，幼い子どもが遊びによって異なる物語を作り出し処理することを観察することも重要であ

訳注5）TF-CBT のアセスメントの段階において，「最近あった楽しかったこと」などを題材に子どもが自発的にどれだけ物語れるかを査定し，その後のスキル構築のプランを立てるためのナラティブのこと。同時期にトラウマについて語ってもらい回避の程度等を見立てるベーストラウマナラティブもある。

る。外傷的ではない出来事を選んで表現しておくと治療の後の時点で子どもがトラウマを語りやすくなる。外傷的ではない出来事を表現することは，トラウマを1つの決定的な瞬間としてではなく，子どもの人生におけるすべての経験の一部という文脈に置くことでもある。スキル修得をもとにした構成要素が各セッションで適切に扱われた後，セラピストは，子どもの生活の中で起きた出来事（事件）を見せてほしいと子どもに頼み，そしてその遊びを観察する。セラピストと子どもは，おもちゃ（ドールハウスなど）で再現するための最近の出来事を話し合い，肯定的な経験を選択することができる。このような再現は，言語的なベースラインナラティブと同じく，子どもが普段どのように情報をやりとりし，遊ぶのかという価値ある情報を臨床家にもたらす。このベースラインをとっておくことで，トラウマナラティブの過程でトラウマ記憶が誘発された時に，子どもの表現や遊びのスタイルが著しく変化したかどうかにセラピストが気づくことを可能にする。

読書療法（ビブリオセラピー）を使用してトラウマナラティブを強化する

　読書療法を通じた心理教育は，治療の全体にわたって，またしばしばナラティブを作成する時や処理する時に用いることができる。子どもは，類似のトラウマを有する登場人物や，どういうトラウマかは書かれていないが，さまざまなトラウマに一般化できる情報を聞くことによってしばしば恩恵を受ける。それによって，子どもと親がトラウマとよくある反応について理解することができる。特定のトラウマに関連した本には，例えば『The Adventures of Lady: The Big Storm』（Peason & Merrill, 2006）あるいは『No-No and the Secret Touch』（Scott, Feldman, & Patterson, 1986）がある。これらはトラウマの概念や心理的な症状，治療に関する話し合いを始めるのに有益である。また「何か悪い出来事が起きた」という概念に関するより一般的な本としては，『Brave Bart』（Sheppard, 1998）などが役立つだろう。本を読みながら，読んだ後に，パペットやおもちゃを用いてその本の中のテーマを遊びながら広げることで，子どもの理解は深まり，そのテーマの中にある概念を統合することができる。

ナラティブのペーシング（速度やタイミングの調整）

　トラウマナラティブを作る時や，処理する時にペーシングを行うことは，子どもの肯定的な経験を高める上で極めて重要である。トラウマを抱える子どもは，治療を始めるや否や，最初のセッションで何があったかを語りたがるか

もしれないし，ありがちなこととしては，絶対話したくないと述べるかもしれない。トラウマナラティブのペーシングは，子どもの言うことや遊びを，すぐにトラウマナラティブととらえるのではなく，トラウマナラティブを作ることが治癒を促す体験になる文脈の中に位置づけていくことから始まる。このようなペーシングによって，セラピストは，子どもがナラティブを語る前に学んだり，使ったりする必要がある特定のスキルを伝えることが可能になる。例えば「Nested Boxes: Building Coping Skills Prior to Processing Trauma intervention（入れ子箱：トラウマ処理の介入前のコーピングスキルの積み上げ技法）」(Cavett, 2010) のようにプレイフルな介入は，セラピストや子ども，親が TF-CBT において順番に処理を行っていく過程を理解できるようにする。入れ子箱を用いた介入は，治療全体を通して，TF-CBT の構成要素を象徴する各階段（訳注：入れ子箱を小さいものから階段状に並べる）が，それ以前に学んだスキルの上に積み重ねられていく（訳注：それ以前の階段［箱］が次の階段［箱］の中に入っている）ことについて話し合う機会を提供することができる。このような視覚的な表現を用いることで，子どもや親はこれから受ける治療では，トラウマナラティブの前に，いくつかの段階があることを理解する。この段階を踏んでいくことが，情緒的な安全やトラウマの処理にとって大切である。しかし，どれであれ，ある1つの構成要素，特にトラウマナラティブに重点を置き過ぎるのを避けることは重要である。トラウマ記憶への曝露は治療プロセス全体を通じて起きているものであり，その旅の中でたったの「一歩」を踏むかのように，非常に緩やかに，自然にトラウマナラティブへ移行させるのがよい。

　後に，ナラティブのペーシングは，段階的エクスポージャーの作業を効果的に促進していくために不可欠となる。ペーシングを決定する治療的な裁量は，ナラティブの間子どもに役立つ程度に，スキルに関する構成要素を習得できているかどうかによって決められる。さらに，セラピストはナラティブの間，彼らがどのように感じているかの手がかりとして，子どもや遊びを観察しなければならない。言語によるナラティブを行う前に，ある一定の時間を設定すること（Cohen, Mannarino, & Deblinger, 2006）は，プレイナラティブにおいても同じくらいに役に立つのである。この過程で苦痛が増すのは自然なことであり，そしてほとんどの子どもは多少の苦痛を耐え，それを「遊び」通すことができ，最終的には混乱した感情を泣いて表現しても大丈夫だということを学ぶようになる。加えて，この過程を経て，子どもはその苦痛は永遠ではなく自然

に収まっていくことを学んでいく。彼らの苦痛に対する反応やその度合いを観察し測定することは重要である。なぜならば，子どもはトラウマ体験を再現する中で，徐々に苦痛が減っていくことに気づいて行くからである。トラウマナラティブの前や間，そして後に「感情そろばん」（Cavett, 2010）のような非言語的ツールを用いると，子どもがどれくらい不安や恐怖，混乱を感じているかを遊びを中断せずに伝える機会を提供することができる。そしてセラピストがトラウマナラティブの語りや遊びのペースを調整することを助ける。またある子どもには，ナラティブを語る時に必要に応じてリラクセーションのような対処スキルを使用するよう勧めることも役立つだろう。セラピストと子どもは，あらかじめ，もし子どもがとても不安になったら，ナラティブをいったん止めて，穏やかで平和な場所の絵を描くなどのリラクセーション技法を使って心を落ち着かせることができると決めておくことができる。「Balancing Out Your Feelings Technique（気持ちのバランス技法）」（Kenney-Noziska, 2008）は，不安のレベルと対処スキルを釣り合わせるための，遊びをもとにした介入である。この介入においては，ある尺度が感情の強さを示すために使用される一方，もう1つの尺度は使用した対処スキルを示すために用いられる。このように遊びを用いると，子どもはトラウマ記憶と関連する恐怖に直面できるようになり，克服感(マスタリー)を構築していく。

幼い子どもとトラウマナラティブを作成する

　一部の幼い子どもは，言葉によるナラティブやトラウマを語ることに抵抗はあっても，おそらく，心から遊びを通してその物語を伝えたがっているかもしれない。一般的に，年長の子どもは，トラウマナラティブを語るか，描画や作詞作曲などの他の表現方法を使用する。より幼い子どもは，ナラティブを行動で表現するか，セラピストが子どもの興味と能力に一致していると感じる他の方法で表現することを求められるだろう。多くの場合，最初のトラウマナラティブはシンプルで短い。これは特に，非常に幼い子どもにあてはまる。そのナラティブには，子どもが，社会福祉的な支援の調査や裁判制度の過程で，あるいは親の話など，他者がトラウマについて話しているのを聞いた時の言葉も含まれる。大人や年長の子どもでさえ，外傷的な出来事を言葉で表現することは非常に難しいものである。幼い子どもにとっては，それは多くの場合，もっと困難なのである。

　ナラティブは，その過程で，子どもが個人的なことを非常に心地よく表現で

きた時に，最も効果を発揮する。ナラティブの出来事の記録は，彼らのコミュニケーションの強みを反映すべきである。いくらかのより年長の子どもは，ナラティブのすべてあるいは一部を記述することによって力づけられたように感じる。一般的に幼い子どもには，セラピストが彼らのナラティブを書き取り「秘書」のように働くとうまくいく。自分で書ける子どもであっても，セラピストが秘書のように働くことで，トラウマの詳細をより多く共有できるようになる。ナラティブを語る方法は，それぞれの子どもの性格や関心に合った方法がよい。マイクや映画撮影のカチンコを喜ぶ子どももいる一方で，その提案に抵抗し，より不安になる子どももいる。臨床的な裁量で，子どもの必要性(ニーズ)に基づいて助けになる方法を決定する必要がある。子どもがナラティブを演じている時，セラピストは彼らのストーリーを最初から最後まで，できる限り詳細に書き留める。セラピストは遊びを促すために，これまでに語られた子どもの言語的なナラティブからの発言を使用してもよい。彼らの遊びを言語的に反映してナラティブに書き留めると，子どもの間違いや誤解を明確にすることができる。子どもは，説明するために，ドールハウスの中で男性の人形が女性の人形をおもちゃのフライパンで殴る様子を示すかもしれない。もし子どもがすでに男性と女性の人形が両親だとわかってしていたら，セラピストはそのことを自分の言葉に反映しながら指摘することもできる。セラピストは子どもが何を表現しているかを，特別な言葉を使わずに「あなたのパパがあなたのママにそれでそうしたのね」というように言及することもできる。子どもは通常具体的に表現するものだが，もしそうでなければ，子どもに起きたことを言葉にすることが，ためらいによって妨げられていると考えられる。子どもは「お父さんは，シャベルで何度も何度もお母さんを殴った」と言うかもしれない。子どもは，トラウマナラティブをくり返し語りながら，さまざまな時点で，何を考え，何を感じていたかを語るように励まされる。

　子どもがナラティブを伝えるための準備をしている間，セラピストは子どもの言語的，情緒的，行動的な反応に注意を向ける。それによってセラピストが，それぞれの子どもがトラウマナラティブを表現できるようにするための選択肢について決めやすくなるからである。そのプロセスは通常，言語的なナラティブかトラウマの説明から始まる。セラピストはナラティブを深めるために，言語と遊びの介入の間を踊るように行ったり来たりするのである。子どもに選択肢としていくつかの遊びによる介入を提案することができる。これらには箱庭，建物遊び（ドールハウス，警察署，裁判所，消防署），パペットや歌などが含

まれる。他にも，もしセラピストにその子どもが自然にある特定の表現方法を使うという確信があれば，それをナラティブを語る手段として用いるのもよいだろう。もしそれまでのセッションの自由遊びの時間に，子どもが，ドールハウスに何度も興味を示してごっこ遊びをしようとした場合は，セラピストは，子どもがトラウマの間に何が起きたかを示すのにドールハウスを使うように話すとよいだろう。例として洪水によるトラウマの影響を受けた子どもに対するAngela Cavett の実践例をあげよう。TF-CBT のスキルに焦点をあてた構成要素のセッション終了時の自由遊びの時間に，子どもはよく砂遊びをしていた。これは，砂袋なども含む彼らのトラウマ体験に関連する感覚の引き金への，最小レベルの曝露を提していたといえるかもしれない。町に大量の砂袋（土嚢）が置かれていたような場合，子どもと大人はたびたび砂を感じており，後に，これが彼らに家が浸水したことや洪水になりかけた時のことを思い起こさせることになる。その子どもが砂で遊ぶ際に，その砂がより深い処理を可能にすることは明らかである。なぜならばそこには感覚記憶が含まれているからである。

　パペットは子どものため，または子どもによって作られ，子ども，加害者，および（または）ナラティブにおける他の重要な人物を表すことがある。パペットはまた，トラウマに関連した子どもの空想（例えば救助や報復）に関連する形を表すこともある。ランチを入れる紙袋や布地，木製の工作棒から作られた手作りのパペット（Cavett, 2010; Drewes, 2011）は，トラウマや，それに引き続く出来事に巻き込まれた子どもの視点から，それぞれの人々を描くために使用されることがある。より深い感情や人間のその他の側面は，言葉で表現されるよりも，子どもが作成したパペットを通して明らかにされることがよくある。Angela Cavett の実践例では，ある子どもがトラウマナラティブのために，両親，自分自身，きょうだいのパペットを作った。彼は，母親が悲しんでいると言葉では表現しなかったが，母親のパペットには涙を描いた。何セッションか後に，トラウマナラティブが展開し解決法が話し合われるにつれ，子どもはきれいにするために別の人形が欲しいと述べ，笑っている母親のパペットを新しく作った。そのナラティブを母親と共有することを最初に話し合った時に，彼は母親に泣いているパペットを見せたくないと言った。彼が自分の感情を処理し，そして母親がトラウマとなった出来事の間，悲しかったのだと言えるようになった時，2 人は語られていなかったある考えに大きな解決を見出すことができた。それは「ママはそれをどうすることもできないし，ボクはそれからお母さんを守らなければならない」というものだった。彼は母親に，泣いている

母親のパペットを見せることができた。母親は彼と一緒に，彼にとって母親のそれまでの絶望と抑うつの反応がどれほど怖ろしかったかを処理した。母親がどのように感情や思考を共有できるようになってきたかを処理し，トラウマとなった出来事を彼らが分かち合った歴史の一部として受け入れつつ，今や未来への希望を感じられるようになったことを処理した。

　自分にとって自然な表現方法として音楽を使用する子どもは，トラウマナラティブに音楽を組み込めるかもしれない。Cavettによるその他の実践例では，トラウマナラティブを伝えるために，ある子どもは，戦争で愛する人を失ったというカントリー音楽の歌手の歌を脚色して，アフガニスタンで死んだ彼女の父親を描写する歌詞を追加した。

　アメリカ先住民でもそうでなくても，「Journey Sticks（旅の杖）」という遊び（BigFoot & Schmidt, 2010）を通して，ナラティブを表現することに自然と引きつけられる子どももいる。この介入では，子どもが自分のライフラインを表現するのに杖を使用し，それを自分の人生のさまざまな時間を象徴するように飾りつける。複数のトラウマを有する子どもにとって，これは視覚的に経験的に人生を処理し，トラウマとなった出来事を端から端まで自分の人生全体の中にあてはめることを可能にした。

　Richard Gardnerによる「The Story Telling Game（ストーリーテリングゲーム）」は，子どもがナラティブを語る時に役立つ。このゲームには，さまざまな発達レベルや人種的アイデンティティが混ざった紙人形のキャラクターが用意されている。状況の背景，例えば家やベッドルーム，学校，遊び場も用意されている。このゲームは，子どもがトラウマナラティブを話すための選択肢の1つとして提供されることもできる。

　子どもは自分のトラウマナラティブの一貫として，トラウマの理解を深める処理を行いながら，スクラップブックを作成することがある。トラウマ関連の，あるいはそうでない構成要素を代表するセッションで教えられ使用した異なる作業の描画や写真をそこに含めるのは彼らの助けになる。これはセッションで提示された構成要素の順序と同じ順序で行えるだろう。もし臨床的に適するのならば，セラピーで子どもが描いた絵のコピーを含めることも役に立つ。もしそれが役立つと思われるならば，プレイナラティブの場面の写真を含んでもよい。ただし，スクラップブックや他のナラティブに含まれている心理的な情報の深さを考え，セラピストは治療終了時に，子どもに渡す文章や絵のナラティブの内容について，慎重に対処する必要がある。

遊びを通したナラティブの深まり

　Cohenら（2006）は，さらに曝露を深めるために，各セグメントの後に彼らのナラティブを語りなおすことを示唆している。ナラティブは，より詳細にその経験を伝えるために，そしてその経験に関連する感情や思考をアセスメントするために，複数のセッションにわたって語られる。幼い子どもにとって最も重要な課題の1つは，詳細を伝え，そのトラウマナラティブに関連する感情や思考，行動そして感覚の体験を取り扱うための，言語的スキルの欠如からくる。トラウマナラティブがより詳細であるほど，それは子どもにとってより修復的であるだろう。

　幼い子どもの言語的ナラティブには，他者から聞いた言葉が含まれるかもしれない。しばしばトラウマが体験された時に，最初の描写は感覚的であり言語的ではないことが多い。子どもはトラウマとなった出来事が発生するまで，トラウマに関連する説明の言葉を知らないことがほとんどであろう。しかし，両親や警察，ソーシャルワーカー，そして他の人たちが関わるにつれて，彼らはトラウマに関連づけられている言葉を耳にし始める。そのため子どもの最初のナラティブは，「私は性的に虐待された」あるいは「私のパパは私の大切な部分に触った」といったように漠然としていることが多い。これらは，大人がトラウマ経験を説明するために使用した言葉やフレーズかもしれない。

　セラピストは子どもにプレイフルなナラティブを促すために，子どもがナラティブで表現したのと同じ言葉を組み込むことができる。例えば，「あなたが私に，あなたに何が起こったのかというお話をしてくれた時，『私は性的に虐待されたの』と言ったよね。でも私は，性的に虐待された時に起きたことを，このドールハウスを使って見せてくれないかなって思っているの」と子どもに伝えられるかもしれない。子どもの言語能力は，遊びの素材から提供される刺激によって強化することができる。遊びを使う最も重要な利点の1つは，言語化できない体験を再演できることにある。子どもは，おもちゃ，例えばドールハウスを使って，トラウマ体験が起きた文脈を見せることができるようになる。ドールハウスを用いて，子どもは「父親が玄関に入ってきた時に，母親は廊下の曲がり角の手前に立っていた」といった，言葉では表現できなかった詳細を示すかもしれない。それを言葉にすることが子どもの言語能力を超えていたとしても，ドールハウスを用いて，セラピストがそれを言語的に反映し，子どもの遊びとセラピストの記録を通して，ナラティブは語られるのである。セラピ

ストは遊びの中で「ママは廊下の曲がり角の手前にいて，パパが玄関に入ってきたのね」とコメントできる。幼い子どもはセラピストと対話をしながら，修正を加えていく。その子どもは「ママはパパから隠れて玄関のクローゼットの中にいたの」と言うかもしれない。子どもは時折，トラウマを思い出すものと似た小道具を要求し，トラウマを再現するのに使えるおもちゃとそれを思い出す方法の違いについて話すこともある。時々，ナラティブをビデオテープに録画しておくと便利である。子どもとセラピストは，そのプレイナラティブを一緒に見て，それに関連する思考や感情を処理することができるからである。

ナラティブに感覚記憶を含める

　トラウマは，子どもの諸感覚を通して体験される。したがって，感覚の記憶を共有することは不可欠である。子どもがトラウマについて言ったことを，セラピストがその証人となり，子どもの遊びを描写するコメントを通して言語化することによって，子どもは非言語的で感覚に基づくトラウマ体験を言語的な方法で処理し始めることが可能になる。感覚に基づいた言語化が増えると，セラピストは子どもがどのようにトラウマを生き抜き処理したかについて，理解しやすくなる。セラピストが子どもの立場に立ってこれまでの出来事をより理解するにつれて，子どもはセラピストに聴いてもらえていると感じる。したがって，遊びは，トラウマ記憶を言葉で共有するための子どもの努力を強化するものといえるだろう。

　幼い子どもの言語的コミュニケーションの限界を考えると，トラウマを表現する助けとなる遊びや，どのような身体感覚を経験したかについて表現する遊びを用いることは，有益であることが多い。つまり，「Putting the Piece Together（ジグソーパズル）」（Goodyear-Brown, 2005）あるいは「Re-Building Mr. or Mrs, Potato Head：Processing Traumatic Sensory Memories and Providing Healing Sensory Memories（ミスター・ミセス・ポテトヘッドの作り直し）」（Cavett, 2012b）などの遊びによる介入は，最初のトラウマナラティブに詳細をつけ加える時に役立つかもしれない。これらの介入のいずれかを使用することは，トラウマ体験の間に子どもが何を感じたか（例えば聞いたり，味わったり）について対話することを可能にする。子どもはトラウマナラティブが読み上げられている間，ミスター・ポテトヘッドのようなおもちゃで遊ぶ。また，パズルの各ピースやミスター・ポテトヘッドの各部分を置きながら，子どもはトラウマナラティブに，その時，何を聞いたか，何を感じたか（手），

何を見たか（メガネや目），何を味わったか（舌あるいは唇）を加えていく。ミスター・ポテトヘッドに帽子をかぶせることは，子どもがナラティブ中の考えについて話し合うきっかけとなる。

トラウマ処理（プロセシング）

　トラウマの処理はトラウマナラティブと渾然一体となる。子どもがトラウマの記憶を表現する時に，それに関連する感情や思考も表現されるだろう。感情や思考という分類をすることは，幼い子どもに混乱をもたらすこともある。「マグネット製の認知の三角形（MCT）」などのツールの使用は，感情と思考を分けるのに役立つ。他の TF-CBT の構成要素と同様に，ナラティブを始める前に認知の三角形を理解していることは有益である。

語られない感情や思考への洞察としての遊びのテーマを検討する

　子どもが，おそらく最もナラティブの恩恵を受けるのは，激しい感情的なトラウマ記憶が処理される時だろう。したがって年長の子どもに対しては，言語的なナラティブを使って，外傷的な出来事の最も困難な側面を共有することを確認しておくことも必要である。年少の子どもでは，プレイナラティブの最中に，彼らが「行き詰る（スタックする）」ように見える時があるかもしれない。これはスタックしたと見立てた上で，処理されるべきものである。その時には，ナラティブの最初の局面が子どもの行動に表されている可能性がある。そして，圧倒されるような感情的・認知的な反応が，トラウマ体験時と処理中の双方に示されるという非現実的なことが生じる。プレイナラティブにおいて，子どもの行動を反映させることで，子どもとセラピストは遊びがどのように思考と感情を反映しているかを発見することができる。例えば，子どもの人形が家から落ちたり溺れたりし始めている時，これは感情／認知の状態を示している可能性があり，セラピストは子どもの経験をより理解し探ることができる。感情には，麻痺（numbness）や解離も含まれるかもしれない。または認知は「私は逃げられるといいのに／洪水に流されてしまえばいいのに」というものかもしれない。これはトラウマを経験した子どもの間に共通しているので，スキルの段階で感情を教える時に，麻痺を説明して理解させることが特に重要である。しかし，麻痺が標準的な感情ポスターや市販されている感情カードに含まれていることはまれである。プレイナラティブは子どもがより正確かつ完全に，自

分の視点からみたトラウマがどのようなものだったかを伝えることを可能にする。トラウマを経験した子どもに共通する遊びの4つの重要なテーマは，象徴化（symbolism），救出／復讐空想（rescue/revenge fantasies），自責／責任（blame/responsibility），そして修復（fixing）である。

象徴化

Cohen ら（2006）は，子どもがトラウマについて不正確な（言語化された）思考を示す場合，それらはナラティブに含めて，後に調査され処理されるべきであると述べた。プレイナラティブにおいて，子どもが遊びを使ってトラウマ体験の認識を表現することは，事実としてよくある。ナラティブを展開するために遊びを使用するよう求められると，子どもは何が起きたのかを示し始めるが，しだいに非現実的に思える詳細を追加することがある。この遊びが示すものは，子どもの困難に対する強力な洞察を提供し，それらが処理されると治療が促進されるということである。時には，子どもは事実ではない経験を非言語的な方法で表現するためにおもちゃを使用するかもしれない。おもちゃは経験または関係者（例：プレイナラティブの中で，加害者である継父を表す際に，虐待を表現する時にはモンスターの人形を，虐待していない時を示すには成人男性の人形を使用するなど）を示すために使用されることがある。大人が「継父は私を虐待する時はモンスターだった」と言う一方で，子どもは遊びを通して「話す」。遊びは，子どもが言葉で表現するには難しすぎて語られない思考への洞察を可能にする。まず初めに臨床家は，言葉で表現するにはあまりに混乱し複雑すぎる思考についての情報を集めるために，遊びを観察するとよい。遊びの行動を観察した後，セラピストは，遊びや言葉を使ってより気持ちや考えを伝えることを通して，外傷的な出来事の詳細を共有できるように子どもを励まして支援する。

救出／復讐空想（レスキュー／リベンジファンタジー）

言語的なナラティブでは，子どもは救出や復讐の空想を表現するかもしれない。このような空想は，プレイナラティブを展開する時にも見られる。トラウマナラティブには，救助を描く他の人形（スーパーヒーロー，警察，空想上の親）を含んでいたり，あるいは子どもは，遊びの中で自分自身や他者が救出されるという願望を示すものである。例えば，ある子どもが，遊びの中で加害者のキャラクターをおもちゃの刑務所に入れることで，加害者が収監されたことを描写したとする。セラピストは子どもの遊びの中でそれを言語的に指摘し，多くは自分が受けとめたものを言葉に反映して，子どもにより詳細に表現することを

促すことができる。そうすると，子どもは「ひどいことをされたの」あるいは「ママはその人を牢屋に入れなければと思ってるの」といった自らの思考を表現することが可能になる。言葉によるナラティブのみならず，プレイナラティブにおいても，こうした空想遊びは子どもの自己や他者，経験に対する感じ方の一部だと考えるべきである。このような遊びの詳細は，遊びなしでは発達的に標準的な言語を超えるような，子どもの複雑な思考や感情の表現を可能にし，トラウマ体験の処理の過程を伝えるものである。

　例えば父親に性的に虐待された子どもは，もしその時母親がそこにいたとしたら，母親が彼女を救けてくれればよかったのにと感じていたかもしれない。母親がそこにいなかったら，子どもは保護されるに値しなかった，将来も保護されることを期待できないと感じるかもしれない。このレスキューファンタジーによって，セラピストは子どもは本来守られねばならなかったはずであり，守られるに値すること，将来類似する出来事が生じる可能性を減少させる取り組みを行うこと（例：安全性の強化の構成要素）を強調することができる。

自責／責任

　遊びをナラティブの処理に取り入れると，子どもに自責があるかどうかを見立て，それを処理するのに役立つだろう。子どもはしばしば，自分がトラウマ体験をコントロールできなかったことに責任を感じている。子どもに責任はないにしても，トラウマが起きた時，状況に影響を与える行動を示していたということもある。安全のために重要な行動について話し合う時，子どもが非難されないことは必須である。しかし，安全計画の一部として将来のトラウマや被害のリスクを減らすために，いくつかの行動を提案することができる。例えば，犬に向かって大騒ぎしながら駆け寄って，犬の眼に指を入れた直後にその犬に咬まれた子どもは，犬に咬まれたこと自体は責められないが，犬やそのほかの動物の周りにいる時の適切な行動を学ぶべきである。筋書きを演じるロールプレイの使用は，教育とモデリングを通じて将来の危険リスクを減らすことができる楽しい活動になる。

修復

　Cohenら（2006）は，トラウマ性悲嘆に関する修復的活動に対する子どものニーズについて述べている（例：子どもが愛する人の死を可視化する，つまり身体が見つからなかったり，亡くなった時に非常に損傷していたりした大切な故人が，病院で修復されるなど）。この遊びにおける修復のテーマは，致命的ではないトラウマでも致命的なトラウマでも明らかにみられるものである。トラウマを抱えた子ども自身，あるいは愛する人を修理し修復したい彼らのニー

ズが満たされていく。子どもがトラウマを処理するのを助けること，そしてナラティブの間のさまざまな視点で修復のテーマを組み入れることは，彼らが実際に役立つものは何か，そして安全を感じるのに役立つものは何かを考えることを助けるだろう。

子どもの思考や感情の洞察をアセスメントする遊び

　感情と思考を分けることができないという幼い子どものもつ困難は，ナラティブに取り組んでいる時に特に顕著に見られる。したがって，認知の三角形は，ナラティブを処理する前に必ず理解しておかないといけない。幼い子どもは，時折，彼らが何を感じているかを話すことが困難である。しかしながら，遊びの中でその考えを明らかにすることができるだろう。子どものトラウマに特有な遊びは，子どもがトラウマをどう見ているかという視点を示すものであり，遊びをもとにした介入で処理することができる。

　しばしば子ども，特に幼い子どもが，初めてトラウマナラティブを語る時，彼らは認知の歪みを言葉で表現することはない。代わりに，彼らは適応的な認知を話す。さらにアセスメントを続けていくと，セラピストは子どもが善意の大人が与えた「正解」をまねていることに気づくだろう。幼い子どもに自分の考えを表現するための時間と，発達上適切な手段を与えずに，自分が感じていることを伝えるのではなく，ただ単に大人のモノマネをさせてしまうことは，治療の役に立たない。しばしば，子どもは矯正された言語的反応を含んだナラティブを話す。しかしプレイナラティブでは，彼らのより深く本当の考えと信念にアクセスすることができる。例えば，子どもは，性的虐待は自分のせいではなかったと言葉では示すかもしれないが，遊びを用いてより深いレベルでナラティブを処理していると，子どもは非適応的な思考であるが彼の真実を映して「みだら」で「セクシー」な対象として自分自身を分類しているかもしれないことに気づくことがある。

　言葉によるナラティブでは，セラピストはナラティブを再読しながら子どもの思考を処理する。これは，表現されている思考が役立つものか，間違いがないかどうかを子どもに尋ねることを含んでもよい。同様の介入が，ナラティブを子どもが演じる時にも行われるだろう。

　MCT（Cavett, 2010, 2012a）は，認知の三角形を説明するのに役立つ遊びに基づいた介入である。この介入では，子どもは感情，思考，行動だけではなく，

それらのつながりについても学ぶ。MCT は最初に，子どもが感情を探り，内的な感情経験の説明の幅を広げることを可能にする。MCT は，子どもと親が，さまざまな感情の個々の表現を理解するために合同セッションで実施することも可能である。虐待された子どもに共通する思考もまた，MCT を使って処理される。子どもが，セッションの一部を使って，一般的な思考（認知の歪み，不正確な認知，役に立たない思考）を話し合うことは，子どもが自身の経験を認めて理解することに役立つ。MCT は，トラウマのサバイバーに共通する肯定的な行動と否定的な行動の両者を含むべきである。子どもが遊びの中でトラウマを処理する時，感情，思考，行動を探るために MCT を利用すると便利かもしれない。

　MCT を使用して子どもが感情と思考，行動を整理することは，言語的に処理するだけより簡単にできるかもしれない。ナラティブを読み上げる際に，セラピストと子どもは感情と思考を弁別し，思考がどのように感情に影響を与えているかをボードに示す。例えば性的虐待を受けた子どもは，「私は彼に大切な部分を触らせたから悪い女の子だ」という考えをもっていれば，それが罪悪感や悲しみにつながっている可能性がある。しかし，その考えが「私はただの小さな子どもで，彼は私をだまして私に触った」と変化すると，彼女はまだ悲しさは感じているかもしれないが，減少することになるだろう。そして彼女は罪悪感を抱かなくなり，加害者に責任を帰するようになるだろう。思考と感情が変化した時，彼女の行動もまた変化するだろう（例：孤立からサポートを求めるようになる）。つまり，MCT はより組織化された処理が起き，内的な処理が視覚的に表現されることを可能にするのである。子どもはしばしば，たとえ思春期の子どもでも，出来事の詳細を思い出せない，または話したくないということがある。そのような時，彼らは思考，感情と行動について語るための支援が必要になり，その際に MCT がそれを促進することができる。

指示的なプレイセラピーによる介入

　ナラティブの処理は，困難ではあるがセラピーの挑戦しがいのある段階である。プレイフルな介入によって，子どもが主体的に取り組めるようになり，プロセスにしっかり関与し続けながらより深い処理をできることが不可欠である。子どもは遊びによる介入とトラウマに関連した認知，思考，行動と一致させることから恩恵を受けることができる。遊びのテクニックは，認知の歪みが

識別され変化すること，対処スキルが発達すること，無害な刺激への曝露を行うことを補助するために開発されてきたものである。

いくつかの遊びによる介入法は，思考を探るプロセスや，感情への影響を探るプロセスを助ける。「Thinking Caps（考える帽子）」（Goodyear-Brown, 2005）や「My View of the World（私の世界の見え方）」（Cavett, 2010）は，肯定的な感情や否定的な感情につながる思考の処理を促す。「私の世界の見え方」では，子どもは紙のメガネをつかって，彼らがどのように世界を見ているか（認知）を発見し，改善された気分をもたらすより有用な認知を探索することができる。「Right Address/Wrong Address: Message from Self and Others（正しい住所／間違った住所：自分と他者からのメッセージ）」（Cavett, 2010）では，子どもは思考を探索し，どんなメッセージが役に立つのかまたは役に立たないのかを考える。例えば，もしも子どもが，自分自身へ「私は決してよい選択をしない」といったような極端な手紙を書いたら，そのメッセージは間違った住所の書いてある考えなので届かない。臨床家と子どもは，このような極端なメッセージをその子自身ではなく例えば北極に送るべきかどうかなどを遊びながら思考について探索していく。自分や他者から誰かに送られたメッセージについて話し合うという遊びを使うことによって，子どもは一般的な認知の歪みを見つめ始めることができる。「その場所を消そう（Erase the Place）」（Goodyear-Brown, 2005）の遊びを使った介入は，否定的な考えに対処し，肯定的なものに置き換えるために用いることができる。

「Positive Thinking Checkers（ポジティブ・シンキング・チェッカー）」（Anderson, 2011）は子どもに，彼らの思考を評価し，肯定的自己宣言を学ぶ機会を提供する。このゲームでは，チェッカー（訳注：チェス盤を使って，相手の駒を飛び越して取るゲーム）をしながら，出た駒によって子どもが自分自身について肯定的な文を作るか，あるいは否定的な自己宣言のカードを引いてそれに反論をするか否かを決めていく。「Positively Painted Desert（ポジティブな色のついた砂漠）」（Engberg & Schumann, 2011）は，また別の認知的再処理の技法で，子どもが否定的な思考を表す大きな岩を，自分の容器に埋めていきながら話し合うものである。肯定的な思考は砂で表現される。子どもは，自分についての肯定的な思考で容器をいっぱいにすることで，否定的な思考の入る余地がなくなることを学ぶ。これら双方の活動は，子どもが自分に対する肯定的な思考を検討し，作成し，そして実践することを可能にする。子どもがトラウマナラティブの中で，否定的あるいは役に立たない思考をもっている場

合には，代替的な思考作成の練習をするゲームを加えることができる。

　トラウマを抱えた子どもはしばしば，彼らに非はないのだが，その出来事の間にしたことに責任を感じていることがある。性的虐待を受けた子どもは，それらの出来事を「自分自身の」行動のせいで起きた考えることがある。道徳観の発達によって，その行動がトラウマ体験によって生じたということの理解と処理が妨げられることがある。例えば，性的虐待に特有の行動をした子どもは，虐待者が彼らにその行動を「させた」つまり彼らに強要されたりあるいは押しつけられたりしたことを理解できないでいる。「Puppet on a String（操り人形）」（Goodyear-Brown, 2005）は，幼い被害者に，トラウマ体験の間にとった行動は彼らのせいではなく，「自分自身の」行動ではなかったことを理解させることができるプレイフルな介入である。

　性的に虐待され，快感をともなう生理的な反応をした子どもは，しばしば，自分を責める感情を抱いていることがある。臨床家は，子どもがナラティブを語っている間，その兆候を観察することができる。しばしば子どもは，恥ずかしいと感じて，セラピーの中でこの情報を共有しない。セラピストは，生理的反応に関する開かれた質問をしたり，性的接触に対する正常な反応に関する心理教育を提供することがある。Cavett（2010）の「Pffft ― That's Just What Bodies Do（へへん，それは単にカラダの仕組み）」は，性的虐待への生理的な快感の反応を処理するのにユーモアと遊びの要素を提供する介入である。「The Bag of Tricks（手品のバッグ）」（Crisci, Lay, & Lowenstein, 1998）は，性的虐待のさまざまな局面で加害者が使用するトリックについて話し合う「種明かし」の機会を提供する。幼い子どもは特に，これらの介入に魅力を感じる。

　ナラティブが十分に処理されたかを見極めることは，しばしば，セラピストにとって難しいことである。セラピストは，深く十分なナラティブを促さないことや，十分に長い時間の曝露を提供しないことによって失敗する可能性がある。子どもの症状や情緒的な反応が続いている時や，認知の歪みの兆候がある時，ナラティブはまだ適切に処理されてきていない。

実生活内での克服：
階層表と曝露をともなった遊びを使用して

　TF-CBT の，より強くトラウマに関連する構成要素は，外傷的な出来事に関して，子どもに段階的な曝露を提供するために用いられる。実生活内エクスポー

ジャーは，子どもの実生活環境において，トラウマ体験に関連づけられている無害な刺激への反応を減少させることができる。実生活内エクスポージャーでの魅力ある遊びをすることは，子どもに困難な治療の課題へより積極的に参加するよう促すことができるだろう。関連する刺激の階層表を作成し，子どもが無害な刺激にうまく直面して不安反応が減少していくことを徐々に可能にする時に，実生活内エクスポージャーは有用である。一部の幼い子どもにとっては，階層表は両親とだけで作成することが最良である場合もある。なぜなら，階層表の作成は，最終的な目的に直面化することがあり，またより不安を引き起こす段階が，回避を引き起こすかもしれないからである。しかしほとんどの子どもは，セラピストや親と一緒に階層表作成に参加することを，楽しみながら行えるだろう。

　遊びの中で階層表を作成する時，オレンジ色の道路工事用の三角コーン（ホームセンターなどの自動車コーナーで入手可能）を使って行うとよい。各三角コーンは，主観的な苦痛の単位を表す。セラピストは，異なる得点範囲を選択し（例：5～7個や10個の三角コーン），その数は年齢によって異なる。年長の子どもが，より分散された不安のレベルを表せるように10個の三角コーンを使う一方で，幼い子どもは不安レベルの1から5を表す5つの三角コーンを使うのがよいかもしれない。子どもが不安の各レベルを視覚化することを助けるために，三角コーンに顔を描いたり取りつけたりすることができる。セラピストと親で，不安を引き起こす刺激に関するさまざまな筋書きを書いてみたり，子どもが各不安レベルの絵を描いてみたりすることもよいだろう。子どもはその後，各筋書きや絵を三角コーンの横に置き，引き起こされる不安のレベルを表す。子どもと親はセラピストとともに，対処スキルを使って耐えられるレベルの不安について話す。子どもは階層表の各レベルを表現するために，ドールハウスの中でそれを示したり，相談室で親とそれを演じるなどの遊びを使うかもしれない。遊びの要素の多い階層表の作成に子どもを同席させることで，実生活内エクスポージャーを実施する意欲を向上させることができる。このようにプレイフルなアプローチを用いることで子どもはこの過程により主体的に取り組んでいると感じるようになり，それは実際の実生活内エクスポージャーに引き継がれていく。

　トラウマが発生した時には無害だった刺激に子どもが曝露する時にも，遊びは有用である。例えば，電話の呼び出し音が，父親の自殺につながる状況として子どもに思い出される時，子どもが電話に応答することや，あるいは電話で

話すことを避けていることがある。まず初めに子どもとセラピストは，トラウマが生じた時，電話が鳴って，子どもの母親が電話口で誰かに話したことを演じるとする。ロールプレイでの曝露，あるいはプレイでそれを再演することは，役に立つだろう。例えば，子どもとセラピストが自殺の翌週の子どもと親の役を演じる。セラピストは母親を演じ，電話に応答して，質問に答えるふりをするかもしれない。質問に答えるふりは，自殺に関連づけられた無害な刺激である電話の呼び出し音への曝露として有益である。遊びによって提供される曝露を通じて，子どもは不安を処理し低減することができる。このプロセスは，子どもが回避を克服することを助けるのに十分であり，または必要応じて子どもが実生活内エクスポージャーの準備をすることができるようになるだろう。実生活内エクスポージャーの階層表は，自宅で電話の音を聞く，電話の応答をする練習をする，実際に電話が鳴った時に応答する，電話で話す時間を増やしていくといったような段階を含む。セラピストは，子どもの親に，誰かが電話をかけてきた時に，子どもがその音をよく聞くことを促すなどのエクスポージャーを行うように勧める。子どもが電話の音により冷静に応答できたならば，子どもは電話そのものに応答する準備ができているといえるだろう。そして最終的に，自宅で，電話に出て話すことが再びできるように働きかけるとよいだろう。実生活内の処理は，この子どもが，すべての電話が悲劇的なニュースをもたらすのではないことを理解できるように，恐怖の連想と向き合えるように設計されているのである。

安全と将来の成長を強化する

　トラウマの被害者である子どもは，再度被害にあうことを恐れている。彼らと安全に関する話し合いをすることは，長期的なメンタルヘルスにとって重要なことである。たびたび，子どもはくり返しトラウマを受けるため，再被害に関連する安全教育やプランニングの必要性が強調される。TF-CBT における他の介入と同様に，将来の安全に対する心配は，遊びに基づいた介入においても対処することができる。安全教育は，ワークシートや将来起こりうる状況に関する話し合いなどによって行われる。しかし通常，遊びを通して安全の課題を話し合うことで，子どもがそのメッセージをより理解し統合することを深められるだろう。

　「Fabulous Frogs（素敵なカエル）」（Brace, 2011）は，カエルにとって安全

な環境を作ることによって，どのような環境が安全なのかを子どもが考え出す遊びに基づいた介入で，子どもがカエルにとって安全な環境を開発することによって，どのようなタイプの環境が安全なのかを子どもに考えさせるものである。この介入によってセラピストは何が子どもに安全を感じさせるかについて処理することができる。子どもはカエルが安全であるための規則も作成し，自分の生活を安全にするための境界線や規則についての処理を促す。

　すべてのトラウマを抱える子どもにとって，境界線は安全計画に決定的な役割を果たす部分である。境界線を理解する時，プレイフルな介入に加えて読書療法を活用する子どももいる。多くの遊びによる介入は，対人関係の境界線と関係がある。子どもが境界線について学ぶ時，具体的なモノやその他の映像を使用するとよい。包装紙の上に大きく身体を描くことで，パブリックな部分（例えば手）あるいはプライベートな部分（例えば胸）を示すだけなく，子どもが近しい友人や家族との特定の状況（例えば背中や肩のマッサージ）で触れることが許容される部分（例えば肩や背中）としてそれらの部分を識別することに役立つ。「Respect My Space（尊重して，私のスペース）」（Kenney-Noziska, 2008）は，人の境界線について，他の人とやりとりすることに関する方略について処理するために，フラフープを使って球体の境界線を作り出して行う介入である。類似の介入として，「Hula Hoop Boundaries（フラフープ境界線）」（Janis-Towey, 2010）がある。これもフラフープを使って，パーソナルスペースと，状況や関係性の性質に応じて生じるそのバリエーションを処理するために使われる。不快だったり，虐待的な，危険な状況にいる時に声を上げること，誰かに言えるように力づけられることは重要で，治療の安全計画の部分で話し合われる。遊びの中で，子どもは大好きな人，警察，ソーシャルサービスに助けを求める電話の遊びをすることができる。この電話ごっこに加えて起こりうる他の筋書きを使用することで，抽象的だった計画が，子どもの行動のレパートリーの中に組み込まれるのである。子どもは「No」と言う練習や，不適切な状況について他の人に相談する練習をする時，メガフォンを使うこともできる。この Goodyear-Brown（2005）によるメガフォン介入の応用として，「Megaphones to Make a Point（主張のためのメガフォン）」では，子どもが「No」と言う練習や境界線を作る練習をする。「Door Hanger（ドアハンガー）」介入（Goodyear-Brown, 2005）を使用して，子どもは，人々が彼らの空間に入る許可と限界設定の両方を理解することを助けるドアハンガー（訳注：ドアノブにかけるメッセージプレート）を作る。あるいは，「Keep Your Hands off Me（私

に触れないで)」(Goodyear-Brown, 2005) は，パーソナルスペースに関する限界設定を理解するための運動感覚の体験を提供するものである。

　安全計画に関する臨床家のアプローチは，その計画に対する子どもの解釈の可能性を考慮しなければならない。最も重要なことは，もし将来，子どもに「No」という責任があると話すなら，以前に受けた虐待に対して子どもに恥の気持ちが生じるかもしれない。臨床家は将来の安全について強化する行動について，そしてそれは以前の虐待時に子どもは知らなかったことであることも話し合うことがよいだろう。

　サポートのためのコミュニティを築くことは，トラウマを体験した子どもや支援的な養育者にとって重要なスキルである。終結に向かって，子どもと思春期の若者は，自らのサポートシステムを作成し表現するアートプロジェクトに取り組むこともよいだろう。子どもは通常，セラピーを通して彼らの興味を伝えてきており，セラピストは彼らがいつサポートシステムについて考えてそれを描くかの選択肢を提案するために，この情報を用いる。例えば，バスケットボールをする思春期の子は，彼のサポートシステムをチームとして構築し，画材を使って選手，コーチ，サポーター（マネージャー）を表現する。彼がサポートシステムの一員として感じているそれぞれの人物は，継続的なサポートの中で，その人がとる役割に基づいて識別され描かれる。その思春期の子の母親は，例えばコーチやポイントガードとして表されるかもしれない。アートプロジェクトでは，子どもとセラピストの両者が，子どもが支持的であると思っている人を洞察することができるようになる。子どもは彼らのサポートシステムを，彼らにとって最善な何らかの構造，例えばスポーツチーム，バンドやオーケストラ，教室などを使用して可視化することができる。

　非常に幼い子どもに対しては，助けてくれる人（例えば警察，医者）のパズルを用いて，安全計画について話し合うことが有益である。安全な状況を表現した筋書きを子どもが読むことができる。その筋書きには，必要に応じて支援を受けるためには子どもが誰のところに行き何を話すのかが示されており，子どもの応答も含まれている。安全についての話し合いで，助けてくれる人のパペットを使うことも子どもが参加しやすくなるため有効である。「My Helpers Technique（私の助けてくれる人技法）」(Crisci, et al., 1998) は，安全計画に関する情報を提供するために開発されたものである。この活動では，子どもは医者や両親など，さまざまな助けてくれる人の絵と筋書きを一致させていく。この紙と鉛筆を使った活動は，家庭でも子どもがよりよく理解することができ

る。「My Safe Neighborhood（私の安全なご近所）」（Cavett, 2010）は，将来の安全を学んでいる間に，子どもが消防車やパトカーなどのおもちゃを使って，さまざまな筋書きを演じることを促すことができる。

　さまざまな状況にわたる安全について，この構成要素の間に扱われることになるだろう。もし必要があれば，いじめなどのような仲間同士の問題も安全計画に含めることができる。いじめに関するいくつかのゲーム（例：The Bully Free Game, Girls Games［いじめフリーゲーム，ガールズゲーム］）は，いじめを減少させるスキルを教えるのに有益である。

被害者としての子ども，そしてサバイバーへ

　年長の子どもや大人と同様に，幼い子どもは，トラウマ体験後の彼らの人生のある一定期間において，トラウマを重要なこと，または最重要なことと見なすかもしれない。子どもは自分に被害者というラベルを貼るかもしれない。ナラティブが進むにつれ，子どもの遊びはしばしば，被害者の視点から，有力化されたサバイバーの視点へと進んでいく。最終的には，年長の子どもと同様に，子どもはトラウマを自分自身の一部として統合するが，しかしそのトラウマが自分を定義する主なものではないと理解することができる。将来に目を向けること，そして子どもの人生にトラウマを統合することは，ナラティブの処理に不可欠である。言葉によるナラティブを用いて，セラピストは子どもに今後役立つことやトラウマからの前進を助けてくれる活動や思考について，詳細に書き上げるのを助けることができる。遊びにおいては，これは経験的なレベルで展開されていく。終結における遊びに基づいた介入は，このセラピーで自分は何を学んだか，そしてトラウマが自分のこれからの人生にどのようになじんでいくのかについて，子どもが処理するのを助けるために適用される。

臨床ケースの記述

ジェイソン：自然災害（洪水）を経験した5歳の子ども

言語的ナラティブ

　ジェイソンは自分自身に関する短い説明でナラティブを始めた。その後，彼は洪水の経験を話した。

嵐が来た。僕たちは，嵐のために準備をしていた。僕たちの家の周りや外には，たくさんの人がいた。僕は心配だった。僕たちの家は水に浸って，僕たちはホテルに住まないといけなかった。僕たちが戻ってきた時に，あたりはめちゃめちゃだった。

プレイナラティブ

箱庭を利用して，ジェイソンは自分のトラウマナラティブを再度作成した。プレイナラティブの間，ブラックホーク（米軍）ヘリコプターや死亡した動物たちについての詳細が，ナラティブの一部となった。他の重要な詳細も初めて伝えられた。彼はまた，おもちゃを2階に持っていくなど，洪水に対する準備についてより詳細に表現した。箱庭で，おもちゃの車を使って，彼と母親が1台の車に乗り，その他の家族は別の1台に乗ったという経験をより詳細に伝えることができた。それらの詳細によって，そのトラウマ的な出来事を彼がどう体験し，何を感じ，何を考えたかに関するより深い情報がもたらされた。彼はまた，言葉によるナラティブでは明らかにされなかった，誰かが動物を助けてくれることを願っていたという思いについて遊びの中で言及した。以下は遊びの適用の中で作られた，彼のトラウマナラティブを言葉にしたものである。

　嵐が来た。僕たちは嵐のための準備をしていた。僕たちは，濡れないように荷物を2階に運んだ。僕の両親は，家の準備をしていてずっと忙しそうだった。両親は，洪水になるだろうって知っていた。その後，嵐が始まった。ママとパパは心配していたし，僕も心配だった。ママとパパは心配していて不機嫌で，僕は両親と一緒にいるのは大変だった。ママとパパは，家の周りに堤防を作り始めた。作るのを助けてくれるボランティアがいた。助けてくれる人がたくさん来た。警察は車の中にいた。彼らは人々を家の中に居させた。国家警備隊もいた。彼らはハンビー[訳注6]に乗っていて，ブラックホークヘリコプターを飛ばしていた。ママが，ブラックホークが飛ぶ時は，堤防が壊れてしまう可能性がある時だけだって言っていたから，僕はブラックホークがそこにいるのが怖かった。僕は洪水のあったエリアに，鹿や七面鳥が閉じ込められているのを見た。洪水の後，僕は，野原でその動物たちのほとんどが死んでいたのを見た。動物たちが死んで，僕は悲しくなった。僕は誰かが動物を助けてくれないかと願っていたけれど，彼らは人々を守ることで精いっぱいだった。僕は砂袋が積まれることを見ているよりも，他の何かがしたかった。僕はママに，自分も行って何かできることはないかと聞いた。ママは，もし何かが起きたら僕が怪

訳注6）ハンビー（Humvee）：High Mobility Multipurpose Wheeled Vehicle：高機動多用途装輪車両の略，装甲軍用車両の総称。

我をするかもしれないと言った。僕はいらいらと怒った。僕は友達のジェレミーと遊びに行きたかった。ママは行ってはダメと言った。ママが家にいないとだめよと言った時，僕は怖かった。もし堤防が壊れたら，僕は家に帰ることができないだろうし，僕がどこにいるかパパとママはわからないだろう。「僕はどうしてなにもできないんだ！」と思った。僕は怒っていたし怖かった。僕たちは橋の上に行くことはできなかった。橋は水がかぶっていた。砂袋を積むのを手伝いたかったけれど，僕はあまりにも小さかった。最初，僕は座って窓から見ていた。ママは危ないから部屋に行きなさいと言い続けた。ついに，ママは僕にボランティアへのサンドイッチを作るのを手伝わせてくれた。そうすると，僕は気分がよくなった。みんなが助け合っていた。ママは，僕も手伝ってもいいけどほんの少しだけよと言った。堤防は午前2時に壊れた。僕は眠っていて，ママが部屋に来て僕を連れだした。僕は怖くて眠かった。ママは僕を車に乗せ，パパがジャレッドと車に乗った。僕らはホテルに行った。ママとパパが人々と電話で話していて，僕たちの家は一階が水につかったと言っていた。僕の部屋は地下にあって，僕はおもちゃを持ってこられなかった。水は2階の床に届くくらい高かったから，2階に上げていたいくつかのおもちゃも濡れてしまった。ママは僕に洪水の水は汚い（汚染している）から，それらはもう使えないと言った。ママとパパが家に戻った時，高いところにあったいくつかのおもちゃを手に入れることができた。ママとパパはおもちゃをホテルに持ってきた。僕らはホテルに3週間いて，家が修理されるまでおばあちゃんの家に行くことに決めた。僕らが戻った時，家はぐちゃぐちゃだった。僕は古いおもちゃを使えなかった。地下にあった僕のゲームのDSiやWiiやレゴがあったらいいのにと僕は思った。僕はおもちゃをなくして悲しかった。でも，新しいおもちゃを手に入れることができた。僕はそれで幸せだ。ママとパパは，9カ月くらいでお家が直って，帰ることができると言っていた。僕は新しいカーペットを選んで，新しいベッドを手に入れた。僕は幸せだ。

認知処理

　ジェイソンは，言葉によるナラティブとプレイナラティブを行う際にマグネット製の認知の三角形（MCT）を使用した。MCTを使って，思考や感情，行動との間のつながりを探索することができた。きっかけとなるような洪水やニュース，テレビ，親の感情などについて話し合った。MCTを使って，彼は自分の考えに変化が起きると感情も変化することに気づいた。例えば，MCTを使って「僕は砂袋が積まれるのを見ているより何かをしたかった」という思

考のマグネットと「僕はいくらかの手助けができる」という思考のマグネットをつかって考えを表現できた。彼は，自分ができたことに注目することで，より肯定的な感情をもつことができた。そして彼は，安全は重要であり，彼と両親にとってそれが優先課題であったことに気づいた。彼は肯定的な行動と否定的な行動を示す絵のマグネットも使用した。肯定的な行動の例としては，彼が以前に学んだリラクセーションの活動が含まれていた。

実生活内エクスポージャー

　ジェイソンは，洪水に関連する恐怖を示し続けた。彼にとって雨／嵐などの悪天候がそのきっかけとなった。彼はまた，とりわけヘリコプターの音によって非常に不安になった。なぜなら洪水が起きた時，堤防を監視するためにブラックホークが飛んでいたからである。ジェイソンは天気に関連した筋書きのリストを作成し，0から10の範囲の主観的苦痛尺度に基づいて階層表を作った。苦痛のスコアは，相談室の床に等間隔に並べられたオレンジ色の三角コーンによって示された。ジェイソンと母親は，各段階について話し合い，想像上の嵐を使って，暴風雨が始まることに関連して起きる不安について取り組むことに合意した。それは，不安（5）の中程度のレベルであると表現され，そして対処スキルを使ってそれに立ち向かうことができると彼は考えた。セラピーの中で，彼と母親は2つの紙皿を貼り合わせてその間に米粒を入れる，ライスシェイカーを作った。ライスシェイカーを振ると，暴風雨の音に似た聴覚的な刺激が生まれた。彼とセラピストがそれを交互に振って，嵐の中にいるつもりになって遊ぶことで，ジェイソンは統制感を得ることができた。「嵐」の始まりの強さを，シェイカーをより強く振ったり，より優しく振ったりすることによって，彼がコントロールでき，彼の統制感は増した。ジェイソンの祖母は，彼が対処スキルと不安に耐えることを学ぶのを助けること約束し，彼らは一緒に数週間にわたって嵐が起きたかを記録し，嵐を描写した映画を見た。セラピーの過程で，強い雷雨をともなういくつかの嵐によってエクスポージャーを行うことができた。ジェイソンはその曝露に対してこれまでに学んだ対処スキルを使い，恐怖を乗り越えて成功をつかんだ。さまざまな筋書きの苦痛のスコアが耐えられるレベルまで減少した後に，彼はヘリコプターに関する恐怖に取り組んだ。最初の曝露には箱庭遊びが含まれていた。彼は箱庭の中でブラックホークのおもちゃや洪水を思い出させる他の刺激を使い操作した。それらは，本来無害な刺激に対する彼の不安を減少させるために不可欠であった。ブラックホークがいたかを記録し，最終的に空軍博物館を訪ねることで，曝露のレベルを上げる

ことができた。

安全計画／終結

ジェイソンは最後のセッションで、「My Safe Contacts（安全な人の連絡先）」（Cavett, 2010）のリストを作成した。彼が描いた携帯電話の連絡先のリストで、彼がサポートを必要とした時に頼れる何人かの人々を視覚化することができた。そして彼は、最も安心できると感じる4人の絵を描いた。その絵には、彼が心地よい／安全／愛していると感じるそれぞれの人と、何かをしている様子が描かれていた。

ナティーシャ：性的虐待を経験した7歳の異人種間(バイレイシャル)に生まれた女児

ナティーシャの最初のトラウマに関するナラティブは、ただ単に「私は性的虐待を受けた」というものだった。

彼女は、セッション中にトラウマに特化しないナラティブを作成し、同様にトラウマに特化した章も、プレイナラティブを通してより完全に作成することができた。彼女はトラウマを表現するのにドールハウスを使った。それには感覚の記憶を含む詳細が含まれていた。遊びを通して、感情や考えを言語化することができた。加害者が彼女を自分の「小さな天使」と呼んでおり、彼女が彼の性器に触ったから、彼女が悪いと言っていたことを表現した。これは言葉によるナラティブではなかったが、事実として、ナティーシャが遊びの中でそれを表現するまで、彼女が性的虐待に対して自分にいくらかの責任があると感じていることが明らかにならなかった。遊びの中で、加害者を表す人形は、彼女自身を表す人形に対して、「君が僕に触っている。君が何をしたか見てごらん！ 君がこれを大きくしたんだ。ママに話したら、ママはきっと怒るだろうね」と言った。言語的には、ナティーシャは自分に責任がないことはわかっていると述べることができたが、彼女が遊びの中でそれを表現するまで、彼女に責任があると言われたことやそれを内在化していたことに気づけなかった。遊びの中で、彼女は加害者の人形が、もし話したらママを傷つけることになるよ、と言ったことも示した。

ナティーシャがトラウマナラティブを表現した後、加害者が彼女に話させないように「トリック」と見なすことのできる発言をしていたことが明らかになった。そのため、ナティーシャとセラピストは「Trick Hat Game（トリックハットゲーム）」（Crisci et al., 1998）を実施した。加害者が使ったトリックには、ナティーシャの母親は彼女を信じないし、もし彼女が話したら彼が母親

を傷つけるとナティーシャに伝えたことも含まれていた。ナティーシャはトリックハットゲームを通じて，自責，責任，力の問題を処理することができた。セラピストと遊んだ後，ナティーシャの母親は，ナティーシャの気持ち（罪悪感，恐怖），考え（「私が彼の性器に触れたので私が悪い」）を処理するためにゲームに参加するように求められた。一緒にゲームをすることは，ナティーシャに，彼女の母親が彼女を信じてくれないという恐怖の処理を可能にした。シナリオが演じられ，ナティーシャが実施できるシナリオをロールプレイすることができた時，彼女は母親によって正当性を認められた。そして彼女の母親は，ナティーシャを信じ保護することを強化した。

ナティーシャの家族は，拡大家族の文脈の中で，家族用ベッドを使用し，皆で眠っていることがわかった。初め，セラピストは，ナティーシャが母親あるいは祖母と一緒に眠ることは，性的虐待と虐待に起因する恐怖に関連していると感じていた。しかし，セラピストとして，家族の伝統を学ぶにつれ，そしてナティーシャの母親が共に眠ることを症状としてではなく1つの選択として受容していることを示したため，眠る場所の問題は治療上心配がいらなくなった。

治療の最後の方のセッションの間，「Crowing Community（クロウ族のコミュニティ）」(Goodyear-Brown, 2005) という介入が使用された。この介入によって，ナティーシャは誰が彼女を支えてくれるのか，どのようにして彼らとつながることができるかを深く考えることができた。

結　論

さまざまな TF-CBT の構成要素において，子どもの参加を動機づけし強化するために，遊びとプレイルフルな介入は TF-CBT の文脈で頻繁に使用されてきた。TF-CBT のセラピストが子どもに，自分のトラウマ体験をより現実的に描き出すような遊びに主体的に取り組むことを促す時，そうしなければ回避されたり抑圧されたりしてしまうトラウマ記憶の段階的エクスポージャーという重要な目的が達成されているのである。さらに具体的にいうと，トラウマナラティブと処理の構成要素の文脈において，遊びは，子どもがセラピストと両親の助けを借りて，後に処理される感覚，感情，思考を明らかにしつつ，子どもがより快適にトラウマ体験を非常に詳しく思い出すこと助けるのである。つまり，先に示した例や事例で提示したように，遊びは子どもの TF-CBT を効果的に行うためにはなくてはならないものなのである。

第6章

❖

発達に障害を有する子どもへの TF-CBT

Christina A. Grosso

発達に障害を有する子どもへの TF-CBT の概観

 現在社会において明らかになってきた人口統計からも，発達に障害を有し[訳注1]，かつトラウマを抱える子どもたちの専門的治療の必要性は看過できなくなっている。アメリカ合衆国では6人に1人の子どもが発達の遅れを有しており (Boyle et al, 2011)，障害のない子どもと比較して不適切な養育を受けるリスクは10倍程度も高い (Goldson, 2002; Sobsey & Doe, 1991)。障害を有する子どもにおけるトラウマ性障害の有病率に比して治療を提供できるトレーニングを受けた臨床家が不足しているため (Charlton, Kliethermes, Tallant, Taverne, & Tisherlman, 2004)，精神保健システムには大きな混乱が引き起こされてる。私たちは，発達に障害を有する子どもの特殊なニーズに対処するため，現在あるベストの治療をどう適用していくかを理解する必要がある。

 この章に示した適用方法は，ニューヨーク州の複数の入所型治療施設における複雑なトラウマや精神病理を抱えた子ども・青年に対する6年間にわたるTF-CBT (Cohen, Mannarino, & Deblinger, 2006) の治療実践から得られたものである。この子どもたちの多くは，多種多様な発達の障害，すなわち，いわゆる軽度の知的障害にとどまらず，学習障害や受容性／表現性言語障害，そして，自閉症スペクトラムといわれる広汎性発達障害を抱えていた。

 こうした子どもたちに TF-CBT を施行し始めた時，これらの集団の課題が浮かび上がり，それと同時に彼らの認知やコミュニケーション，感情マネジメ

訳注1) 本章では，自閉症，ADHD，脳性麻痺，知的障害など発達に遅れのある子どもが取り扱われている。日本の法律用語としての「発達障害」という言葉には，脳性麻痺や知的障害など知的な遅れをもつ子どもは含まれてない（自閉症と知的障害の合併は別）ため，Developmental Diabilities をおもに「発達の障害」，文脈に応じて「障害」，Developmental Delays を「発達の遅れ」という形で訳出している。

ントの障害を扱うための応用的な適応方法の必要性も浮かび上がってきたのである。

発達の遅れについて

アメリカ疾病予防管理センターは2011年に発達障害の定義を次のように定めている。「精神的および／または身体的機能障害による慢性の深刻な状態を呈する多様な一群。発達障害を有する者は言語・運動・学習・自助行動・自立生活などの重要な生活機能に問題をもつ。発達障害は生後22年までの発達期間に発生し，通常は終生持続する。」

小児期における発達の障害の有病率はこの10年ほどで有意に増加している。2008年の調査では，3歳〜17歳の小児の15％以上が「注意欠如・多動性障害，知的障害，脳性麻痺，自閉症，発作性疾患，吃音症，中等度から重度の聴力障害，視力障害，学習障害および／またはその他の障害」を有していると報告されている。この有病率はさらに10年前の調査では12.84％と報告されている（Boyle at al, 2011, p.1034）。発達の遅れは男児で多く，女児の2倍近くに上ると考えられている。ヒスパニック系の小児は非ヒスパニックの白人・黒人の小児に比して障害の発生が有意に少ないことも知られている。貧困ライン以下の経済状況にある家庭やメディケイド等の公的医療保険制度の対象となるような家庭の子どもは民間の医療保険を利用するような中流階級の家庭の子どもに比べて発達障害の有病率が高いようである（Boyle et al, 2011）。

能力上の制限と困難

発達に障害を有する子どもは認知，コミュニケーション，および感情調整の領域で困難を抱えている（表6-1参照）。TF-CBTをこうした子どもに適用するためには，これらの障害を理解することは非常に重要である。

ストレングス（強み）

すべての子どもがそうであるように，発達に遅れのある子どももそれぞれにストレングス（強み）をもつ。この事実は彼らの発達上の困難の深刻さの陰に隠れ，支援者や臨床家によって見過ごされがちである。臨床家は子どものストレングスを見出し，ストレングスに基づいた治療計画を用いることが重要となる。発達に遅れのある子どもは，出来事に関する情報を記憶する能力に長けて

表6-1 発達に障害を有する子どもたちの障害領域

認知	コミュニケーション	感情調整
● 以下の領域の困難 ・抽象的思考 ・批判的思考 ・時系列に沿って理解する ・優先順位をつける ・課題を中断すること ・あいまいさを認めること ● 思考のプロセスの固さ ● 固執 ● 全か無か思考 ● 視覚的に考える ● 非常に限定された興味・活動	● 受容性／表出性の言語の遅れ ● 風変わりな話し方 ● エコラリア（おうむ返し） ● 社会的スキルの不足 ● 一方的な会話 ● 他者と関わり，反応することの困難さ ● 他者との境界線の弱さ，侵入的な行動 ● 他者に心を許すことの困難	● 自身と他者の感情を同定することの困難 ● 表情や言語で感情を表現することの困難 ● 感覚過敏 ● 衝動性 ● 易怒性 ● 不安耐性の低さ ● 怒りを感じた際の暴力など行動上の問題 ● 不安時の常同行動の増加 ● 環境の変化に対する不快・不適応

いることが多い。彼らの中には写真や絵で思考し，その情報を細部にわたって詳細にしかも非常に明確に思い出すことができる子たちもいる。彼らは，数学や芸術，音楽と同様に位置関係や機械的な能力においての特別な興味関心や専門性に特別な才能や洞察をもっているという側面もある（Grandin, 2010）。

トラウマと発達の障害

障害をもつ子どもは，ない子どもに比して虐待を受けるリスクが高い（Ryan, 1994）。Sullivan と Knutson（2000）によると，障害をもつ子どもはない子どもに比して身体的虐待を受けるリスクが 3.79 倍，性的虐待を受けるリスクが 3.14 倍，ネグレクトを受けるリスクが 3.76 倍にも上昇する。さまざまな先行研究が示すように，障害をもつ子どもが不適切な養育を受けるリスクは，ない子どもに比して 1 〜 10 倍まで上昇すると報告されている（Goldson, 2002; Sobsey & Doe, 1991）。また，虐待を受けた子どもの 22 〜 70％が何らかの障害を有していると考えられている（National Research Council, 2001）。おそらく，実際に不適切養育が存在する率は，子どものコミュニケーションの困難さ，被害者である子どもの報告の信頼性や司法側がこうした子どもからの情報をもとにした報告を疑問視する傾向から，こうした統計学的に算出された数字よりも高いだろうと考えられる（Charlton & Tallant, 2003）。障害をもつ子どもが入所施設など，一般家庭以外の場所で処遇されがちであることも虐待のリスク

を高めているかもしれない（Overcamp-Martini & Nutton, 2009）。

　このような能力上の制限や困難のため，障害をもつ子どもは被害を受けるリスクが高い。彼らは，自分自身に何が起こっているのかを理解できなかったり，誰かの助けを得るために十分なコミュニケーションがとれなかったりするかもしれないのだ。また障害をもつ子どもは学習活動に対する支援だけでなく，食事や入浴，排泄などさまざまな日常生活上の支援を要する分，守られるべき境界線を侵害されるリスクがあるともいえる。そして彼らは支援者，大人，権威ある存在を信頼するようにしつけられてもいる。批判的思考能力や，危険な人物・状況を見分ける能力が不足している分，悪意ある大人に簡単に操作されるというリスクもあるだろう。すなわち，発達障害を有する子どもはトラウマを受けやすく，そのトラウマ暴露が一層発達の遅れを促す可能性もあるのだ。深刻なトラウマやネグレクトは子どもの発達している脳に深刻なダメージを与え，問題解決能力や感情調整，理解力などにも影響する。こうした虐待が遷延化した場合には，脳機能へのダメージは非可逆的なものになるだろう。こうした子どもに対するトラウマの影響は，社会からの理解や反応の欠如によって，より重篤化するかもしれない（Charlton et al, 2004）。

治療上の問題点と推奨される方法

　発達に障害を有する子どもにおけるトラウマの有病率が高いことを考えれば，臨床家がこのような子どもにしばしば出会うことになるはずである。しかし，子どもからの報告が難しいという問題があり，トラウマを抱える子どもに適切な治療がなされていないのが実情だろう（Boyle et al, 2011; Goldson, 2002）。こうした子どもがトラウマに対する反応としてさまざまな行動障害をきたすことがあっても，虐待それ自体を報告できないでいる。そして，行動障害は発達上の問題として扱われ，トラウマの存在には認識されないまま終わってしまう傾向がある。この問題は2つの要因をはらんでいる。①発達に障害のある子どもにおけるトラウマをアセスメントし，治療することができるようなトレーニングを受けたセラピストが不足していること，②障害のある子どもには言語的な精神療法的介入が無効であるとする社会的通念があること（Charlton et al, 2004; Reaven, 2009）である。

　発達に障害を有する子どもが伝統的な言語的介入や認知行動療法において困難を示すことは事実である（Moore & Davis, 2010; Reaven, 2009）。彼らが

適切なスキルを身につけられるようになるためには，彼らの認知・言語・感情の特性に合わせて既存の手法を修正する必要があるだろう（Moore & Davis, 2010; Wood et al, 2009）。いくつかの一般的な戦略を表 6-2 に示した。

　発達に障害を有する子どものユニークな困難に基づいて，こうしたニーズを直接的に扱えるよう，認知行動療法（CBT）はしっかりとした構造化とスキル獲得のシステムを提供できるだろう（Reaven, 2009）。実際，CBT がさまざまな機能的な問題を抱えた子どもへの効果的な介入になるということが示されている。それは CBT が構造化された介入法であり，自己マネジメントの戦略を扱うことができるからである。より統合的な治療アプローチの必要性も強調されてきており，特に，言語的介入に付加的に活用可能な具体的で触れて感じることのできるリソース（教材）の創出のために，芸術療法的な要素や視覚支援を取り入れ活用することもまた強調されている。（Moore & Davis, 2010; Oathamshaw & Haddock, 2006; Reaven, 2009; Taylor, Lindsay, & Wilner, 2008; Wahlberg, 1998）

TF-CBT のスキルと技法の適用

　この問題について述べるにあたり，我々はトラウマと障害の両方を抱えた子どもをアセスメントするための臨床的知識やスキルを学ぶ必要がある。TF-CBT それ自体は非常に柔軟性のある技法なので，多様な状況に応じて適用させることが可能である（Cohen et al, 2006）。しかし，治療のゴールや各構成要素(コンポーネント)の目的に十分考えを巡らせる必要がある。そうすれば，どのような修正も TF-CBT の実効性と哲学に則したものになるだろう。これを達成していくためには，つねに「なぜ？」という質問を問い続けることが必要である。どうして我々は性的虐待を受けた子どもに心理教育を行うのか？　トラウマのサバイバーである子どもにどうしてグラウンディング（後述）やリラクセーションのスキルを教える必要があるのか？　このような問題意識は，我々が TF-CBT の目的を達成するためにこの方法・介入の修正を行いながらも実効性を保つために必要なことだといえるだろう。発達に障害を有する子どもは，この治療モデルの中を通常よりもゆっくりした速度で進んでいくため，治療について理解するためにより長い時間を要するかもしれない。変化はゆっくりとだが，しかし確実に起こるはずである。そして，こうした効果の積み上げを反映させるべく治療ゴールの設定を行い，子どもが達成したことについては，そのこと

第6章 発達に障害を有する子どもへの TF-CBT　179

表 6-2　発達に障害を有する子どもの治療戦略

方略	その方略が必要な理由	実際の例	方略のゴール
構造化し，ルーチンを確立する	発達に遅れのある子どもたちは変化に対して敏感で不快を感じやすいため。	・セッションの時間を一貫したものにする ・セッションの始まりと終了時に儀式的行動を入れる ・家族や支援者に，自宅や学校でのスケジュール／ルーチンを確立させる	・一貫性を保つこと ・予測可能な出来事を増やし，快適に過ごす ・自発性を高める ・くり返し行動をうまく取り入れる
セッション時間を短かめにする	発達に遅れのある子どもたちは注意の持続時間が短く，容易にイライラさせられやすい。	・注意の維持できる時間に合わせたセッション ・段階的エクスポージャーの強度や頻度を調節する	・課題に取り組めたという成功体験を増やす ・自己コントロールや感情制御の能力を高める
セッションのスピードをゆっくりにする	発達に遅れのある子どもたちは，課題を段階的に部分分けしたり，概念やメッセージを組み合わせて理解することが困難である。	・ゆっくり教示する ・簡易な表現で伝える ・一度に1つのことを伝える ・具体的に的を絞って伝える	・課題の理解を促す
絵や視覚支援を用いる	発達に障害のある子どもたちは，しばしば視覚的に思考したり，絵で考える。	・課題の内容 ・方向性を示すのに視覚イメージを用いる ・スキルを教える際に視覚的手がかりを用いる ・子ども自身の思考・感情を表現するのに絵を描かせる	・理解を促す ・コミュニケーション能力を伸ばす
遊びを取り入れる	発達に障害をもつ子どもたちは視覚的に思考し，集中を維持するのに操作性や活動性を必要とする。	・パペットや人形，砂遊び，人形の家を用いてストーリを説明させる	・理解を促す ・コミュニケーション能力を伸ばす
くり返しをさせる	発達障害をもつ子どもたちは，認知機能に制限がある。理解力の不足，汎化の能力が乏しい。	・スキルや概念を教える際に何度もくり返す ・セッションで使ったスキルについて自宅でも復習させる ・一貫性のある賞賛，好ましい行動の強化	・一貫性や期待をもつことができる ・予測可能性が高まり，快適に過ごしている ・自発性を促す
子どもの興味やこだわりを活用する	発達に障害をもつ子どもたちは，しばしば，特別な興味をもったりこだわりをもつことがある。	・子どもたちに特別な興味について聞く，あるいは，それを発見する ・子どもたちのこだわるほどのお気に入りキャラクター，人，場所，物を，スキルを教える時に活用する ・その興味を共有することで，対人性を高めるよう活用する	・治療における主体的取り組みを高める ・コミュニケーションを高める ・スキル獲得を増大させる ・社会性を高める

注：Charlton, Kliethermes, Tallant ら（2004），Grandhin（2010），Reaven（2009）をもとに作成

に焦点を絞ってすぐに賞賛するとうまくいくだろう。

　この章では，発達障害を有する子どもへの TF-CBT のスキルと技法の適用について述べていく。ここでの議論は PRACTICE の構成要素に沿って進めていくので，これを十分に理解するための条件として，読者が TF-CBT の基本的な作業・知識をマスターしているものと仮定して進めていく。それぞれの構成要素は，目標，課題，そして，スキルごとに細かく分けることができる。発達的に適切な実施方略が必要である根拠とこの層の子どもたちの独特な課題を考慮する必要があるのと同様に，1つひとつの構成要素には「なぜ」それが設定されたか，という理由があるのである。最後に，それぞれの構成要素において必要になる個別のスキルと活動について述べる。要は，読者はこの集団にすぐにでも直接に適用できる介入をまとめた道具箱（ツールボックス）が利用できるようになるのである。

　臨床家にとっての「小道具の引き出しを増やすこと」と同様に，我々は子どもや養育者が使えるスキルのツールボックスをも作っていきたいのである。子どもの治療が進んでいく中で必要になる実用的で使いやすいツールについても紹介していく。ここで紹介するスキルや活動例は，子どもの治療が進んでいく中で子どもにとって実用的で有用な道具を提供するであろう。臨床家は，子どもに役立つこれらの教材を，フォルダーに入れたり，バインダーに綴じたり，または箱に入れる等工夫して，ツールボックスとして具体的に手に取れるようにすることができる。こうすることによって，治療終了の際，子どもが家庭でも，そして学校でも養育者らと一緒に活用するための携帯可能なリソースを提供することにもなるのである。

アセスメント

　TF-CBT において，アセスメントが非常に重要な位置を占めることはよく知られている（表6-3参照）。子どものトラウマ暴露やトラウマ関連症状，その他の精神疾患についてのスクリーニングを行ってケースの概念化を行い，治療ゴールを設定することになる。治療の早期にはトラウマの種類を同定して，どのような体験で構成されているのかを明らかにする。一般的な心理／社会的病歴に加え，トラウマ暴露とトラウマ関連症状の評価のため，「UCLA 外傷後ストレス障害インデックス（RI）」（Steinberg, Brymer, Decker, & Pynoos, 2004）のような標準化された指標を用いている。また，子どもの行動・感情・思考の問題を同定するために「子どもの行動チェックリスト（CBCL）」（Achenbach,

表6-3 なぜアセスメントを行うのか？

目 的
- ケースの概念化，治療ゴールの設定のためにトラウマ，精神疾患，発達段階を把握することが必要である
- 治療効果をモニターするため

課 題
発達に障害を有する子どもは…
- トラウマと発達の遅れの両方に共通した症状を有すること。
- アセスメントに用いられる言語の理解自体の問題。
- 順序よくふるまったり，頻度を理解することの困難さ
- 他者と関わり，他者に反応することが難しい

スキル
- セッションを短くする―複数回かけてアセスメントを完了する
- コミュニケーションを図る際は，概念を明確に伝えるために視覚支援を用いること

注：Charlton, Kliethermes, Tallant, Taverne, Tsiherman（2004）と Cohen, Mannarino, Deblinger（2006）をもとに作成

1991）を用いている。こうした標準化された尺度は介入の前後での変化を評価するのに重要な方法である。発達に障害を有する子どもと関わる場合には，子どもの認知機能の問題や発達段階を評価するために認知的な尺度を用いたいと考えるだろう（Oathamshaw & Haddock, 2006）。これらの評価が済んだのちに，症状の全容を明らかにし，鑑別診断を行うことができる。集中力や感情調整，衝動コントロールなどいくつかの症状はトラウマの問題と発達の問題の両方で起こりうるだろう。これらの症状はトラウマ暴露に関連した回避や過覚醒の結果なのか？ 注意欠如多動性障害（ADHD）によるものなのか？ それとも認知的な発達の遅れによるものか？

標準化された尺度自体，発達に課題を抱える子どもにとっての障壁となるかもしれない。彼らは質問の意味を理解すること，考えをまとめること，設問に対して答えること自体が難しいかもしれない（Avrin, Charlton, & Tallant, 1988）。場合によっては，質問ごとに言語的な介入をして1つひとつの質問が理解できているか確認する必要もあるだろう。臨床家としては，質問の整合性が失われないよう慎重になりながらも，子どもにわかりやすく説明をしたり，言いかえたりする必要があるだろう。概念を明確に伝えるための行動の定義や視覚支援の活用は役立つであろう。例えば，臨床家は子どもに，「あなたは火事や，竜巻，洪水や台風などの災害にあったことはありますか？」（Pynoos et al, 1998）という質問をする場合，それらを実際に絵に描いて見せることも有

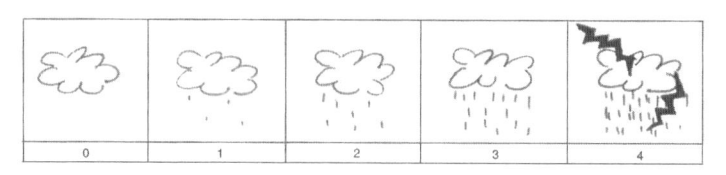

図 6-1　レイン・クラウド・リッカート尺度（Grosso, 2011）
Christina A. Grosso の著作物，許諾のもとに転載

効であると思われる。障害を有する子どもは通常のセッションの時間内にアセスメントを完了できない可能性もある。アセスメント実施自体をいくつかのセクションに区切って行えば，その実行ペースの配分や，注意を高めること，イライラ感を最小限に抑えることに役立つだろう。また子どもたちは言語的に答えることができない可能性もある。臨床家は子どもたちが質問に答えやすくなるために，紙，クレヨン，色鉛筆，ホワイトボードなどを用意しておくのがよい。こうして活動を相互的で楽しいものにしていくことで，子どもたちはこのプログラムにより熱心に取り組んでくれる。また，頭を縦に振っている人が吹き出しで「イエス」という絵，頭を横に振っている人が吹き出しで「ノー」と言う絵も役に立つだろうと考えられる。

　RI（Pynoos et al, 1998）のような，症状の強度の評定やリッカート尺度[訳注2]を用いたアセスメントを完遂しようとする場合，さらに説明が必要になるかもしれない。物事の順序や頻度を理解することに関して，発達障害のある子どもたちはうまく理解できない可能性があり，視覚的支援や比喩を用いる必要がある。例えば，レイン・クラウド・リッカート尺度（図6-1）は雲や雨の絵を用いてこのような連続変数を表現している。0が「まったくない」で，4が「最も強い」（Grosso, 2011）というような5段階評価になっている。ネガティブな刺激の強度を表現する場合は，山のイラストを描いてみてもよいだろう。山の頂上が「最も辛い出来事」で，山のふもとが「最も辛くない出来事」になる。発達障害をもつ子どもはネガティブな刺激に対して過敏であるため，こうした刺激の階層表を作る上ではこの特性を念頭に置くべきである（Reaven, 2009）。

症　例

　ジョニーは12歳男児で広汎性発達障害，特定不能の気分障害，そしてPTSDの診

訳注2）提示された文に回答者がどの程度合意できるかを回答する心理検査的回答尺度の一種で，名称はこの尺度の利用に関する報告をした Rensis Likert に由来する（Likert, 1932）。

断を受けていた。彼は4歳から7歳までの期間，父親からの身体的／性的虐待の被害を受けていた。里親家庭での生活や複数回の入院治療を経験したが，極度に攻撃的な行動のためいずれも適応できなかった。ジョニーの知能指数は 68，RI（Pynoos et al, 1998）の得点は 43 点だった。ジョニーは収監されている父親とはもはや接触はなく，母親やきょうだいたちとも同様だった。ジョニーが里親家庭で処遇された途端，その家族は彼をおいて別の土地に移住してしまった。彼のことを「とてもじゃないけど大変すぎて面倒見きれない」と言い残して。入所施設では，彼の社会的スキルの困難さや衝動性の高さのために，他の子どもから遠ざけられるようになっていく。彼はゲームの世界にのめりこみやすく，他者への関心があるようには見受けられなかった。

　TF-CBT の初めてのセッションでは，漫画の『ドラゴンボールZ』にくぎづけになった。彼はその漫画について話し，登場人物の悟空について特に関心を向けていた。彼は悟空が空手の名手で「スーパーパワー」をもっているのだと説明した。さらに，悟空はほかの惑星から来た宇宙で最強の戦士であるサイヤ人で，超人的な力を操るのだと言った。しかし，悟空の家族は死ぬか行方不明になるかして，一人ぼっちになっているという。ジョニーと悟空にはいろんな共通点があること，また，悟空は彼にとって理想の自我と実際の自分の両方を表していると明らかに思われた。彼の悟空への固着は，自分の身を守るという意味において，自分をなぞらせることができるフィギュアを与える一種の対処方略（コーピングストラテジー）だったのだ。我々はその後の治療の中でも，この悟空を用いてみた。

治療開始前のベースラインにおけるトラウマ評価

　ベースラインでのトラウマ評価では，悟空のストーリーはジョニーのナラティブを引き出す上で役に立った。ジョニーは感情をこめて悟空の冒険について語ることができたが，彼の日常生活における出来事については同じようには表現できなかった。私が数日前に観戦した野球の試合の様子を報告するよう求めた時などは，「僕はスタッフやほかの子どもたちと野球の試合に行ったよ。試合は長かったよ。ホットドッグ食べた。それで帰ってきたよ」などと陳述した。私がそのストーリーに沿って，その時の考えや感情を表現するよう頼んでみると，彼はただ「暑かったよ」とだけ答えた。そして彼の父親と彼を苦しめた虐待について話すように伝えると，「お父さんはゴジラみたい。もう会わないと思うよ」と答えた。さらに同様の質問を続けようとすると，彼はこぶしを握り締めてテーブルを叩き，「もうそのことは話したくない」と言った。

　標準化された尺度を含めた臨床評価の結果から，私はジョニーの言語や認知面の発達特性のために，彼が自分の感情を表現することが難しく，彼に何が起

こったのかを十分表現することも難しいようだということに気がついた。また，彼がトラウマに関連することについての思考や感情，その出来事の詳細について回避する傾向があることは，彼が RI で 43 点というスコアを呈していることや，彼がベースラインのトラウマナラティブで出来事の詳細について語れないという事実から明らかだった。彼が野球の試合や悟空のストーリーについて語る際の出来事の詳細さを考慮すると，本来ならばトラウマナラティブについても同等の詳細さで表現できる能力をもっていることが示唆されたが，そのためには感情や認知のスキルを獲得させる必要があった。

　TF-CBT で用いられるような PRAC (**P**sychoeducation and parenting：心理教育とペアレンティング，**R**elaxation：リラクセーション，**A**ffect expression and modulation：感情表現と調整，**C**ognitive coping：認知対処) のスキルや活動の多くは発達に障害を有する子どもにも応用可能である。というのも，彼らの多くは相互的に関わりながら作業を進めることができ，視覚的な支援に対して親和性が高いからである（Cohen et al, 2006）。この PRAC での作業を通して子どもたちは徐々に対応する力を身につけ，無力感から，制御可能な感覚を感じられるようになるだろう。そもそも発達の問題を有する子どもは日常生活の課題についてどうしても大人を頼りがちであり，自主性を発揮しにくい状況にある（Charlton et al, 2004）。この傾向がトラウマ体験と結びつくことによって子どもにより依存的な気分や無力感を感じさせるのだ。すなわち，PRAC の作業を行っていく上では，セッションの中だけでなく学校や家庭でもスキルの練習をしながらスキル獲得の活動に従事させることで，子どもに制御できる感覚や能力を身につけさせることが欠かせない。これらのスキルの反復的使用は，スキルの維持にも，教材を心地よく使えるようになることにも助けになるであろう。

心理教育とペアレンティング

　心理教育における大きな目標として，トラウマに対する反応を正常化する(ノーマライズ)ことがあげられる（表 6-4 参照）。どのような子どもの治療を開始する場合でも，まず治療ゴールを提示し，アセスメントの結果をレビューし，その子どもについてさらに知ることができるよう努力する。発達に障害を有する子どもたちを治療する上では彼／彼女がどのようなものに興味をもち，どのようなものにこだわるかに注意を払う。子どもの興味やこだわりは子どもの学習の助けになるよう利用することが可能なのである。TF-CBT の心理教育においてよく

表6-4 なぜトラウマを有する子どもたちに心理教育を提供するのか？

目的
- トラウマに対する反応を正常化する
- 正しい認識を強化する

課題
発達に障害を有する子どもは…
- 理解力や記憶の保持が難しい
- 汎化が難しく，極端な白黒思考になりやすい
- 特別な興味の対象を見つけると固執してしまう
- 注意集中時間が短い

スキル
- 概念の説明やコミュニケーションの促進のために視覚的支援を用いる
- 子どものお気に入りのキャラクターや漫画，パペット，フィギュア，箱庭やドールハウスなどを使ってストーリーを組み立てたり比喩を用いる
- 参加や注意集中の維持のために遊びやゲームを取り入れる（例：「これ，知ってる？（子ども虐待のための治療用カードゲーム）」）
- 読書療法（例：『A Terrible Thing Happened』）

注：Charlton, Kliethermes, Tallant, Taverne, Tsiherman（2004）と Cohen, Mannarino, Deblinger（2006）をもとに作成

知られた方法である読書療法やゲームなどは非常に有用である。『A Terrible Thing Happened』（Holmes & Mudlaff, 2000）という書籍のように，概念を表すためにイラストを用いた教材を用いることが最も有効であろう。この本にはアライグマのシャーマンが「ひどいこと」を経験した後の行動について記録されており，彼の感情・認知・行動面のトラウマ症状について言葉と写真を介して説明している。ここでいう「ひどいこと」はシャーマンの頭上にある吹き出しの中にある黒い雲として描かれており，簡単に子どもの指標トラウマと置き換えることができる。この本は比喩を用いた表現によって十分な段階的エクスポージャーを得ることができ，その後のTF-CBT構成要素への連動も可能である。この本は，セッションの最中にしばし止まって「あなたにどんなことが起きたんだろう？」や「今までにこんなことを感じたことはある？」などと質問しながら，子どもとの対話を活性化するのに用いることもできる。

ジョニーの心理教育では，悟空を学習の媒体として使うことができた。ジョニーとアセスメントの結果について協議しトラウマ症状をレビューする際には悟空のイラストを描きながら，悟空も体験したかもしれない怖い出来事に対する反応があったかどうかジョニーに質問することができた。この方法はジョニーをひきつけたようで，ジョ

表6-5 なぜペアレンティングスキルを教えるのか？

目 的
- トラウマに対する反応を正常化する
- 子どもの問題行動に対する対応の仕方を指導する（褒め方，焦点をあてた注意の向け方，タイムアウト，一貫性のある報酬の出し方についてなど）

課 題
発達に障害を有する子どもをもつ養育者は，以下の問題によって強いストレスを感じ，感情的に圧倒されている。
　・子どもの行動をしっかり監視する必要があり，目が離せない状態
　・障害に対して向き合うための適切な教育・準備の不足
　・子どもに対する治療・教育サービスの不足
　・伝統的な躾や懲罰に対して無反応

スキル
- 構造を与え，ルーチンワークを構築する
- 家族や支援者にはスケジュールやルーチンを構築させる（宿題や食事の時間を決めるなど）
- 反復して強化する
- セッションでスキルや概念をくり返し扱う
- セッションで習ったスキルを練習する宿題を出す
- 適切な行動を強化するために，一貫性のある賞賛や報酬を与える
- 支援的な家族会を立ち上げる

注：Cohen, Mannarino, Deblinger（2006）と Hibbard, Desch（2007）をもとに作成

ニーと悟空の両方が経験したかもしれないトラウマ症状についての活動に熱心に取り組むことができた。「これ，知ってる？（子ども虐待のための治療用カードゲーム）」（Deblinger, Neubauer, Runyon, & Baker, 2006）を使ってジョニーに「もしある子どもが性的虐待を受けていたらなんて言うかな？」と聞いたところ，彼は「そのことが見えるようになるよ，と言うだけだよ」と答えた。我々はさらに，悟空は猿のしっぽをもっているのが見えるけれども，ジョニーのトラウマはなかなか見えてこなかったということを話し合った。この見えないトラウマについての直接的な対話を通して，彼は彼自身のトラウマについて感じたり考えたりできるけれども，彼がそれを他人とシェアしない限り他の人々には彼の思考・感情・体験は伝わらないということを学ぶことができた。

　発達に障害を有する子どもの両親をサポートすることはTF-CBTを行う上で最も重要な部分である（表6-5参照）。このような養育者は子どもたちの認知面・感情面・行動面の問題についてストレスを抱えているにもかかわらず，効果的な対応法についてのサポートを得られていないと報告されている

(Hibbard & Desch, 2007)。このような発達上の問題に加えて子どもたちはトラウマに対しても認知面・感情面・行動面での反応を呈するため，子どもの家族システムに対して甚大な影響を与えている。こうした養育者には伝統的な子育ての手法を修正した独創的な方法が必要であり，養育者が子育てにおけるさまざまな失敗を経験した時には，柔軟で忍耐強い臨床家が支援することが求められている。発達障害を有する子どものニーズに焦点をあてると，彼らにとって構造化された環境，行動の反復，および強化をすることが重要であることがわかる。多くの子どもはさまざまな領域で相談を要するため，複数の支援者のケアを受けていることもまれではない。発達障害の治療は養育者だけでなく，教師やその他の支援者も参加して行われ，子どもの安全を確保することとコミュニケーションを促すことが目標となる。臨床家は子どものツールボックスをコピーしてすべての支援者にシェアすることが推奨される。

リラクセーション

　トラウマを治療する時のリラクセーションやグラウンディングの役割については，表6-6にもあるように，頻脈や過呼吸，過緊張，多汗，腹痛および頭痛などの生理的反応を制御する必要性があることを認識しなければならない。こうした生理的反応の制御はトラウマナラティブを陳述する際にトラウマ記憶に対する暴露が強まる場合などに用いられる。障害のある子どもは元来不安やイライラ感に対する耐性が低く，こうしたリラクセーションの方略をその場面で思い出すことが困難になることが知られている（Wood et al, 2009）。彼らはトラウマ記憶への暴露がない状態でくり返しリラクセーションスキルの練習を行う必要があるだろう。ひとたびこのリラクセーションスキルが獲得されれば，ネガティブな刺激に暴露された時に周囲の支援者や臨床家のサポートを得ながらスキルを使えるようになるだろう。

　体のどこにストレスや緊張を感じるかわかるように，人形や絵に描かれた人間のイラストを示した方が，子どもにとってもこの課題に取り組みやすいかもしれない。子どもたちはこの教材を用いて彼らがコントロールできないと感じる場所を同定していく。そして，「あなたが怖い出来事を思い出していると，あなたの体はどんな風に感じるのかしら？」などと質問する。シャボン玉を用いた深呼吸は，リラクセーションスキルとして教えることができる。シャボン玉を吹くという課題は非常に具体的で，子どもはゆっくりと一定の息のスピードでシャボン玉を吹く必要がある。もし強く吹きすぎると泡はすぐに壊れてし

表6-6 なぜトラウマを有する子どもにリラクセーションスキルを教えるのか？

目 的
- ストレスやトラウマに対する生理的反応を減弱させる

課 題
発達に障害を有する子どもは以下の特徴をもつ
- 感覚過敏
- 衝動性
- イライラ感や不安の起こしやすさ
- イライラした際に他人を叩いたり，蹴りやすいという行動の問題

スキル
- リラクセーション
- シャボン玉を吹く
- 悟空人形を強く握る
- グラウンディング
- 感覚のツールボックス
- ポケット・パル[訳注3]

注：Charlton, Kliethermes, Tallant, Taverne, Tisherlman（2004）と，Cohen, Mannarino, Deblinger（2006）より作成

まう。また，ゆっくり吹き過ぎてもうまく泡ができない。臨床家は宙に浮いたシャボン玉をながめること，シャボン玉をそうっと触れることも含めてリラクセーションスキルとして教えることができる。

私がジョニーとリラクセーションのパートに進んだ時は，よく行われているレモネードを作るためのレモン絞りのような課題はかえって彼の注意が散漫となった（また，レモネードが粉末の原料からでなく，レモンから直接作られるという設定がかえって彼を混乱させることになった）。ジョニーは非常に強い緊張感・感情を抱えており，何らかの引き金により容易に怒りが爆発させられる状態であった。彼の課題に対する注意を高めるため，握ることができるような悟空の人形を作った。悟空はスーパーサイア人モードに入ると彼の超人的なパワーが最大化する。これを彼は悟空人形の手を自分のこぶしで握り，体全身に力を入れることで再現しようとした。彼によれば悟空は最も強い存在で，正義の味方なのだという。ジョニーは悟空が彼のこぶしから腕，肩，顔，胴体，足まで徐々に緊張を高めていく様を表現することができた。彼はこうして体に力を入れたまま10秒間保持する練習を行った。そして彼は筋肉を弛緩させた。その時の感覚はどんなふうか聞いてみると，心が穏やかになった，感情を爆発させたりけんかをしたり

訳注3）ポケットサイズの知識や技能を備えた小道具のこと。例えば症例ジョニーにおいては彼のカウンセラーの代わりになる，小さなポケットに入る大きさの人形である。

しないで正義の味方になることができたと答えたのだった。

グラウンディング[訳注4]

　発達に障害を有する子どもは感覚統合や感覚過敏の問題をもつことがある。このため彼らは大きい音がすると圧倒されたり，冷たい水を手にすると落ち着くことがある。こうした子どもたちと作業を進めるためには，彼らが感覚刺激に対してどのように反応するのかについて知り，グラウンディングするために必要な道具箱（ツールボックス）を考えていくことが役に立つ。ツールボックスの中身のアイテムはお菓子の箱に入っているようなプチプチや，サンドペーパー，綿，フェルト，粘土，水，砂などがよいだろう。人，場所，その他の物もグラウンディングの方略に用いることができる。ジョニーの場合は彼のカウンセラーであるパットが彼の気持ちを落ち着けることができた。しかし，パットが会議中だったり休暇中にはこの方略がうまくいかない。ジョニーは圧倒されるようなきっかけに暴露された時にはパットが彼にリラクセーションやグラウンディングのスキルを用いるよう上手に促してくれていたのだ。ジョニーが徐々に自主性を高め，リラクセーションを上手に行えるようになってもなお，彼はパットがいてくれることが必要だった。つまりパット自身がグラウンディングの方略の一部となっていたのである。ジョニーがさらに自立して，新しい行動を身につけるために，フェルトを切り抜いて作った「ポケット・パット」と呼ばれるポケットサイズの小さな人型を作った。ジョニーはセッションの中の活動でこれを作り，顔を書き入れ，パットが着ていそうな服装も描き込んだ。それを裏返すと，彼のリラクセーション・グラウンディングの方略のリストが書かれている。これを作ってからは，彼はイライラしたりするたびにこの人型を取り出し，リラクセーション方略のプロンプトになるように用いることができた

　こうして徐々にパットに対する依存的な行動が減ることになった。

感情の同定と修正

　冒頭に述べたように，TF-CBTに含まれている活動の中には，視覚的・相互的な学習支援として発達に障害を有する子どもに応用できそうなものが多い（Cohen et al, 2006）。感情を表す表情や，感情の温度計などを用いた感情の同定と修正の技法は発達の障害を抱える子どもに非常に効果的である（表6-7）。

訳注4）トラウマ治療の文脈では，地に足をしっかりつけて十全に周囲に気づき，今ここに存在する心身の状態になること。

表6-7 なぜトラウマを有する子どもたちに感情の同定と修正のスキルを教えるのか？

目 的
- 子どもたちがもっとスムースに自らの感情を同定，制御し，また表現できるようになること
- 回避行動を減らすこと

課 題
発達に障害を有する子どもは以下の特徴をもつ
- 自分や他人の感情に気づきにくい
- 表情や身振り手振りで感情を表現することが困難である
- 感覚過敏
- 衝動性
- イライラ感や不安感を感じやすい
- イライラした際に叩いたり蹴ったりしやすいという行動の問題を抱えている

スキル
- 反復と強化を与える
- セッションの中でスキルと概念についてくり返し取り扱う
- セッションで覚えたスキルを自宅で練習する宿題を出す
- 適切な行動を強化するため，一貫性のある褒め方・報酬の与え方を用いる
- 感情の表情カード

注：Charlton, Kliethermes, Tallant, Taverne, Tisherlman（2004）と，Cohen Mannarino, Deblinger（2006）より作成

スキルの理解を確認し，その記憶を保持できるようにするためにはより長い時間をこの活動にあてる必要があるだろう。子どもの好きなキャラクターやパペット，漫画などは子どもが課題に取り組みやすくする効果がある。また，ストーリー・ラインに沿って感情を表現する方法もある。クジラのウォーリー[訳注5]が自分のお弁当を誰かに食べられちゃったらどんな気持ちがするんだろう？ 悟空は友達が蹴ってきたらどんな気持ちがするんだろう？ こうした概念を定着させるためにも視覚的支援が有効である。

　治療のこの段階において，発達に遅れのある子どもの多くに共通することであるが，ジョニーは表情から感情を読みとることに甚大な困難を呈していた。あるセッションで，彼は私の持っていたカメラに夢中になってしまった。そこで私たちは，いろいろな表情をしながらお互いの写真を撮り始め，その写真を印刷し，その表情に対応する感情の名前をつけ，自分用の写真つき感情カードデッキ（訳注：あらかじめ選んでおく1ゲーム内で使えるカードのひとまとめ）を作った。彼は写真を1つ見るたびに鏡で見る自分の顔と比較し，感情の名前

訳注5）てんかんを有す当事者 Sara Manning 作の絵本。『Wally the Whale: A Tale About A Whale with Seizures』（2011）の主人公のクジラ。

をつけていった。こうして彼は視覚的・言語的に感情を扱うことに慣れていったのだった。彼は写真を１つ見るたびに鏡で見る自分の顔と比較し，自分の感情に名前をつけ，それを身振り(ジェスチャー)に移しかえ，さらに，新しい感情の１つひとつに名前をつけなおしていったのである。彼は多様なジェスチャーを練習し，私に彼の真似をするように頼んだ。この活動を通して，彼は視覚と言語の２つの様式において感情を同定し，表現することができた。これらのカードは，スタッフと教師陣の双方で共有され，ジョニーのいるどの環境でも一貫して強化されるように用いられた。

認知対処(コーピング)

　この構成要素は（表6-8参照），発達に障害を有する子どもとの作業において最も難しい内容である。それはすなわち内的な思考を認識し受けとめる（Reaven, 2009）という部分である。子どもにどのように思考をとらえるかを教えるためには，思考というものがそもそも何なのかをまず教える必要があるだろう。簡単に言ってしまうと，考えることは「自分自身に話しかける」作業だといえる。「君が失敗した時，君は自分自身になんて言うだろう？」と質問することで，この自己との対話の中から思考と感情，行動の関連を導き出すことができる（すなわち認知の三角形である）。

　発達に障害をもつ子どもは視覚的にものを考える人であり，課題に集中しているためには常に物を操作しながら活動している必要がある。ジョニーにこの認知の三角形を教える時は野球を取り入れた。私は自分のオフィスの床に「考え」「感情」「行動」と書かれた塁の間をテープで張り，三角形を作ってみせた。野球をして彼が「考え」の塁に立った時にはジョニーにあるシナリオ（教室に入った途端に子どもたちが笑い始める）を与えた。それから私は「君は何を考えた？　君は自分になんて言ったんだろう？」と尋ねたところ，彼は「あいつは僕のこと好きじゃないんだよ」と答えた。次に私たちは「感情」の塁に移動した。私はそこで「さて，君はその時どんなふうに感じたんだい？」と彼に尋ねたところ，「悲しいし，むかつくよ」と彼は答えた。最後に私たちは「行動」の塁に飛び移った。私は「その時，君はどうしたの？」と尋ねたところ「あいつの顔を殴ってやった」と彼は答えた。こうして私たちは，その行動が安全ではないもので，彼の考え方があまり正確ではなく，役に立たないということについて話し合い，処理することができた。我々は，彼の初めに抱いていた考えを，「もしかしたら友だちは自分のことを嫌いではなく，自分が教室に入る前から，

表 6-8 なぜトラウマを有する子どもたちに認知対処のスキルを教えるのか？

目 的
- 子どもたちが認知対処ができるようになること
- 内的対話や思考に気づき，他者とシェアできること
- 思考と感情，行動の間の関係性について理解すること

課 題
発達に障害を有する子どもは以下の困難をもつ可能性がある
- 抽象的思考
- 批判的思考
- イベントを時系列の順にとらえること
- 優先順位をつけること
- 課題に区切りをつけること
- あいまいさを理解すること

スキル
- 野球を用いた認知の三角形
- 台詞と人
- 読書療法

注：Charlton, Kliethermes, Tallant, Taverne, Tisherlman (2004) と，Cohen, Mannarino, Deblinger (2006) より作成

そこでなにか面白いことが起きていたのではないか？」という考えに置き換えることができないか協議した。そのような作業を続ける中で彼は教室での同様の出来事について「何があったのか知りたいな」と表現できるまでになり，教室で席について課題に取り組むことができるようになった。

　この認知の三角形は「台詞と人(バブル・ピープル)」と呼ばれる人の形をしたイラストを用いた活動に応用できる。臨床家は子どもに自分自身や好きなキャラクターの頭から体全体を含んだ絵を別々の紙に分けて描かせる。「考え」，「感情」，「行動」，をそれぞれに色を決めたマーカーで書き入れていく。臨床家は子どもがストレスを感じるようなストーリーを提示して，頭の横に描かれた考えの吹き出しの中にはその色のマーカーで思考内容を書き出し，体の中（子どもが苦痛を感じる部位に）にそのように考えた時の感情をその色のマーカーで書き込む。これらの手順をくり返して決められた色のマーカーで行動を書き込むに至る。この作業を何度もくり返しながら，新しい思考パターンを吹き出しに入れた場合にどのような感情や行動が出てくるかを協議することもできる。

トラウマナラティブと認知処理

トラウマナラティブ

第6章 発達に障害を有する子どもへのTF-CBT 193

表6-9 なぜトラウマを有する子どもたちが自分の体験を語る支援をするのか？

目 的
- さまざまな思考，引き金（トリガー），トラウマの想起刺激（リマインダー）を圧倒的にネガティブな感情から切り離すこと
- ナラティブの中に思いや感情を編み込んでいくこと
- トラウマ記憶の断片を統合すること
- 不適切な思考を修正すること
- 認知の歪みを処理すること

課 題
発達に障害を有する子どもは以下の困難をもつ可能性がある
- 抽象的思考
- 批判的思考
- 出来事を時系列の順にとらえること
- 優先順位をつけること
- 課題の細分化
- あいまいさを理解すること

スキル
- 視覚的ナラティブ
- ストーリーボード
- 付箋紙を用いたトラウマ・タイムライン
- 読書療法
- 『Please Tell』(Ottenweller, 1991)

注：Charlton, Kliethermes, Tallant, Taverne, Tisherlman (2004) と，Cohen, Mannarino, Deblinger (2006) より作成

　発達に障害を有する子どもがトラウマナラティブを作っていくことは，ペーシングや構造化，複重的に物語ること（ビジュアル・ストーリーテリング）など，配慮を必要とするプロセスである（表6-9参照）。彼らは表6-8に示されたような認知的限界を有しており，これがこの時点で想定される一般的なトラウマ症状（高レベルのトラウマ暴露にともなう回避および過覚醒症状）とともにナラティブを作ることを阻害する。臨床家は彼らが定型発達児と比較してネガティブな刺激に対して過敏であることから，ゆっくりとこの作業に取り組むことが必要であったり，セッション時間を短く区切る必要があるということを覚えておくべきである（Reaven, 2009）。彼らがつらい体験を語る時には，自分でグラウンディングやリラクセーション・スキルを使えるよう適度に促すサポートが必要となるだろう。彼らがトラウマの詳細を語り出すと，出来事が断片化して時系列がバラバラになってしまう可能性もある。臨床家は彼らの記憶の「断片」を付箋紙に書いておくことが必要である。こうしておくことで，彼らが出来事の詳細について語ることとそ

れらの時系列を維持することを，同時に行わなくてもすむようにできる。詳細について書かれた付箋紙は後から時系列に沿って並べ替えることも可能なのである。

　ナラティブを作るためのもう1つの支援手法は，視覚的ナラティブである。先に議論されているように，発達に障害を有する子どもはしばしば視覚的に物事を考え，視覚イメージを用いいて思考内容を整理するという特性をもっている。臨床家は彼らに何が起こったのかを絵を描かせて表現させることもできるだろう。1枚の紙に自由に描画させてもよいし，複数の枠組みのある漫画形式にして描かせてもよい。このプロセスで，子どもは出来事の詳細や時系列を視覚的に把握することができる。このように，彼らの思考特性に内在されている手法を用いることで子どもが不安や欲求不満を高めることを避けることができる（Reaven, 2009）

　臨床家は，治療初期に行われるベースラインのトラウマナラティブに対する子どもの反応をよく心に留めておくべきであろう。トラウマ以外の出来事についてのナラティブをどのように語ったか？　彼らが物語を語っていくためのスキルはどうか？　出来事の詳細を語ったか？　時系列に沿って話ができたか？　ナラティブは思考や感情を含んでいたか？　無害な出来事についてのナラティブと，ベースラインのトラウマナラティブの間の相違はあるか？　このベースラインにおける無害な出来事についてのナラティブをどれだけ詳細に語れたかということは，かれらの全体的な発達レベルやナラティブを語るためのスキルを反映しているため，実際のトラウマナラティブでもどのくらいその能力を発揮できそうか予測することができるだろう。彼らの能力を超えるレベルでトラウマナラティブを語ることはできないのである。

　ジョニーの症例に戻ると，彼は野球の試合についての話をあまり詳細に語ることはできず，臨床家に促されることでようやく感情を付加することができた。彼は虐待については詳細を語ることや思考・感情を表現することができなかった上に，テーブルに彼のこぶしを叩きつけるなど落ち着かない様子を見せた。トラウマナラティブにおいて彼が促されないと詳細について語りにくかったのは，彼がベースラインのナラティブを語った時と同じであった。それでも，彼は虐待についての思考と感情を表現することについては劇的な進歩をとげた。彼は視覚的ナラティブを用いることでこのレベルの言語的コミュニケーションを実現することができたのである。ジョニーは彼の父親を表す絵として火炎を噴くゴジラの絵を描き，促されてその絵について語り始めた。ゴジラが映画の

中で町を破壊したように，彼の父親のことを「イジワルで，怒りっぽくて，傷つけるんだ」と表現した。そのような出来事がどのくらい頻繁に起きたのかという質問には，雨雲のイラストのスケール（「多さ」を示唆する）を指さした（図6-1参照）。そして私は彼の父親が「イジワル」で「怒った」時には何が起きたのかと質問した。彼はすぐに棒人間の絵を描いてその顔を真っ赤に塗ったのだった。私はその絵についての話を聞くと，彼の父親が彼を「殴って，蹴って，突き飛ばした」と答えた。そして「それから何が起きたの？」と問うと，彼は2本の棒をベッドの上に乗せたような絵を描いた。さらにその内容について問うと，彼の父親が彼に身体的な暴力を加えた後に自分をベッド上に押し倒し，性的に虐待したことを伝えることができた。さらに促されることで彼はその時の感情を「怒ってる」や「悲しい」と表現し，「パパには二度と会いたくない」，「刑務所に入ってくれてよかった」と言った。彼はさらに，彼の家族が「いなくなってしまった」ことは「いやだ」とも言うことができた。

認知処理（プロセシング）

　発達に障害を有する子どもは，定型発達児に比して非難される感覚，罪悪感，恐怖感などに関連した認知の歪みをもちやすいかもしれない（Charlton et al, 2004）。彼らには批判的思考の力が不足しており，ソーシャルスキルの不足や他人との有効なコミュニケーション能力の問題に関連して自分たちが非難されたように感じやすいのだ。彼らの認知機能の発達の遅れにより，歪んだ認知の修正のための認知処理技術は特に困難な課題であろう（Avrin et al, 1998）（表6-9参照）。

　ジョニーのケースでは，彼の語ったナラティブのある部分では吟味と処理が必要だった。どの子どもでもそうであるように，子どもの明示的および暗黙的な認知の歪みを特定していくが，恥の感情，非難や罪悪感に関わる部分については特に念入りな作業を要する。暗黙的な認知の歪みについては，ジョニーが，家族がいなくなったことを「いやだ」と表現したが，これは非難や罪悪感の感情の存在を示唆しているかもしれない。私がどうして彼の家族がいなくなってしまったのかと問うと，彼は自分が悪い子だったからだ，と答えたのである。こうして1つひとつの感情と思考に焦点をあてるため，この作業にはかなりの時間を要するだろう。彼は思考の修正が困難で，もし彼が自分の経験した虐待について語らなければ家族はバラバラにならなかったと考えるなど，常に白黒思考のパターンにはまり込んでいた。私はドラゴンボールの悟空を用いた親友ロールプレイを施行した。悟空が家族と離れ離れになるというストーリー・ラ

表6-10 なぜトラウマを有する子どもたちに実生活内エクスポージャーを行うのか？

目　的
- 全般性の不安を感じた際の回避症状を軽減する

課　題
- 発達障害をもつ子どもはネガティブな刺激に対する感受性が高い

スキル
- 不安階層表を作ること

注：Cohen, Mannarino, Deblinger（2006）より作成

インと照らし合わせていくことで，ジョニーは家族がバラバラになったことについて，他の理由を考えることができるようになっていった。また，私たちはもし悟空が自分が傷つけられるような家を出なければ，スーパーヒーローになることはなかっただろうと話し合った。ジョニーは施設入所中に彼自身がより強くなる方法についてのリストを作ることができるようになり，その中にはTF-CBTで学んだことも含まれていた。彼のナラティブの最後の章において，彼は悟空のような強い人間になって傷ついた子どもたちが安心できる場所を見つけられるようになりたいと書くことができたのだった。

実生活内でのトラウマの想起刺激の克服

発達に障害を有する子どもはネガティブな刺激に対する閾値がより低いことが多く，不安階層表を作成する場合には注意が必要である（Reaven, 2009；表6-10参照）。段階的エクスポージャーを行う際には慎重に行い，刺激の量をゆっくりと増やす必要がある。こうした刺激が子どもたちを圧倒してしまわないように配慮すべきであろう。彼らは不安を感じたり，環境の変化に苦痛を感じた際に，くり返しこだわり行動を呈する傾向がある（Avrin et al, 1998）。このため，日常生活のルーティン行動や儀式的行動によりこだわるようになるだろう。彼らが全般性の不安や回避行動を呈した際には可及的速やかに評価をし，この行動パターンが身にしみついてしまわないように配慮しなくてはならない。また，彼らの養育者や支援者たちが快適に積極的に関わり，一貫性のある支援を行えるよう促していくことになる（Cohen et al, 2006, p.149）。

親子合同セッション

発達に障害を有する子どもはスキル習得のための反復学習と，明確に構造化された環境，ルーティン活動を要する。子どもがTF-CBTに沿って治療を受

表6-11 なぜ親子合同セッションを行うのか？

目 的
- 親子間のコミュニケーションを促すこと
- トラウマについて語りやすくすること

課 題
発達障害を有する子どもは以下の困難をもつ可能性がある
- 一方的な会話になりやすい
- 他者からの働きかけに反応しにくい

スキル
- さまざまな治療段階で親子合同セッションを設けること
- その他の支援者を参加させること

注：Charlton, Kliethermes, Tallant, Taverne, Tisherlman（2004）と，Cohen Mannarino, Deblinger（2006）より作成

ける中で，子どもの親もまたこの治療に参加し，扱われているスキルを高めることに一役買うことが求められる（表6-11を参照）。すでにペアレンティングについての項目の中で取り上げているように，その子どもはさまざまな分野での指導を受ける必要があるため，複数の支援者からのケアを受けている場合が少なくない（Avrin et al, 1998）。PRACスキルを復習して家庭と学校でのスキルを高めるために，セラピストがさまざまな治療段階においてこれらの支援者と会うことは非常に有益であろう。しかし，このようにチームでのアプローチが重要である一方，トラウマナラティブをシェアする際には両親は同席させてもその他の支援者は同席させるべきではない。そのことで子どもたちが圧倒されてしまうことを防ぐためである。親とは個別の時間を設けて，子どものトラウマに対して抱いている認知の歪みを扱うセッションが必要になることもある。セラピストは親子合同セッションの前に親とこのトラウマナラティブについて話し合い，親自身の認知を扱ったり，親がトラウマナラティブを聞く準備を整えたり，子どものナラティブのどこを褒め，どこで適切な認知を促すのか，そのタイミングを計画しておくべきである。子どものトラウマからの回復を支援する上では，親自身にも援助が必要であることは当然であるが，親は子どもがよりよく機能して成長できるような情報や示唆を与えることができる力をもっているものである。この点については特に親に対して敬意をもって接するべきであろう。

将来の安全と発達の強化

表6-12 なぜ安全スキルを教えるのか？

目 的
- 個人的な安全を守ることができるスキルの習得
- 再被害にあうことを回避する

課 題
　発達に障害を有する子どもは…
- 他者との境界線の問題，侵入的な行動の傾向があるかもしれない
- 権威的な存在に従う形で学習させる必要があるかもしれない
- 彼ら自身の身体的な必要性について支援者に依存する傾向をもつかもしれない
- 万が一虐待に会った時に，それを他者に伝えるためのコミュニケーション能力が不足している
- 性教育や個人的な安全スキルを学ぶ機会が少ない

スキル
- 反復と練習
- 経験的な学習（「安全なシャボン玉」，「イヤと言う，逃げる，人に話す（No Go Tell）」）

注：Charlton, Kliethermes, Tallant, Taverne, Tisherlman（2004）と，Cohen, Mannarino, Deblinger（2006）より作成

　この章を通して述べているように，発達に障害を有する子どもたちは定型発達児よりも虐待を経験するリスクが高い。これは彼らの認知・コミュニケーション・感情調整の機能の問題が関連している（Avrin et al, 1998; Ryan, 1994）。彼らは性教育や虐待予防，自身の身の安全を守ることについての情報を十分に持っていない。養育者や支援者は，子どもたちにはあたかも性的な要素がなく，こうした情報が必要ないと考える傾向がある（Hibbard & Desch, 2007）。しかし，これまでの研究の結果からは，障害を有する子どもも定型発達の子どもと同じような時期に性的な事項に興味をもつようになると指摘されている（Tharinger, 1990; Charlton et al, 2004）。こうした子どもたちの気づき・自立を促し，虐待の再被害にあうリスクを減らしていくためには個別指導で安全スキルを身につけることが必要になっている（表6-12参照）。性教育の内容は常に養育者とも話し合うことが必要である。ともかく，「良いタッチ」と「悪いタッチ」を区別できるようになることなどの，基本的な安全を守るスキルを子どもたちに教える必要がある。

　障害を有する子どもは他者との境界線があいまいで，侵入的な行動をとりやすい。身体的な境界線が侵害される対人間トラウマが生じると，この傾向とあいまって自我境界が弱くなり，混乱をきたしやすい。PRACスキル形成の項ですでに述べたように，スキルの理解と保持を促すために安全スキルの習得に何度もリハーサルや練習が必要になる。

ジョニーの治療の終盤においては，自分の安全性を保つための現実的なスキルを学ぶことが必須であった。多くのトラウマを有する発達障害児がそうであるように，彼は彼のパーソナルスペースについて問題をもっていた。知らない人にいきなりハグをしたり，誰かと話す際の距離が不適切だったりした。彼自身が落ち着くためにハグや握手をしたいと感じたら，まず相手にそのことを伝え，相手の反応を待つように教えた。また，彼は「セーフティ・バブル（安全なシャボン玉）」を使用するように教えられた。この境界線の練習では，子どもにまっすぐ前に手を伸ばしてもらい，見えない大きなシャボン玉に包まれていることを想像させる。このシャボン玉を想像できるようになったら，あらゆる方向に手を伸ばしてみる。次に，他者もまたこの同じシャボン玉の中にいるのだということを想像させる。こうしてセラピストと一緒に，そのシャボン玉の形や大きさを保ったまま他者のいるところに歩いていくことを練習させる。そして，このような距離で他者と接することがどのくらい快適かについても自分自身でモニターさせる。さらに，もし誰かがこのバブルの中に入って来そうになったら，すぐにその距離が近すぎるということを相手に伝えさせる。その人が言うことを聞かないようだったら「ダメです」と言う。それでも効果がない場合は走り去って安全な大人に何が起こったのか説明させるところまで学習していく。ジョニーはこの課題を学習することで，飛躍的にパーソナルスペースの問題を解決することができた。

　この治療の結果，ジョニーは著明に改善した。RI（Pynoos et al, 1998）のスコアが43から19に低下し，もはやPTSDの診断があてはまらないレベルにまで改善した。彼の攻撃的な行動は改善し，他の子どもたちとも楽しく関われることが増えた。彼が上手に絵が描けるという芸術的な才能が他の子どもたちの目に留まり，子ども同士の相互作用や遊びの機会を増やすことができたのだった。彼は施設内の他の子どもが家族の面会を受ける際に問題を抱えていたが，羨望や悲しみの感情を適切な方法で表現することができるようになっていた。その後の方針としてはメンタルヘルスのニーズを扱うため，施設での治療を続けることが既定路線であったが，ケースワーカーは里親家族での生活も視野に入れるようになった。

　発達に障害を有する子どもに対するTF-CBTの応用についてのまとめとして，我々は治療の進捗の振り返りや確認が可能であることと，セラピストと子ども双方へのツールボックスを「いっぱいに」していくことが可能だということを結論づけたい。これまでも多くの介入法が紹介されてきたが，これからの

臨床実践においてこのツールボックスはさらに拡充されていくであろう。トラウマを有する障害児のニーズは高まるばかりであり，トレーニングされた臨床家がますます求められている（Charlton et al, 2004）。この問題を扱っていくために，我々は障害児に対して TF-CBT を彼らのニーズに適応させながら用いてきた。トラウマを受け，発達に遅れのある子どもは伝統的な認知行動療法を用いるには困難な特性をいくつかもっている（Moree & Davis, 2010; Reaven, 2009）。彼らの認知・言語・感情面の障害のため，子どもたちが適切なスキルを身につけられるように TF-CBT を適用するにはさまざまな戦略が必要となる（Moree & Davis, 2010, Wood et al, 2009）。そのために，構造化された手法や反復練習，子どもを課題に取り組ませるための方略などに加え，言葉での介入に合わせて視覚的な支援を用いた統合的な治療アプローチを紹介した。本章を通して我々が見てきたように，このような TF-CBT の実践方略は，トラウマからの回復につれて，この子どもたちが自分の生活の中で，習得と自立の実感を増大させるために創出されたのである。

第7章

複雑性トラウマを有する青年への TF-CBT

Matthew Klithermes
Rachel Wamser

複雑性トラウマの概観

　トラウマを有する子どもの治療を行うほとんどの臨床家で，重度で複数回にわたるトラウマを体験した若者に1人も遭遇したことがない者はいない。実のところ，これら10代の若者は，トラウマを有する人々の現実を代表しているのである（Finkelhor, Ormond, & Turner, 2009）。慢性，反復性の心的外傷を体験したサバイバーは，急性の被害を受けた者と比べてより複雑な症状像を示すが，これは驚くにあたらない（Cook, Blaustein, Spinzzola, & van der Kolk, 2003; van der Kolk, 2005）。こうした青年たちは，心的外傷後ストレス障害（PTSD）にとどまらず，いくつかの機能の領域にまたがった多種多様な困難をもっている。この症状に表現された現実感をさらに適切に把握しようとする努力が払われた結果，複雑性トラウマという言葉が作られた（Herman, 1992）。複雑性トラウマは，特定タイプの外傷への曝露と，そうしたトラウマが余波として残す破壊的な影響，という両方に照応する二重の定義をもつ（Cook et al., 2003）。複雑性トラウマの出来事は，典型的には，深刻な性的虐待や身体的虐待，ドメスティックバイオレンスの目撃，難民キャンプの体験のように，複数回の，慢性的な，対人的な性質をもち，幼い年齢に始まるという特徴がある（Cook et al., 2005）。このように複雑性トラウマの諸事象は，通常PTSDの診断カテゴリーによって外傷的と定義される一群の出来事だととらえるのが最も適当である。
　予想できることだが，複雑性トラウマへの曝露には毒としての性質がある。本来は発達に充当させるように備わった個人的な資源は，発達にではなく，不安定かつ脅威的で圧倒されるような，複雑なトラウマ環境に対処して生き延びることに利用されるのである（Cook et al., 2003）。そうしたストレスに対面し

た場合，若年者の限りある対処能力は消耗してしまう。彼らは自分自身を制御する能力を喪失するか，そうした能力をもはや発達させることができなくなる。実際に，統制障害は，複雑性トラウマを体験した児童や青年の特徴的な性質としてあげられる（Spinnazola, et al., 2005）。自己統制能力の障害は，多様な文脈にわたる幅広い困難を生じる。そのため複雑性トラウマの影響は，特定の問題行動に単純に結びつくわけではない。それどころか，感情，行動，生物学的事象，注意，認知，自己，他者との関係など，広範な領域の機能不全が観察されてきた（Cook et al., 2005; van der Kolk, 2005）。複雑性トラウマは，現在のところ，正式にはいかなる診断上の構成概念とも見なされてはいないのだが，2つの潜在的な診断カテゴリにわけて記述されている。すなわち他に特定されない極度のストレスの障害（DESNOS）と発達性トラウマ障害——これは DSM-Ⅳ やこれから出される DSM-5 に含められることが提案されている[訳注1]——である（Roth, Newman, Pelcovitz, van der Kolk, & Mandel, 1997; van der Kolk, 2005）。

なぜ TF-CBT を用いる必要があるのか

　複雑性トラウマを有する人の治療を行う場合には多くの特有の課題があり，トラウマフォーカスト認知行動療法（TF-CBT）のモデルを違った形で応用していく必要がある Cohen, Mannarino, & Deblinget, 2006）。TF-CBT はトラウマ関連症状を効果的に扱い，治療後には子どもや青年がトラウマを受ける前の機能を取り戻すことを目ざしている。複雑性トラウマのサバイバーにとって，当初この目標は達成できそうにないかもしれない。多くの場合，外傷的な出来事は人生のとても早期に始まり，疲労困憊するほど何度もくり返し起きるため，回復すべきもとの基準がないのである。彼らにとって，すでにトラウマは「生き方」そのものになっている。さらには，外傷的な出来事からか，彼らの苦闘からなのか，絶え間なく続く因果の結末についてはともかく，しばしばこれらの若者の環境は治療中も混乱状態のままであり，法的な対応を必要とする危機的状況は頻繁に起きる（Cook et al., 2003）。若者は措置変更を経験したり，入所型治療施設に入ったり，親権が停止されたり，怠学処分になったりすること

訳注1）DESNOS は DSM-IV に，発達性トラウマ障害は DSM-5 に，診断基準として含められるよう提唱されたが，実際には採用されなかった。このことはこれらの診断名が価値の低いものであることを意味せず，むしろ複雑性トラウマの精神健康に与えるインパクトの大きさを示唆すると考えられる。

がある。常時進行中の混乱状態というのが彼らの人生の特徴となってしまいがちだ。これらの危機は，多くはトラウマに関連した内容を避けようとするための攻撃というよりは，むしろ治療上の配慮を要する課題だといえる。効果的なトラウマ焦点化療法というものには，トラウマに関連する内容に焦点をあてた複数回の，中断されないセッションが必要である。こうして，トラウマを扱う作業は，そのような危機が起きるたびに分割され，「開始と中止」のシリーズ物になってしまうだろう。直近の切迫する問題と無関係に過去の出来事の処理のみを続けることは賢明でない。なぜなら，そうしたやり方はしばしば治療関係を不安定な状態に陥らせ，深刻な破綻を生じる可能性があるからだ。

　複雑性トラウマを有する集団にみられる問題の長いリストのうちには，これらの問題に TF-CBT を適切に応用する必要がある，というものまである。まず第 1 に，複雑性トラウマを有する青年は，一貫性のない，予想を裏切るようないろいろな対人的体験をすでにもっていることが多く，それは不適切な親密さから被害を受けたことへの無頓着まで，広い範囲にわたっている（Cook et al., 2003）。複雑性トラウマのサバイバーは，他者への不信感をもち，他者を予測不能でコントロール不能の，敵意に充ちたものとみているかもしれない。彼らはこれらアタッチメント上の困難を治療関係にもち込んでくる可能性がある（Courtois, 1999）。複雑性トラウマを有する青年が，当初の数週間から数カ月の間，非常に防衛的で回避的な様子をみせることはまれではない。よいセラピストが示す一貫性と同　調（アテューンメント）が，複雑性トラウマの青年サバイバーにとって慣れない体験となるのは，こうした通常の良質の治療関係ですら，不安を呼び起こすことがあるためである（Courtois, 2004）。トラウマの治療には，緊密な作業同盟が必要である。例えば曝露療法は，支持的な援助者と一緒にいる安全な環境の文脈において行われることが理想である。複雑性トラウマを有する青年にアタッチメントの問題が生じることを前提にするなら，セラピーを進めるには特別な治療戦略が必要だろう。

　統制障害は複雑性トラウマを有する者の特徴であり，それは情動，行動，認知，自己概念などさまざまな機能の領域にわたっている（van der Kolk, 2005）。これらの若者は，置かれた環境で生じる出来事に対して，過剰な反応を生じることがよくある。そうした自己統制の困難は，例によって彼らに深刻で常態化した有害事象をもたらす結果になる。例えば，感情や行動の統制障害は，自分を批判している教師に対する強い怒りにつながることがあり，教師を壁に押しつけ，最終的には暴発することになるかもしれない。里親に対する攻撃行動は，

措置やその後の施設入所の中断につながるかもしれない。やはりまた，これらのシナリオが TF-CBT の治療の破綻につながることもあるだろう。とりわけ段階的エクスポージャーがスムーズにいかず，不十分になり，失敗につながる可能性がある。さらに，複雑性トラウマのサバイバーは，しばしば低年齢の子どもの能力に似た発達を示すことがあり，例えば感情状態を認識するのが難しかったり，空腹感がわからなかったりする（Ford, Courtois, Steele, van der Hart, & Mijenhuis, 2005）。

　これらの問題の観点からみて，複雑性トラウマを受けた生育歴をもつ青年は，トラウマに焦点をあてるタイプの治療に参加する用意ができていないことが多い。しかし TF-CBT は，トラウマとなる出来事に曝露された子どもと青年を治療する，エビデンスに基づいた実践として最も研究されてきたものである。TF-CBT は，複雑性トラウマを有する若者に特化して開発されたものではないが，多少の修正をすれば，この集団に対して非常に有効なものにできるだろう。TF-CBT の PRACTICE の構成要素（コンポーネント）(すなわち心理教育,ペアレンティングスキル，リラクセーション，感情表現と感情調整，認知対処（コーピング）と認知処理（プロセシング），トラウマナラティブ,トラウマ想起刺激の実生活内での克服,親子合同セッション，将来の安全と発達の強化，(Cohen, et al., 2006) は，この集団に観察される多様な障害を扱うために応用される。しかし，これらの若者が治療を受けに来た時，もし構成要素のペース合わせや順序について修正がなければ，この種の介入から便益を受けるには準備万端といえない。彼らの環境の不安定性，彼らの感情や行動上の困難は，心的外傷後ストレス症状に照準を合わせた，構造化された短期治療の便益を十分に受けとる力の妨げになるだろう。

複雑なトラウマ体験とその表れのアセスメント

　複雑性トラウマを有する若者は，混乱した環境，複数のトラウマ体験，多様な慢性の問題等を抱えて治療にやって来ることが多く，なかでも共通するのがアタッチメントの課題である（Cook et al., 2005）。さらに面倒なことに，これらの青年は，長期間養育を担当した，事情をよく知る人を治療に連れてこないかもしれない。それゆえ，その際に役に立つ評価の戦略についていくつか言及しておく意味はあるだろう。第 1 には，これらのサバイバーの複雑な人生を考慮すると，その評価の過程は「玉ねぎ剥き」としてとらえるのが一番よいだろう。セラピストは，アドバイスを受けて青年のペースに合わせることにより，どん

な情報が利用可能かを知ることができる（Ford et al., 2005）。セラピストは，最初の3セッションでは関連する情報のすべてを手に入れることはできないだろう。こうしたサバイバーが，セラピストを信頼して現在抱えている困難を話せるようになるのには数カ月かかる。治療が進むにつれて，青年の症状が発生し，その機能は一見悪くなるようにみえる（Taylor, Gilbert, Mann, & Ryan, 2008）。これは行動の崩壊を反映しているのではなく，むしろ青年が自分の問題についてより正直になり，自覚さえするようになったという治療の副産物なのである。

　第2に，正式な養育者がいない場合には，セラピストは，例えばケースワーカーや教師など他の人から関連情報を得るように奨励される。しかし，時には，重大な情報が「組織の異動」（例：ケースワーカーの交代）のために失われる。青年たちが，人生早期の情報を提供することができなかったり，ためらったりするのはよくあることで，生育歴の背景についてセラピストにわからない部分があるかもしれない。第3に，それはどのようなトラウマの集団に対しても同様であるが，臨床家は，その青年の覚醒水準に気をつけるべきである。臨床家は，トラウマ体験について質問する時，青年に刺激を与えすぎたり，思いをあふれさせたりすることに敏感でなくてはならず，「治療的な範囲」[訳注2]（Briere, 1996a）にとどめるようにしなければならない。つまり青年は，臨床上や生活歴上の関連情報を話す時に，とらわれすぎているのも，平然としすぎているのもよくないのである。セラピストの方も，中立的でありながら支持的にトラウマ体験について尋ねるよう求められる（Coutois, 2004）。このアセスメントの過程は，不快感を引き起こす可能性があるが，これは普通のことであり，一時的なものである場合が多い。

トラウマへの曝露を見立てる

　複雑性トラウマを有する集団に対して，トラウマとなった出来事への曝露について完全な評価を行うことが重要である。定義上，彼らは複数回のトラウマ体験を有し，それは2人以上の者からの，数年間にわたる被害の場合もある。青年たちが受けたトラウマへの曝露についてすべてを知らなければ，そのトラウマ関連の困難が単一のトラウマ体験によるものと誤解してしまうだろう。しかし，この生活史を入手することは容易なことではない。トラウマ体験につい

訳注2）therapeutic window：治療域あるいは治療効果の得られる帯域のこと。薬物療法で治療効果が出る一方，副作用は出ないという条件を満たす薬物濃度を意味する言葉である。ここでは，トラウマの心理療法に比喩的に用いて，治療効果が期待できる覚醒水準の範囲を述べている。

て質問さえすれば彼らが開示してくれるとは，セラピストは考えない方がいい（Courtois, 2004）。構造化されたアセスメントツールを使えば，臨床家は複数のトラウマ体験の評価を取りこぼしなく行うことができるので役に立つ。子どもの年齢，トラウマの持続，加害者の身元，トラウマの重症度など，トラウマ体験にまつわる状況の詳細についていくつか気をつけるべきことがある。さらにつけ加えると，その他の発達上不利な出来事，例えば情緒的虐待や養育者との離別，養育者の物質使用，あるいは精神疾患などについても質問すべきである。複雑性トラウマを抱える青年は，トラウマ後に引き続き起きてくる問題によっても深刻な影響を受けている場合が多い。例えば，裁判や法的手続き，転居，里親や入所型治療施設への複数回にわたる措置など，深刻な二次的逆境によるものである。このように，この対象集団に関しては，何が「トラウマ」を構成しているかについて，より幅広い感性をもつのが賢明である。

複雑性トラウマの転帰を見立てる

複雑性トラウマを有する者に観察される広範囲の障害は，1つの診断概念に単純に収斂することはない。そのため，この症状の表れ方を記述するのに十分な評価ツールは存在しない（Brieve & Spinazzola, 2005）。現在のところ，複雑性トラウマの評価ツール（例：「極度のストレス障害に対する構造化面接[訳注3]（Structured Interview for Disorders of Extreme Stress）」［Pelcovitz et al., 1997］）は，成人用のみが存在する。臨床家は，どの領域の障害を評価することが重要かについて訓練された推論を行うように求められる（Briere & Sinazzola, 2005）。一般的原則からすれば，複数領域の機能を調べる評価ツールの使用が有益であり，多くの情報からトラウマに関連した症状に関する情報を抽出することが望ましい（Cohen et al., 2010）。次に示すのは，複雑性トラウマの多様な領域を評価するのに有用なツールである。

情動：Trauma Symptom Checklist for Children（TSCC; Briere 1996b）
　ミネソタ式多面的人格目録-A（MMPI-A; Butcher et al., 1992）
注意：Behavior Assessment System for Children（BASC; Reynolds & Kamphaus, 2004）

訳注3）複雑性PTSDを診断基準化しようとしたものが，「他に特定されない極度のストレス障害」（Disorders of Extreme Stress, Not Otherwise Specified: DESNOS）であり，その半構造化面接がStructured Interview for DESNOS, SIDES）である。日本語版は，「鈴木志帆，森田展彰，白川美也子他：SIDES（Structured Interview for Disorders of Extreme Stress）日本語版の標準化」（精神経誌，109(1); 9-29, 2007）を参照。

Comprehensive Behavior Rating Scales（CBRS; Conners, 2008），子どもの行動チェックリスト（CBCL; Achenbach & Rescorla, 2001），Teacher Report Form（TRF; Achenbach & Rescorla, 2001）

行動：CBCL, BASC, CBRS, TRF

生物学：CBCL, MMPI-A（下位尺度1），Youth Self Report（YSR; Achenbach & Rescorla, 2001）

解離：TSCC, CBCL（思考の問題下位尺度）

認知：Wechsler Intelligence Scale for Children（Wechsler, 2004），Stanford-Binet Intelligence Scales（Roid, 2003），CBCL, BASC, CBRS, TRF

自己：MMPI-A

複雑性トラウマに対する段階別治療

　複雑性トラウマの青年期サバイバーの治療は，複雑で，気の滅入る作業になる可能性がある。なぜならば，青年の要求や必要性は，多様で，激しく，また急に変化するからである。目下のところ，この集団に対する標準的な治療は存在しないと言い切ってもよいだろう。しかし，さまざまな専門家は段階別のアプローチが最良であると指摘してきたのであり，それはとりわけ最も深刻な機能障害を顕在化させる若者についてあてはまる（Cook et al., 2005; Ford et al., 2005; Herman, 1992）。段階別のアプローチでは，治療は系列に沿ったものであり，治療の各段階はさらに次の段階を構成し続けていくのだが，それらが常に直線的に進行するとは限らず，セラピストとクライエントは必要に応じて以前の段階に戻る場合がある（Curtois, 1999）。何種類かの段階別アプローチが，複雑性トラウマのサバイバー向けに開発されてきた。Fordら（2005）は，主体的取り組み・安全・安定化の時期，トラウマの記憶を回想する時期，日常活動の援助という3段階から構成されたアプローチについて述べている。要約すると，その第1段階では，セラピストは主として，作業同盟の形成を行い，子どもの安心感を高める働きかけを行う。こうした事例の特徴であり，しばしば観察される，アタッチメントの問題や環境の不安定性を考えれば，これは決してちょっとした技巧にとどまるものではない。治療の第2段階は，直接的にトラウマ関連の内容やトラウマ記憶の処理に焦点をあてるが，それは曝露の強さを少しずつ増大し，第1段階で学習された自己統制を利用することによって，安全かつ，取り組みやすいペースで行える。心的外傷後ストレス症状に取り組

めるようになったら，セラピストとクライエントは第3段階に移ることができる。この段階では，クライエントが，健康でバランスのとれたライフスタイルに近づけるよう援助することに焦点をあてる。

　TF-CBT は，段階別治療として実施できるようにデザインされている。TF-CBT の PRACTICE の構成要素は，段階別治療の3つの目標への取り組みに特化して実施することができる。第1に，TF-CBT PRACTICE の構成要素（心理教育とペアレンティングスキル，リラクセーション，感情表現と感情調整，認知対処と認知処理，トラウマナラティブ，トラウマ想起刺激の実生活内での克服，親子合同セッション，将来の安全と発達の強化）は，トラウマの想起因を特定できるよう手助けすることで，安全や安定性，そして段階的エクスポージャー適用中の主体的取り組みなどの強化を促すために用いられる。これらのスキルは，TF-CBT のトラウマナラティブと処理，および実生活内での克服といった構成要素を進めるために使用され，トラウマ記憶の処理という段階別治療の目標に，画然と取り組むことになるのである。最終的には，PRACTICE の構成要素が統合されて，もはや複雑性トラウマの体験に支配されることのない，健康でバランスのとれた将来に向けて，青年が計画し，また実際これを進めていくことを助ける。青年が TF-CBT の構成要素を応用して，安全性と安定性を確立し，トラウマ記憶を処理する際に得るスキルと知識は，最終的にはその青年が健康で満足できるやり方で「心的外傷後」の生活を送っていく舵とりとして役立つのである。PRACTICE の構成要素の順序，扱う領域，ペース，力点のおき方について，いくつか次に述べるが，これは青年期の複雑性トラウマのサバイバーのもつ特別なニーズを扱うためである。幸運にも，TF-CBT は，個々のクライエントのもつ特別なニーズに適合する柔軟なモデルとしてデザインされており，それゆえ，こうした応用は，TF-CBT のモデルと一致している。次のセクションでは，この対象集団への TF-CBT の実施について概要を提示する。

TF-CBT を通じて主体的取り組み，安全感，安定化を促進する

主体的取り組みを育てる

　複雑性トラウマを有する青年たちの主体的取り組みを育むことは難しい課題となるだろう。だが，この段階は最も重要である。治療関係の重要性はいくら強調

しても強調しすぎることはない。セラピストは，青年とのラポールを確立すること以上に，信頼を確立しなければならない。前者は比較的早く達成できる。しかし後者にはもっと時間がかかる。こうした若者は，支持的な関係をもちたいと願っていることが多いが，多くの対人的トラウマ体験のため，関係をつくることを怖がるようにみえる。セラピストが信頼に足る，安全な存在であることを証明するには，どうしても彼らのたくさんの「試し」をパスしなければならないことが多い。したがってこの治療段階については，TF-CBTにおける，あるべき通常の割りあてを越えて，延長する必要があるかもしれない。「信頼を確立するのに早道はない」（Briere, 2002, p.188）。セラピストは，青年が主体的に取り組めるようになるまでに，最大8セッションを費やすはめになるかもしれない。とはいえ，これらのセッションを，単に「ゲームをする」ために費やすべきではない。それどころか，セラピストは，安定すること，青年の日常と関わりをもつ他の関係者と接触を始めること，安全上のあらゆる懸念に対処することを目ざして，積極的に作業を行うべきなのだ。我慢強いこと，一貫していること，それ自体が効果的な介入になることが多い。というのも，このことは，多くの場合，この対象者集団が通常経験する出来事の対極にあるからである。この青年が主体的に取り組めるようになるための作業の間，青年たちは，セラピストと安全で，安心できる関係を構築することを通じ，親密さにともなう不愉快という曝露を受けることになる。ここで，青年はセラピストに「段階的に曝露される」のである。治療のこの部分では，セラピストは，治療関係がトラウマの潜在的な想起因になることに気をつけるべきである。セラピストは，治療で相互に交流する間，青年の不快感のレベルに注意を払い，彼らが滅入っていないことを確かめ，治療的関係を「滴定する」ように，交流の強度を適正に調整する（例：質問を少なくする，単刀直入の会話から当たり障りのない話題に切り替える，会話を中断して身体を動かす）。セラピストは，青年が治療環境になじみ，それを適度にコントロールできるように助ける（例：彼らとセラピストがどこに座るかを選ばせる）。早い時期に，セラピストが指示的だったり，あるいは構えすぎると，彼らに強制的，脅威的であると受けとめられる可能性があるため，そうならないように振る舞う必要がある。一般的には，主体的取り組みというものは，率直な尊敬の念に基づいた治療関係の構築，情報のオープンな共有，エンパワメント，集中して希望の感覚を植えつけることで成しとげられる（Pearlman & Courtois, 2005）。

将来の安全と発達の強化

自傷行為，暴力やいじめへの曝露のような，安全に関する懸案事項が共通して存在することから，TF-CBTにおける将来の安全と発達の強化という構成要素は早期に優先させる必要がある。ここで，セラピストは，アサーティブトレーニングや問題解決法の提供に加えて，安全計画の策定，安全な人々や安全な場所の確認を目ざした作業を行うことになる。複雑性トラウマを有する青年が権威（警察など）に対して向けがちな，不信感がはじめからあるのなら，彼らが信用し，脅えを感じた時に彼らが必ず頼れる，適任者をともに確認し合うことが大切である。安全に関する懸案事項を扱うということは，必然的に関係者が関わる作業である。日常生活の中で若者の世話をする大人には，安全を脅かす若者の欠点を扱えるように，訓練を受けてもらう必要性があるだろうし，また学校でのいじめや里親家庭で起こりうる情緒的虐待への曝露など，安全にまつわる懸念を助長する環境要因に対処するため，コンタクトをとる必要もあろう。

心理教育

心理教育の構成要素が最初に力を注ぐのは，ストレスやトラウマが現在の青年の機能に与えている影響について，若者や協力可能な養育者に教えることである。提供すべき情報としては，ストレスの定義，ストレスとトラウマに対する一般的反応，ストレス反応の理論的説明（つまり，潜在的な危険の存在を警告すること），通常の対処メカニズム（健康的な対処と不健康な対処の両方）がある。若者と養育者には，思春期の感情および行動の統制障害が意図的な問題行動ではなく，むしろストレスに対する過剰な反応であることを理解できるようにする。トラウマの引き金の概念について説明することも役に立つ。青年は，習性になってしまった，闘争-逃走-凍結反応とは別の反応をするにはどうしたらよいかについて学ぶ手助けを必要としている（Briere & Scott, 2006）。セラピストは，過去に対人関係におけるトラウマがあるために，その青年たちが他人と交流して安全感を高めようとする，彼らなりのやり方で適応してきたことも話題にしなければならない。自分たちのストレスに対する適応的な反応と不適応的な反応を，青年と養育者が見分けられるように，時間をかけるべきである。この話し合いを行うことで，これに続くスキル形成の構成要素について，実施する理由の理解や，取り組む姿勢を確かなものにすることができる。

ペアレンティング

ペアレンティングのワークは，もし養育者に協力してもらえる状況にあれば，セラピストが青年と養育者の両方と互いに交流をもつ中で，適切な関係のもち方のモデルを示すことを通して成立する。しかし，青年は，昔ながらの正式な養育者をともなって治療の場に来ないことが多い。それゆえ，この対象集団に関しては，多くの場合，TF-CBTのペアレンティングの構成要素を「関係者」の構成要素としてとらえる方がより正確であり，その中には若者の生活において重要な役割を果たす，あらゆるタイプの養育者や権威者が含まれる。一般的には，これは養育者と青年の間の安全で肯定的なやりとり（例：毎週の外出を計画すること）の頻度を増やすこと，そして否定的なやりとりによって引き起こされる関係性のダメージや（例：養育者が体罰に頼る），危険のシグナル（例：教師が仲間の前で青年をくり返し非難する）を減らすことで成しとげられる。すべての主たる養育者と専門職は，トラウマ関連行動を，意図的な問題行動や操作ではなく，場違いな，過剰なサバイバル反応として，正しく認識できるよう手助けされる必要がある。もしすべての組織関係者が，青年が学習してきたリラクセーションの方法に気づくようになれば，青年が苦しくなり始めた時，そうした方法の使用を促す助けになれる。不信感をもつ傾向のために，青年はセラピストがさまざまな関係者と接触することに疑惑を抱きがちである。セラピストは，青年に対してどちらかといえば明け透けの方がよく，青年には，誰と接触しているのか，誰と情報を交換しているのか，そしてそのやり取りの目的について知らせるべきなのだ。

リラクセーション

ここでは，青年が過去に用いてきた対処方法の妥当性を確認することがしばしば重要となる。以前から用いられてきた肯定的な対処方法は取り入れてもよいし，あまり適応的ではない方法の使用についても，セラピストは理解を示すべきである。セラピストは，たとえそれが何らかのマイナス結果をともなう方法だったとしても，青年がストレスを処理しようとして，最大限に努力していることを象徴するような方法に留意すべきである（例：マリファナの所持で法的なトラブルになること）。青年に，ストレス状態とリラックスした状態の違いを認識させるのにかなり時間がかかるのは，彼や彼女の精神生物学的な「アラーム・システム」が過剰反応状態になっているためである（Ford, 2005）。それゆえ，最初の時期には，緊張とリラックスの違いを強調するような，身体に基盤をおいた活動（例：ヨガ，ストレッチ，漸進的筋弛緩法）の方が，認知

に基づいた活動（例：イメージ，肯定的なセルフトーク）よりも有益である。自分をなだめたり，注意をそらすテクニックも役立つが，それは，青年はこうしたものに慣れており，すでに何らかの方法でそれらを用いているからである。例えば，音楽を聴くとか，ビデオゲームをするとか，熱いお湯に入る等がこれにあたる。しかし，青年が，これらの方法をより計画的なやり方で用いたり，使用しすぎる可能性（例：ビデオゲームを一日中やって，テスト勉強ができない）に対する気づきを高めたりするには，援助の必要がある。

感情調整

　感情調整の構成要素では，まずはじめに日常生活における感情への気づきや，それを表現し管理する能力を高めることに焦点をあてる。この段階において成立する感情調整にもっぱら介在しているのは，セラピストが活用する同調であり，それはセッション中に体験する情動を青年が同定して表出するのを助け，あるいはセラピスト自ら手本となって，セッション中の情動を青年が上手に表出し調節するのに役立つ。ここでは，セラピストはまず手始めに，次のようないくつかの考え方を紹介するのである。①日常生活の中の情動の役割，②情動というものはすべて，多様な情動の状態を受けとめうる，貴重な言葉であること，③情動はさまざまな強さのレベルで体験することができること，④複数の情動は同時に体験できること，⑤否定的な感情の状態は一時的であり，耐えられること，⑥情動のコミュニケーションをうまく行うことで，その強さを和らげることができ，他者からの安定したサポートを得るのに役立つこと。多くの青年サバイバーは感情麻痺や解離性の反応を生じるため，この構成要素は最初のうちは難しいものである。これらの反応は，もはや適応になっていない，防衛のための適応ととらえるのが一番よい。セラピストがより多くの時間をかけて強調する必要があるのは，感情の機能，すなわち感情とは環境についての有用な情報をもたらすものだということである。

認知対処（コーピング）

　認知対処（コーピング）の構成要素では，最初に，青年が強いストレスを経験する場合に，認知への自覚を高めることに集中する。セラピストは，認知の三角形や，それを用いて最近経験した葛藤や危機を分析することを教えてもよい。この過程では，青年がストレスの強い状況の時に思い浮かべた考えによって，苦痛を感じたり，問題行動に及ぶ事態が増えることを悟れるようにする。青年は，認知対

処の技法（例：肯定的なセルフトーク）を強化することができる。それは，ストレスフルな生活上の出来事に対する反応の改善に用いることができる。そしてまた認知の三角形を用いて現在のストレッサーを処理することにより，セラピストと青年は，その瞬間に経験している不快感の原因となる，さまざまな引き金（トリガー）や「危険のシグナル」を同定しやすくなる。

これに加えて，この構成要素は，現在のストレッサーと危険を処理するのに使うことができ，安定化の目的を達成するのに有用であるほか，後のトラウマナラティブにおけるトラウマ記憶の処理にそなえて，練習の機会にもなる。さらには，複雑性トラウマを有する青年が経験する，現在のストレス状況の中には，トラウマの想起因が存在するので（例：教師に咎められて，慢性的に感情的に虐待される青年），実際のTF-CBTの手法においては，段階的エクスポージャーもまた安定化の過程に組み込まれている。

合同セッション

養育者の同席を前提にする場合，TF-CBTでは合同のワークもまた，主体的取り組みと安定化を促進するために用いられる（Deblinger, Lippman, & Steer, 1996）。TF-CBTその他の一般的な治療において，行動上の問題を減らすには養育者の参加が重要なことを研究が支持している（Spoth, Neppl, Goldberg-Lillehoj, Jung, & Ramisetty-Mikler, 2006）。したがって，これらのセッションは，安定化の決め手になることが多い。混乱したアタッチメントのために，複雑性トラウマの青年サバイバーとその養育者の関係はぎくしゃくしたり，機能不全的になることがしばしばある（Briere & Spinazzola, 2005）。また複雑性トラウマは養育関係の文脈で起きるのが通例である。青年の複雑性トラウマのサバイバーにとって，自ら主体的に養育者に関わろうとする単純な行為が，統制障害を起こすトラウマの想起因になる可能性がある。したがって合同セッションは，青年をこれらの想起因に少しずつ曝露させるという，価値ある実生活内での機会と，そしてさらには統制障害への取り組みを助ける，支持的で適切な養育関係の発達とをもたらすのである。これらのセッションは，「危険のシグナル」を減らして「ケアのシグナル」を増やすことを練習し（Saxe, Ellis, & Kaplow, 2007），セラピストが適切で支持的な行動のモデルを示すのにあてられる。支持的で適切な養育者と一貫した接触をもてば，青年が以前の養育者によって被害を受けた体験に対して，拮抗する反条件づけ（カウンター・コンディショニング）を進めることができるにちがいない。また合同セッションにより，青年が対処スキルを使うところを養育者がコーチしようとする

能力を促進することができる。また TF-CBT における合同セッションは，ストレス状況の経験を青年と養育者が共有するために用いられる。その中には，彼らが同定したさまざまなトラウマの引き金を養育者に伝えること，そうして青年の自己統制の困難の裏にある要因について，養育者のよりよい理解を促す手助けをすること，等がある。養育者からの支持的な応答が想定できれば，この合同作業は，養育者と一緒にいると生じてくる，これからの自己統制困難について話題にすることへの，青年の抵抗感を下げるのに役立つ。

「ほどよい」安定性を達成すること

　トラウマ記憶の処理へと舵を切る決断（トラウマナラティブへの移行）は，セラピストにとって難しいかもしれない。それに先立ち，青年の主体的取り組み，安全性，安定化の確立において大幅な進展があったかどうかが肝心なのである。セラピストが，住所変更や親権停止，家族の再統合など，近いうちに起きる重要な変化やストレッサーに気がついたら，トラウマ処理の開始を遅らせることが賢明である。青年の環境は，第2段階のトラウマ記憶の想起のプロセスにおいて重大な破綻が起きることはないだろうと，セラピストが判断できるくらい，十分安定した，安心できる状態でなければならない。けれども，完璧な安定性が要求されるべきではない。いわゆる「今週の危機」[訳注4]が生じ続けることはよくあることだが，そもそも若者はトラウマの経験を処理できてはじめて，ちょうどよい安定に到達できるからである。むしろセラピストの目標は，その青年が「ほどよい」安定性をもてたかどうかを判断することである。セラピストが「安全で非侵襲的な相互調節を行う」手本を示すことで，その若者がトラウマ記憶をさらに直に処理するよう促がせるくらい，治療関係が安定していなければならない（Ford, et al., 2005）。最終的には，青年は身につけた十分な自己統制スキルでもって，トラウマ記憶に対する直接の曝露に耐えられることを示す必要がある。さもなければ，曝露は再外傷化になってしまう。

複雑性トラウマを有する青年サバイバーのトラウマ処理を促進する

心理教育

　心理教育は，TF-CBT のモデルの全体を通じて行われるもので，それはト

ラウマナラティブの構成要素の時期にもあてはまる（Cohen, et al., 2006）。複雑性トラウマの青年サバイバーにとって，心理教育はさまざまな目的をもって施行される。セラピストは注意深く，率直に，トラウマの処理をする目的を説明するべきである。まず最初に，心理教育はトラウマ記憶の処理の理論的根拠を提供することに焦点をあてる。感情麻痺や認知の歪み（例：「暴力への曝露は，単に人生の一部なので，大した出来事ではない」）の結果として，脱感作のために行うトラウマ処理の理由づけが不十分になったり，有効でなくなる可能性がある。それどころか，青年が作りあげた意味づけを（例：「他の人々は信頼することはできない」）明らかにすることの重要性や，またその意味づけが現在の機能にどのように影響しているか（例：親密な関係を避ける）に焦点をあてることが必要になる場合もある。いかに「過去が未来に情報を与える」のかの具体例を提示することはとても有益である。青年はまた慢性の，対人関係上のトラウマについて教育を受けるのもよい。それは，有病率や関連する媒介要因とその影響に焦点をあてたものになる。これは，青年が抱き続けたと思われる，間違った，無意味な，トラウマに関連した信念を取り上げることにも役立ちうる（「私は叩かれてもしょうがない。悪い子なのだから」）。

ペアレンティング

ペアレンティングや養護関係者によるワークは，まだまだここでも重要である。再び留意すべきなのは，すべての関係団体がその青年について適切な関わりや行動マネジメントを続けているのを確かめることである。このことが重要課題である理由は，青年の苦しみの水準や後続する行動上の問題は，トラウマ記憶の処理が始まる際に一時的に悪化する可能性があるためである。すべての主たるケア提供者には，この可能性を警告しておくべきであり，またそれに対して拒絶的，批判的な方法でなく，支持的で肯定的な方法で対応できるように訓練しておく必要がある。

リラクセーションと，感情調整，認知対処（コーピング）

トラウマの処理，リラクセーション，感情調整，認知対処の構成要素は，多

訳注4）今週の危機（crisis of the week）：セッションの前に起きた出来事の報告で，そのセッションの進行を妨げる現象であり往々にして回避の産物である。駄洒落ふうに略語はCOW。TF-CBTのワークショップでは，講師が苦笑しながら牛（cow）の絵を提示することがある。

くの場合これらのスキルの応用について，再検討したり，青年を励ましたりする形をとる。必要に応じて，セラピストは，青年がトラウマ記憶の処理にそれらのスキルを応用できるように，学習した知識やテクニックの再検討を行うだろう。特に，青年はトラウマの状況の中で，リラクセーションのスキルを用いることを習い，苦痛の水準を管理し，トラウマ記憶の脱感作を達成することを目的にする。感情調整の構成要素は，青年がトラウマの処理作業を行っている時の苦痛のレベルを認識し，モニターするのを助けること，そして彼らがトラウマ体験を述べるのに必要十分な言葉を提供することで，トラウマ処理における体験の濃厚さや深さを強化するのに用いられる（例：主観的苦痛尺度の使用による）。同様に，トラウマ処理に関連する苦痛に自ら対処すること，また起きた出来事に関する自分の考えを自覚すれば効果的にトラウマ記憶を処理できることを介して，青年は認知的な対処スキルの使い方を学ぶだろう。トラウマの処理においてこれらの構成要素を応用するところは，従来からの TF-CBT と変わりはない。しかし，複雑性トラウマの青年サバイバーは，当初は，十分な発達を経た急性のトラウマを有する若者に比べて，トラウマナラティブに耐える力が弱いことが多い。さらにいえば，これらの青年の場合，感情に気づく力が低いことが典型的であり，感情麻痺や解離を対処メカニズムとして用いている可能性がある。それゆえ，青年が言葉や行動で（例えば，顔の表情で）苦痛の感情を表現するのを待つよりも，セラピストは積極的になり，彼らが苦痛のレベルをチェックし，セッションを通して定期的に自己統制スキルを練習するよう促すことが大切である。

トラウマナラティブと処理

複雑性トラウマの青年期サバイバーに対するトラウマナラティブと処理の構成要素は TF-CBT の中核の段階であることには変わりない。だが，それには大幅な修正が要求される。第1に，これらの若者のトラウマ体験の多くがかなり昔に起きたことであり，もしそれが3歳以前だとすれば，彼らは出来事の明確な言語的記憶をもっていない可能性もある（Green, Crenshaw, & Kolos, 2010）。ゆえに，本来の意味からすれば，これらの記憶を処理することは不可能である。さらにまた，トラウマとなった出来事の時系列に沿った詳しい説明を展開しようとする場合，より急性の形のトラウマに曝露した若者に比べて，この対象集団は非常に異なるだろう。なぜなら，それらの記憶はより混乱したものであり，不明瞭で，検索がしばしば難しいからである。青年が経験した

それぞれのトラウマ体験に対して詳細に記述するのは実行不可能かもしれないし，あるいは非常に長いナラティブを生む結果となって，完遂するには多くのセッションが必要になるので適切ではないだろう。一般原則として，どのような出来事や経験をトラウマナラティブに含めるべきかは，青年の誘導にまかせる（Cohen et al., 2006）。先述したように，多くの青年期の複雑性トラウマサバイバーは古典的な PTSD の症状を示さない。したがって伝統的な意味での脱感作はそれほど有効ではないかもしれない。トラウマナラティブの中に表現される出来事へと収斂する意味づけは，トラウマの詳細にわたって反復される処理よりもずっと重要である。潜在するトラウマのテーマと，いかにそれが若者の現在の能力水準に関連しているか（例：私の人生における大人は誰も私を守らなかった。彼らこそ私を傷つけるやつらだ。いつも皆が私を傷つけると思うので，私は彼らを先に傷つけてやった。だから，私は入所型の治療施設にいる）を理解することは，これらの若者にとって，トラウマナラティブと処理の最も重要かつ意味のある側面である。

実生活内での克服(マステリー)

複雑性トラウマの青年サバイバーにとって，彼らの慢性トラウマの早期の経験は，安全の期間や十分な発達によって和らげられない場合が多く，その後の出来事を解釈する色眼鏡になってしまう。その後, 比較的害のない状況でさえ，危険に脅かされたと受けとめて混乱してしまい，その青年はますます苦しみ，自分をコントロールできなくなる結果になる。それゆえ，実生活内での克服(マステリー)という TF-CBT の構成要素は，これらの若者にとって決定的に重大である。なぜなら，彼らは不快だが本当は安全という状況に耐えるために，十分に自己統制能力を伸ばす必要があるからである。例えば，自分の父親に情緒的，身体的な虐待を受けた青年は，フットボールのコーチが練習の時「タフラブ（厳しい愛）」のアプローチをとることに対して，激しい統制不全に陥ることがある。実際の危険に陥ったわけでもないにもかかわらず，その青年にとっては，危険に陥っていないふりをするための，多大な自己統制の努力を要することになりそうだ。現実に，この集団の実生活内のワークは，治療の早期に開始して，安定と主体的取り組みの発展を促す必要がある。しかしながら，トラウマの処理が完了した後には，環境の中のどのような想起因が実際の引き金になるのか，セラピストと青年がもっとよく理解できるように成長するのである。最初から，どんな状況が苦痛であるかはすでに明確なこともあるが，トラウマ処理の後で

は，青年はなぜそうした状況が引き金になったのかを，もっとよく理解できる力をもてるだろう。この気づきは，実生活内でのワークの成功につながるだろう。というのは，青年は，より目標をしぼった対処や問題解決戦略を用いることができるようになるからである。

合同セッション

青年期の複雑性トラウマのサバイバーは，しばしば正式な養育者と接触をもっていないので，里親やケースワーカーが代理でその役割を果たすことになる。しかし，これらの青年は，安全で信頼できる関係をこれらの人々との間にもてず，また自分のトラウマのヒストリーの詳細な部分を話すことを望まないかもしれない。あるいは，情報が開示されると，例えば生みの親との再統合が破綻するなど，意図しない結果に結びつくことを恐れることもあるだろう。セラピストは，合同セッションのためだからといって，青年に養育者を「押しつける」ようなことをすべきでない。そうした方法ではなく，セラピストと青年は一緒に，養育を担ってくれそうな人物を見つけ，参加を打診しなければならない。その人物が，青年に対して適切で支持的な応答ができる的確な自己統制スキルをもっているかどうか，合同セッションの際に確かめる責任がセラピストにはある。養育者が適切で，その関わりが最善のものであっても，もし青年が不快に感じるのなら，養育者が参加しないという選択肢もあることを明確に示すべきである。

将来の安全と発達の強化

トラウマナラティブの構成要素間も，今現在の安全への配慮は重要である。セラピストがいくら最善の努力をしても，トラウマ記憶の処理が開始されたら，安全を脅かす懸念が生じないという確証を得ることは不可能だ。青年が危機の状態にある場合には，トラウマワークを中断することも時には必要である（例えば，セッション後に自傷行為がある時）。しかし，これは理想的ではない。トラウマの処理を休む場合には気をつけなければならない。セラピスト，青年，養育者（もし参加可能な場合）は，特定回数のセッションの間にトラウマの処理を一時的に中断する場合，協力して同意に至るべきである。その時期の間に青年が状況をより効果的に扱えるように援助して，リスクを減らすシステムを作る努力がなされる（例：青年の居住施設でスタッフと安全計画を策定する）。十分な安定性を確保できれば，トラウマ処理を再開できる。

トラウマ処理を完遂する

　複雑なトラウマ体験の処理をするということは込み入った企てである。こうした若者のトラウマ体験の影響は，一見するところ終わりのない枝分かれをくり返し，彼らの人生のすべての段階にインパクトを与える（Cohen et al., 2005）。トラウマ体験の処理がいつ完遂できたのかを判断することは難しい。PTSD症状が十分に管理できるようになった時，治療のこの段階は終了したと見なせるのである。その青年は，感情や行動の重大な困難を経験することなしに，トラウマの想起因を受けとめられるだろう。彼らは，トラウマ記憶と現在の想起因を認識できるだろうし，一方でそれらを現在の危険を示すものではなく，過去の出来事に関する表象として見分けることができる。青年は自分のトラウマ体験について，ある種の意味づけをする感覚をもつようにもなるだろう。目標は，つまるところ，トラウマへの曝露が及ぼす影響は人生すべてに及ぶのではなく，人生のほんの一部にすぎず，そこからより希望のある未来に向かって，学び，成長できる体験として認められるようになることである。

TF-CBTにより安全性と将来の発達を促進すること

心理教育

　心理教育は，複雑性トラウマを有する青年の将来の安全性と発達を促進する上で重要な局面の1つだが，それがTF-CBTで生じてくるのは普通のことだ。この心理教育の焦点は，彼らが生涯を通して経験しがちなさまざまな困難を同定し，当たり前のこととして受け入れることを含んでいる。彼らがまだ経験をしていない，将来トラウマの引き金になる可能性のあるもの（例：治療から卒業すること，性的な活動，親になること，親の死）を話し合うことは重要である。これらの困難は，正常で，予測される回復の過程の一部であり，後戻りや失敗を意味するものではない，と説明することが重要である。青年期の複雑性トラウマのサバイバーにとってこれが重要である理由は，彼らがTF-CBTを終了した後に，混沌とした，強いストレスを感じるような状況を経験し続けることが比較的多いためである。逆境的な子ども時代の体験研究（Adverse Childhood Experiences Study; Anda et al., 2006）の知見を前提とすれば，子ども時代に不幸な出来事に曝露したことと関連した，健康を阻害する

潜在的リスク要因を減らす試みとして，健康的なライフスタイルを選ぶことについての情報（例：ダイエット，運動，物質使用，安全な性の実践）を，青年に提供することもまた重要である。それに加えて，これらの若者は重要なライフスキルをまったく学んでいない。そこで，彼らにとってさまざまなライフスキル訓練の機会をもつこと——この中には，就職活動や面接，お金の管理，住居の入手を含む）——や大人になった時，彼らに役立つ可能性があるさまざまな社会資源の情報（例：生活支援プログラム，サポートグループ，政府基金によるサービスやプログラム）を提供することが有用であると思われる。

ペアレンティング

　トラウマの処理に続いて，青年の成長と発達を促進する上で，養育者やあらゆる関連の組織を支援することが重要である。青年が大人になっていくのに合わせて，自分たちに寄せられる相応の期待と責任を認識できるように，養育者に働きかけることは有益である。多くの養育者にとって，新しい状況に対応する青年の能力を信頼することは難しいが，適切な限界の範囲で，彼らはもっと多くの自由と責任を青年に許す勇気をもつ必要がある。複雑性トラウマの青年サバイバー，特に児童福祉施設にいる者について，将来にむけた計画を，施設関係者が集中して立てられるよう支援することはとても大事である。その施設に「年齢が長じて居られなくなった」青年が，居住状態や受けるサービスの突然の変更を経験することは多い。セラピストは，青年が自らのニーズを適切な組織の関係者に伝えられるように，また関係者とともに，そうしたニーズが青年に見合ったものかどうかを確認する手助けをすることがきわめて重要である。セラピストはまた，青年が成人に達した際に，誰がその青年の援助体制を担うのか決定できるように，養育者や関連機関に働きかける必要があると思われる。年齢が長じて里親制度の中にとどまれなくなり，すでに生みの親との接触がなくなっている多くの若者は，気がつくと孤立し，社会的な援助を受けられない状況になっていることもある。これらの青年が少なくとも1人は信頼できる人をもてるように保障することは，彼らの長期的な幸福にとって極めて重要である。

リラクセーションと感情調整と認知対処（コーピング）

　ここでは，青年がリラクセーションと感情調整と認知対処スキルをより完全なものにして，それらをより広い範囲の状況に合うように一般化する作業を行

う。治療のこの時点で期待されるのは，青年が発達に応じた活動に十分に参加して，新しい責任（例：デート，仕事，大学）を引き受ける準備をすることである。慣れない状況と期待の増大という取り合わせは，青年にとって負担感を感じさせる可能性がある。そのため，青年は，以前に学習したスキルを用いて，これらの状況にうまく対応するようにコーチすることが最も重要である。さらに，これらの構成要素が未来を指向していることを前提に，青年が治療を終了した後に遭遇しうる状況において，これらのスキルを用いる準備をすることにも時間をかけなければならない。例えば，将来子どもをもつことに関心のある青年の場合には，セラピストは，いかに自己統制のスキルをペアレンティングに応用すればよいのか（例：子どものよくない振舞いに直面した時，自分の制御を保つこと）その青年の意識を高めることに焦点をあてる。

実生活内での克服（マステリー）

トラウマナラティブに続いて，従来のTF-CBTの場合と同様に，将来の安全と発達に関連する，実生活内での克服という作業で主に目標とされるのは，今後起きる可能性がある，ストレスフルで不慣れな状況下での，青年の落ち着きのレベルを高めることである。特に，ある特定の場面や活動に関連する青年の苦痛が，主要な日常活動にうまく対応するための彼らの能力を阻害している場合には，実生活内での克服の構成要素が行われるだろう。例えば，公共の交通機関を利用するのが怖い青年の場合，これから仕事をするためには交通機関を使えるようになる必要があるので，一連の系統的脱感作に取り組むことを勧められるだろう（例えば，独りでバスに乗る時間を段階的に増やしていく，など）。

合同セッション

将来の安全と発達に取り組む中での合同セッションは，それ以前の段階で施行された合同セッションの作業で達成された成果に基づき，それを未来に向けて投げかけていくことを目ざす。特に力点が置かれているのは，将来出会う多くの人生の試練について，青年を適切に支援し，コーチする養育者の能力を向上させることである。この構成要素の間に，青年は養育者と目的や計画を共有することができる。養育者は，セラピストからコーチを受けて，青年の考えに対する励ましや支えを与えられるようになる。その後，青年と養育者は，設定を終えた目標を達成するために一緒に作業することができる。

将来の安全と発達の強化

　要約すると，青年期の複雑性トラウマのサバイバーの治療を行う際に，セラピストは将来の安全と発達を強化するため，PRACTICE の構成要素すべてを用いることが奨励される。この集団における再被害化のリスクが高いことを考えれば，将来の生活状況（例：デート，家から離れる）に応用されうる，適切な安全と予防のスキルを青年に提供することが重要である。古典的な TF-CBT の場合と同様に，この構成要素は，危険への気づき，アサーティブネス，問題解決，助けを求める，という主要な安全性／予防スキルに焦点をあてる。健康な関係性やセクシュアティに関する情報を，青年に提供することが重要である。また心理教育が提供されるのは，再被害のリスクを増やす可能性がある，複雑性トラウマにはつきもののいくつかの要因（例：物質乱用，対人的な境界線が十分にもてないこと，衝動的な意思決定）を青年が理解するのを助けるためである。その際には，これらの再被害化のリスクファクターを取り上げるという文脈の中で，以前に学習した自己統制や問題解決を再び吟味することができる。

　セラピストは，青年が自分のあるべき未来の目標を見つけ出す作業の手助けすることができる。理想的には，青年が過去から学んだ教訓を生かして，将来がどのようになってほしいかを明らかにできることだ。例えば，自分が十分に守ってもらえなかった怒りを表現した青年が，法律に関する仕事に興味を示すかもしれない。里親養護制度において育った青年は，自分の子どもの親権を維持する成功した親になるという目標をもつことがあるだろう。この作業プロセスの間にセラピストはまた，青年が自分の将来について，不正確または役に立たない信念を抱いていることを見つけるかもしれない（例：「子どもを産むのが待ちきれないわ。だってそうなったらいつも私を愛してくれる存在を手に入れることになるから」)。トラウマナラティブの構成要素と同様に，これらの考えの正確性や有用性を検討させ，よりバランスのとれた信念を発達させるように，セラピストが青年を援助するべきである。

治療の終結

　青年の対人的な体験からみると，治療関係の終結は非常に重要である。これは彼らにとって，最初の健全な「さよなら」体験かもしれない。それからする

と，セラピストは，治療の早期にこれを計画し，終始，必要な時に再び取り上げるようにした方がよい。終結が喪失や見捨てられる感情の引き金になるかもしれない。理想的には，セラピストは，青年が，この感情を処理して，この関係が終わることが以前の体験とはいかに異なるかを認識できるよう助けるのがよい。治療の結論部分は，青年が適切にコントロールできるという，見通しのもてる何らかのやり方で（例えば，最終セッションのための活動を選ぶ）実施するべきである。セラピストは終結を1つの達成として示すべきである。セッションの後，別の形ではあるが，関係が続くだろうと考えるのも，重要なコンセプトである。この対象集団にアタッチメントに関連した困難があることを前提とすれば，継続してきた関係を表す具体的な証拠を示すこと（例：青年に，セラピストと青年が一緒に写った写真をあげる）は特に有用である。治療の終了にあたってセラピストの気持ちを純粋に開示することもまた適切であり有益である。つまり治療終結にともなう感情（例えば悲しみ，誇り，希望）を適切に表現するお手本を示し，治療で結んだ縁はいつまでも心に生き生きと思い出せる（例えば，治療者はその青年を忘れることは決してないと強調する）と感謝することが成功裡に終える鍵となる。

結　論

　多くの臨床家は，複雑性トラウマに対する段階別アプローチに賛同している（Courtoids, 2004; Ford et al., 2005; Herman, 1992）。TF-CBTはトラウマ体験にさらされた子どもと青年を治療するための，最も研究されたエビデンスに基づく実践である（Cohen, et al., 2010）。さらに，この章で示したように，TF-CBTのモデルは複雑性トラウマの治療に対する段階別アプローチと一致している。特に，PRACTICEの構成要素は，適切に実践すれば，安全性，安心感，主体的取り組みを強め，トラウマ記憶の処理を促進し，青年期の複雑性トラウマのサバイバーに対する，健康でバランスのとれたトラウマ後の未来に役立たせるために実施できる。それゆえ，複雑性トラウマを有する青年の精神健康におけるニーズに取り組む場合，十分に支持を受けている，このような治療モデルを考慮することが賢明なのである。

第Ⅲ部

❖

特定のグループのための
トラウマフォーカスト認知行動療法の適用

第8章

軍人家族の子どもたち

Judith A. Cohen
Stephen J. Cozza

軍人家族の概説

　イラク戦争やアフガニスタン紛争がもたらした精神保健上の問題は，それなりに対策も講じられてきたとはいえ，いまだ米国市民の共通理解を得るには至っていない。退役軍人が精神医学的問題を抱えたまま市民生活に戻り，家族や子どもたちに深刻な影響を及ぼす可能性は高いが，対処すべき課題についてセラピストの認識も低い。

　少なくとも親の1人が軍人だという子どもは米国におよそ200万人いる（米国防衛省，2009）。親世代は若く，子どもの多くは幼く，その子どもたちの年上のきょうだいがすでに兵役についていることもある。また親戚に軍人の子弟がいると，親が軍人でなくても子どもは影響を受ける。本章では軍人家族の子どもたちに応用される独特のTF-CBTについて扱うが，ここで軍人家族という時，家族以外の親族を含める場合があることをお断りしておく。

軍隊の文化を理解する

　セラピストは，兵役という国家への奉仕を軍人家族全体で共有していることを理解しておかねばならない。子どもたちの生活も一般市民とは異なり，親の長い不在や戦闘による死やケガの不安に堪えるだけでなく，戦闘後ストレスに関連したメンタルヘルス上の問題と隣り合わせの生活となる。子どもがおかれる立場も多様である。現役兵士の子どもは頻繁な転校を余儀なくされるものの，心理職やソーシャルネットワークなどの資源は相対的に整ってはいる。しかし親が予備役であった場合，子どもはそのような社会資源に恵まれることなく通常の市民生活を送りながら，いつ親が不在になるかわからない不安におびえる

ことになり，その思いを共有してくれる級友も教師もお偉方もいない。むしろこのような子どもの方が精神保健上のリスクが高いといえるかもしれない。そこにも TFT-CBT が取り組むべき余地がある。

軍には特有のサブカルチャーが存在しており，軍隊生活の苦しさに堪え，隊や家族のため自己犠牲を払い，たえず精神，感情，身体を最良の状態に保つことに価値がおかれる。それらを理解し尊重しつつ軍人家族と関わり，TF-CBT をうまく応用することが大事である。

そのための最初のステップとして，臨床家は軍隊や軍というコミュニティに対する自分自身の偏見や信念，態度に気づく必要がある。例えば自分自身や身内に第2次世界大戦の経験がある場合，兵役や軍のコミュニティに対する見方はベトナム戦争体験者とはかなり異なっている。過去のプラスの体験は肯定的な見方につながり，マイナス体験は批判的見方をもたらすので，治療目標にセラピスト自らのマイナス体験を重ねて見てしまわないようにすべきだ。

軍への配属による影響

親の配属による分離体験が 11 カ月以上に及ぶと子どもの精神障害（急性ストレス障害，適応障害，小児期行動障害，抑うつ等）のリスクが増えるという報告がある。また家に残った家族による不適切養育，なかでもネグレクトが多くなるという研究報告が 2000 年代に入って散見される。

混乱に満ちた配属

戦域での死は突然であるし，生き残ったとしても身体や頭部の外傷，精神障害がその後の生活を一変させることが少なくない。頻繁な通院，長いリハビリにともなう家族の分離，転居，転校などが子どもを苦しめる。戦闘関連死の暴力性が子どものトラウマ性悲嘆につながる可能性は高いだろう。軍には斃れた英雄を讃える儀式も多く，永訣のラッパや礼砲は慰めになることもあるが，子どもを脅かしてトラウマ性悲嘆をいっそうこじらせるかもしれない。

スティグマとケアへの壁

軍人文化は苦痛を無視するか自力で立ち向かうことを是とし，受診を弱さと

見なす傾向がある。それは体験や感情の言語化をためらわせ，受療行動を妨げる。精神障害についてのスティグマも依然として強い。虐待やDVが通告されれば，軍人としての経歴が終わりかねず，家族は経済基盤を失う。加害者が家族以外の場合，子どもの告白によって軍人コミュニティから村八分にされることを被害者家族や子どもは心配する。

軍人子弟を評価する時の課題

「UCLA外傷後ストレス障害インデックス」に含まれる質問だけでなく，軍人家族の生活特有のストレス因やトラウマとなった原因について完全に聴き取る必要がある。子どもとの面接は，潜在的なストレスやトラウマの影響について判断する上で決定的に重要である。

軍人子弟であることの確認

成人や子どもの新患が来たら，軍隊に関連したストレス因のスクリーニングとして「誰か徴兵されている人や以前に軍に配属された人がいますか？」と尋ねるべきである。次にその人物との関係，影響について質問を続ける。

配属歴と家族の転居

その次には，家族構成，配属されたその他の親族，配属期間，戦域への配属の有無について聴取する。配属中の転居の有無や子どもと家族の順応，また両親同時の配属であればその間の養育者，そして子どもが変化に順応できたかどうかについても確認する。転居によって中断を余儀なくされる事項には，教育，人間関係，活動，友だち関係，以前からの医療や発達上あるいは教育上の配慮などがある。

配属後の負傷（外傷性脳損傷を含む）

外傷の時期，状態，治療の必要性，除隊後に親子が分離されたかどうかを聞く。また傷を負った親に面会した時の子どもの反応，死への恐怖についても尋ねる。家族の受けとめ方，それが子どもに及ぼした影響についても尋ねるべきで，その場合，「これまでお子さまには負傷についてどのように告げてきましたか？」という端的な質問が有効である。この質問により，子どもと共有している情報の性質，子どもの苦痛へ対処する時の親の安定感・不安定感などについて把握しやすくなる。ケガが重篤な場合，外傷性脳損傷があるかどうか，家族関係に影響が及んだかを聞く。最後に，家族が負傷という現実に腰をすえて新たに向き合えるようになったかどうかを尋ねる。

除隊後の精神保健上の課題

配属された親，きょうだい，その他の親族に精神保健上の問題，特にPTSDや抑うつ，物質乱用が生じたかどうか，その子どもがどの程度それらの問題にさらされたか，その子や他の親族の受けとめ方と家族関係に及んだ影響はどうだったかについて尋ねる。戦闘ストレスに関連した障害は過敏性や怒りをまねくことがあるので，家族の苦痛や不和，DV，子どもの不適切養育についても評価すること。

親の死と軍との関連

兵役についた親の死因（戦闘，事故，自殺など），小児期のトラウマ性悲嘆症候など子どもの反応，そして配属されていない方の親の受けとめ方に関して，死亡通知時およびその後の時期の両方について聴く。

家族機能と回復力に焦点をあてる

配属で残された方の親が役割をどれだけ果たせたか，配属後の家族関係がうまく行ったかどうかを確認することが特に重要である。同様に子どもと家族が元気でやれてきた事柄についても聴くことが決定的に重要（すなわち，ストレングス重視のアプローチをとり，回復力に焦点をあてる）。軍が家族に自然なかたちの支援をたくさん提供していることを心に留めておき，家族にとって利用できそうな支援制度について尋ねる。

リスク因子への配慮

深刻な問題が発生する潜在リスクを理解しておくこと。初期の文献によると，親の配属中に症候を発現させやすいのは年少児や男児とされてきたが，最近では女児と10代後半の子どもにより大きなリスクがあることが確認された。この食い違いは母集団と評価方法の差によるのかもしれない。そもそも子どもというものは，性別，年齢，発達段階にともなう必要性を反映して，体験の仕方，受けとめ方や報告をさまざまに変えがちなのだ。

配属されても親自身の苦痛が強すぎて十分な務めが果たせなかった場合，除隊後にその子どものリスクが高くなるようだ。トラウマとなる出来事に強く曝露したこと，ソーシャル・サポートの輪に加われなかった子どももリスクが上がる。

地理的孤立，軍人文化を理解しない地域社会，言語の違いがソーシャル・サポートの障壁になりうる。もともとの発達や学習，情緒の問題もトラウマ後の子どもの転帰に関連する。ネグレクト以外の不適切養育に関しては，軍人家族も一般市民の家族も共通と考えられるので，不適切養育のリスク因子一般につ

いても把握しておくこと。すなわち人口統計的因子（低所得，母親の低教育水準，低年齢の母親，一人親など），家族や親側の因子（母親の怒り，不満，低い自尊心，病気，父親の関わりや暖かみの欠如），子ども側の因子（難しい気質，発達や学習上の困難）などもすべて不適切養育のリスク因子である。

除隊後の親が陥るストレス状態が子どもに及ぼす影響にも留意すべきである。PTSD を病むベトナム戦争退役軍人の調査では，子どもや親子関係にマイナス影響があると記載されている。親の無関心，解離，情動麻痺は，子どもとの関わりを減じ，親子関係の質を低めるかもしれない。

子どもに関する情報不足

両親が 2 人とも同時に配属している子弟は 5 万人以上おり，彼らは親以外の養育者と暮らしている。この場合，スカイプを通じたアセスメントが適しているかもしれない。親が戦地で重傷を負った場合，もう一方の親は何週間も子どもを置いて入院先に行かねばならないこともある。親が死去していたり，大事な時期に不在だった場合も正確な情報を得られない。セラピストは暫定診断と治療計画を立てるために学校や小児科医からできる限りの情報を集めること。

軍人家族独特の TF-CBT 治療への主体的取り組み方略

軍人家族が主体的に治療に取り組めるようになるためには，セラピストは軍の価値観を尊重しなければならない。トラウマ関連症状や精神疾患の治療というより，家族中心に回復力を積み上げるモデルとして提案すると，家族にとっては最も参加しやすくなる。また家族が課題に取り組んだら，速やかな進展があることが治療戦略の上で重要である。

事 例

アンソニー（13 歳，男児）は学校で荒っぽい振舞いをするので，母親はしょっちゅう呼び出されていた。彼の問題行動は父親が戦地から帰還し，家族の緊張が高まった時期から増長していた。母親の報告によると，家で父親が突然感情を爆発させるところをアンソニーが目撃しているとのことだった。父親は爆撃を受けた際に脳挫傷を負った可能性があり，しつこい頭痛とイライラが続いていたにもかかわらず，本人は何も悪いところはないと言い張って治療を拒否していた。セラピストがアンソニーと面接すると，彼は父親のことを大変心配し，何か悪いことが起こるのではないかと怯えていることを認めた。父親の怒りの爆発について UCLA 外傷後ストレス障害インデック

スをつけてみると 30 点という中等症を示した。

アンソニーの悪いところに焦点をあてるのではなく，家族の協力のもと，彼のもっている強さを活かすという，TF-CBT の治療モデルを説明して治療の承諾を得た。その治療モデルは家族が助け合って問題を解決すること，回復力の感覚など，家族本来の軍人文化的なアイデンティティと一致したのである。次第にアンソニーの行動に改善が見られると，両親もストレスが関連する脳の変化という説明を受け入れ，父親自身も受診を決断するに至った。父親は重度の外傷性脳損傷と診断され，治療が始まったことで家族も安心でき，アンソニーもまたトラウマナラティブの中で「父は勇敢な兵士でしたが，助けてもらってもっと勇敢になりました」と述べた。

軍人家族独特の TF-CBT 応用法

軍人家族の子弟が被るストレスには幅があり，いったん適応できたように見えても結果はさまざまで，抑うつや PTSD，行動上の問題などが生じうる。セラピストは起きてくる反応の深刻さを評価すべきであって，それがトラウマ反応なのか回復力なのかを，本人たちが体験した出来事から推測してはいけない。TF-CBT を用いるのが適切かどうかは，子どものトラウマ反応が適応機能を妨げているかどうか，メンタルヘルス上の問題を生じているかどうかによる。親の配属，外傷や死，あるいは虐待や DV など種類を問わず TF-CBT は役立つだろう。軍人家族への適用はだいたい一般市民家族と同じだが，以下の点ではやや特殊である。

治療途中における軍人の親たちの適切かつ多様な参加のかたち

TF-CBT には片親または両親の定期的な参加が望ましいが，さまざまな理由でそれが叶わないことは多い。親の離婚や家族構成の変化などにも留意しなければならないし，また親以外の養育者に参加してもらうなど柔軟な対応をしなければならないこともある。

事　例

8 歳（女児）のケリーは，母親とそのボーイフレンドであるドウェインと基地近くに同居していた。母親とドウェインは 2 人とも軍の任務についていた。実父もまたイラクに配属中の軍人で，ケリーは実父と今も交流があった。ある時，ケリーの身体の痣がきっかけで，同居していたドウェインが母親に DV を加えていることが発覚し，保護機関の介入によりドウェインは遠い別の基地に配置転換となった。当初は被害を

隠そうとした母親も，ケリーと一緒に治療に参加することになった。ところが治療の最中にドウェインがアフガニスタンに配属されることが決まるという事態がもちあがり，そのことに対しケリーは自分のせいだという罪の意識を強くもった。この認知の歪みに対し，セラピストは認知対処(コーピング)で扱った。すなわち，もしドウェインが家庭内暴力をふるうことがなかったらケリーが DV を開示することはありえなかったはずで，だからそれはドウェインの責任であって，ケリーには何の責任もない，と説明したのである。また，ケリーの実父にスカイプで治療に参加してもらうという提案をした当初，母親は乗り気でなかった。ケリーの問題の責任の所在は母親自身にあると思い込んでいたからである。そこでセラピストは，ケリーと母親は 2 人とも被害者であると伝えた。その後，実父はスカイプによるセッションに 2 回参加し，またわが子を支えるメールを何度も送ってきて，それには元妻を支えようとする気持ちも表現されていた。そして実父は合同セッションに特別許可を得て参加し，ケリーは両親とナラティブをシェアすることができた。DV を開示したわが子が自分の目には英雄に映ると，父親はセッションの中でケリーに言った。

日常生活に起きる変化にそなえる

セラピストは，生活上の変化にともなう治療中断に備えて，治療期間を決めたり，転居先の他の専門家への紹介の手はずを整えたりする必要がある。

事　例

ティレル（5 歳）は兵役についているシングルの母親と暮らしていた。ところが訓練中の火災事故で母親が火傷を負って入院し，ティレルは 3 カ月間，別の州にいる母方祖父と暮らした。ティレルは母親の火傷で PTSD を発症し，火を想起させるものや，母親の火傷の瘢痕を見て怯えるようになった。TF-CBT を開始したが，その 2 カ月後に別の州に転属が決まり，セッション全体を完了する時間的余裕はなくなってしまった。初期のスキル・トレーニングだけにとどめるのが最善であろうとセラピストは判断し，母子を転居地の新しいセラピストにスカイプで引き合わせた。セラピストはまた母親自身の PTSD 症候についても治療を開始すべきだと助言した。このように手を打ったことで，母子を新しいセラピストにつなぐことができ，治療を完結することができたのである。

回復力(レジリエンス)を尊重した，家族中心の TF-CBT を提供すること

TF-CBT は家族中心のセラピーであるとはいえ，家族療法とは違うので，

参加メンバーとして誰が最適かを親と一緒に検討するのがよい。そうすることでトラウマとその影響についての誤解をはっきりさせられるし，親子同席・きょうだい不参加のメリットについても説明することができる。

　軍人家族を対象にワークをする時，回復力を尊重したアプローチをとり，彼らの強み(ストレングス)に注目することが有益である。例えば，ゆるぎない前向きの帰属意識，達成した目標，今も実現可能な目標などは家族がともに前進するのに役立つ。

事　例

　ジェシー（7歳）は兄マシュー（19歳の）の戦傷の悪夢にうなされていた。陸軍士官の妻であるマシューの母親が家族治療を求めてきたのは，長男マシューが前年に陸軍に徴兵されてアフガニスタンで重傷を負い，ひどい傷痍の姿で帰還した後のことであった。母親ときょうだいたち（つまりマシュー，12歳のマイケル，14歳のジュリー）が，ジェシーの「胸のつかえを取り除く」ため治療にそろって同席するのが最善だろうという点で，両親の意見は一致していた。セラピストは，ところで家できょうだいたちはジェシーの面倒を見てやっているのでしょうか，と質問した。母親の返事はこうだった。「それがそうじゃないのよ。ジェシーが悪夢にうなされている時，皆で馬鹿にして，大きな赤ちゃん呼ばわりするのよ」。今のお話だと，ジェシーは怖い気持ちをなかなか他のお子さんたちにわかってもらえないようですね，とセラピストは返し，末っ子のジェシーは皆から赤ちゃん扱いされるのが嫌で，怖いのを口にしないかもしれないですね，と述べた。ジェシーの母親は了解し，「年上のきょうだいたちがジェシーをからかうのをやめさせる」と語った。きょうだいたちは皆，マシューの変わり果てた姿を見るのはつらくないのでしょうか？　とセラピストは問い，ひょっとするとジェシーをからかうことで，きょうだいたちは自分たちが怖がっていることを認めずにすむのかもしれない，とつけ加えた。母親自身も涙を浮かべ，「私自身もそう感じるわ」と述べた。セラピストは以下のように話した。家族が中心になって支えるのは素晴らしいことなのですが，皆のために誰もが強くなれるとは思えないことだってあるのです。治療はジェシーが安心して自分の感情を出せる機会になるでしょう。マシューはある意味で変わってしまいましたが，それ以上に変わらないことの方が多いと誓って言えます。あなたのお子さんたちに，何を怖がっているのか，彼のどこが変わったのか話す機会を与えることで，心の扉が開いてマシューの変わっていない点についても話せるようになるでしょう。このようにセラピストが言うと，母親は安堵したように見え，ジェシーと 2 人で TF-CBT に参加することに同意した。TF-CBT はジェシー以外の子どもたちにも役立つかと母親が尋ねてきたので，マイケルとジュリーもそれぞれ母親と

一緒に別々のTF-CBTに加わればマシューの戦傷の受けとめ方について話す機会がもてるだろうと，セラピストは賛意を示した。このように，トラウマが子どもたちに及ぼす影響の理解を助け（「あなたのお子さんたち全員が，お兄ちゃんが変わってしまったことが不安なのです。今はそのことを別の形で示しているわけです」，また回復力を強調することで（「マシューはある意味で変わってしまいましたが，それでもマシューであることに変わりはないのです。そしてお子さんたちはすぐにそのことについて話せるようになるでしょう」），TF-CBTの最初の部分を別々のセッションにすることの理由をわかってもらうことができた。

　セラピストは，子どもたちのスキル促進だけではなく，マシューが変わっていない点を家族が認めるよう手を貸すことで，回復力に焦点をあてた。例えばジェシーは，マシューがはじめてトランプ遊びのゴー・フィッシュを教えてくれた時のことを思い浮かべるのに，視覚化技法を用いた。そのあとで彼女はセラピストをマシューに見立てて，ゴー・フィッシュをやろうよとせがむ練習をしてみた。最終的に，ジェシーは帰宅後，自分とゴー・フィッシュをしてほしいとマシューに頼んだのであった。マシューは自分に寄りつこうともしなかった可愛い妹が数週間ぶりに遊びに誘ってくれたことを喜んだ。彼は母親に言った。「ふと感じたよ，ジェシーは僕がどこも悪くないと思っているみたいだ」。ジェシーとほかの子どもたち3人は個別のTF-CBTに参加し，混乱と動転した気持ちをセラピストや親とシェアしたあと，家族セッションを何回か受けたいと意見が一致した。そしてその数セッションの間に子どもたち3人はそれぞれのナラティブを全員でシェアした。これは家族にとって非常に感情のこもった癒しの体験となった。両親と子どもたちは先に受けたTF-CBTの数セッションが家族合同セッションの成功の決め手だったと頷き合った。

州兵や予備役の家族特有のニーズを理解する

　現役軍人の家族とは違って，州兵や予備役の場合，その家族の大半は普段は市民生活を送っており，他の軍人家族とは隔絶されている。そのため軍人家族の友人もおらず，サポートを受けられないために精神保健上のリスクはむしろ高い。

事　例

　ロンが10歳の時，予備役だった父親がイラクに配属された。ロンの一家は郊外に住み，他の軍人家族の子どもたちと面識がなかった。父親を敬愛するロンは，以前のような短期間の訓練とは違う父の長い不在に動揺した。彼は父がリトル・リーグのコー

チをしてくれなくなったことに腹を立てた。ロンの姉は友達づきあいに忙しくて，態度の悪いロンの相手をすることはなく，家を空けることが増えた。父親の配属期間が延長されるたびに，母親はその身を案じて憂いに沈むばかりだった。母親の苦悩に反応してロンの学校での悪さが高じていき，友人とのケンカも増えた。もちろんロンにとっても父親の安否は気がかりで，父親からの音信が途絶えがちになって家族から離れていくことが心配だった。小児科医に助言されて，母親と一緒にセラピストを訪れた時，自分は気が狂ってしまった，とロンは言った。「学校では誰もわかってくれない。やつらはいつもお父さんのことを話すのさ。狩りとか釣りとか野球に行ったとか，一緒に遊んだことばかり。そして僕はお父さんに話をしにいくこともできないんだ。みんな大嫌いだ」。アセスメントを進めると，ロンの不安や心配は深刻であり，PTSD症候（メディアの戦争関連報道をめぐる侵入的思考，父親に事が起きて電話が通じないという考えを避けるようにしていること，過覚醒症状）もあった。

プロジェクトFOCUS（Families Overcoming under Stress, www.focusproject.org）などの軍人家族向けの予防プログラムが役立つはずだったが，誰にも利用可能というわけではなかった。そこでTF-CBTが適用され，セラピストは母親の理解を求めると同時に，積極的に父親に電子メールで連絡をとり，配属中に家族とコミュニケーションをとって無用の不安を取り除くことの重要性を伝えた。治療が進行し，父親はスカイプを通じてセッションに数回参加したが，それは家族に一体感を与えたし，ロンは身につけたスキルを父親に見せることができ，両親は子育てについて話し合うこともできた。また，セラピストは家族にインターネット上のリソースを教え，ロンは他の地域の同じ立場の子どもたちとつながり，それが孤立感を和らげることにつながった。

現代の軍事による外傷の質的変化

軍人の外傷のタイプと重症度は変わりつつある。軍当局は負傷した軍人家族に細かく気を遣ってはいるが，セラピストの方も心的トラウマは以下の条件で複雑化することに留意しておかなければならない。すなわち，①子どもにとって不正確な情報，幼すぎて理解できない情報，身内の大人たちの感情反応が恐ろしげに見えること，②兵役についていた家族が遠くのトラウマセンターでケアを受ける結果，ますます子どもと離ればなれになること，③負傷者の付き添いのため，両親とも子どもから離れてしまうこと，④子どもが負傷した親を訪ね，年齢に応じた説明も心の準備もないまま，変わり果てた親の姿や医療行為・設備など恐ろしげな光景にさらされること。これらの体験はすべて子どもの苦痛やトラウマ症候の一因となる。

事　例

　３歳のカルロスは，アフガニスタンで負傷した父親が自宅に戻ってから間もなく，母親に治療に連れて来られた。父親の傷は深く，両下腿の切断術を余儀なくされ，さらに腕は利き腕１本使えるだけになってしまっていた。母親が介護に行っていた間は，カルロスは母方祖父のところで数週間過ごさなくてはならなかった。カルロスが入院中の父の見舞いに行ったのは，ちょうど父の脚の処置が済んだ直後だった。母親が前もって言っておいたにもかかわらず，父親の金属製の義足を見たカルロスは「イヤだ，怪物の足だ！」と金切り声を上げた。この見舞いのあと数週間，カルロスは怪物に追いかけられる夢にうなされ，夜尿が始まり，しきりと抱っこをせがむようになった。最初のアセスメントの時に，父親はこういった。「治療の要点は一体何なのですか？　息子の本当の気持はよくわかっています。私は息子の前でもう二度と男らしく振舞えませんよ」。

　セラピストはまず子どもにとって予期せぬ視覚的イメージが与える影響について心理教育をした。セラピストが，自分の３歳の息子が浴衣をお化けと思い込んで，納得するまで寝ようとしなくなった話をしたところ，両親は前の年に似たようなことがカルロスにもあったことを思い出して笑った。家の中にお化けはいないことを，アフガニスタンにいた父親は何度も電話口でカルロスに言って聞かせたことがあったからだ。これで父親は，カルロスの恐怖は３歳の子どもとしては当たり前の反応であって，義足と特別の関連はないことを了解し，見舞いの時の一件についても気持が楽になったと述べた。家族が一緒になって，いろいろなリソース（www.sesameworkshop.org 等）を利用して楽しい時間を過ごした結果，カルロスは父親の姿にも慣れ，父親の方も使える手で諸事に関わり，楽しみを増やしていった。カルロスは描画と言葉で，父がケガしたこと，母が自分をおいて病院に行ったこと，そして父が帰ってきてくれて嬉しかったことをナラティブとして表現した。彼はいつか父親が学校に行って友達に新しい脚を見せることを望んでいた。このナラティブを聞いた父親は心を動かされ，カルロスが今も自分をお手本として尊敬していることがよくわかったと述べた。セラピストが読み上げるナラティブを，カルロスは父の膝に乗って聞いていた。父親は一緒に学校に行って，他の子に脚が動くところを見せてやるよ，と言った。

軍隊特有の葬送儀礼を理解する

　死別を体験した軍人家族に関わるセラピストは，軍の儀式がトラウマや喪失感を呼び覚ます一因となることを理解しなければならない。死後長く，子ども

や家族は詳細を思い出せないことがあり，そのため儀式がからんだトラウマの想起因(キュー)を確認する作業が非常に難しくなるかもしれない。

事 例

ローラが15歳の時，国家警備隊員として2度目の軍役でイラクにいた父親が死んだ。母親が殉死の通知を受け取った時，学校でバンドの演奏中だったローラは自宅に呼び戻された。彼女はショックを受け，友達に何も告げずに家までの道のりをずっと駆けて帰った。家に着くと，母親は半狂乱で泣きわめき，かたわらで制服の士官が彼女を慰めようとしていた。ローラは士官たちに立ち去るように言った。通知のあった直後からローカルニュースのリポーターの電話がかかり始め，ローラは電話に出なくなった。父方の祖父母は軍主催の葬儀を望み，母親もそれに同意した（ローラの父方祖父は退役軍人だった）。ローラの父方祖父母と年下のきょうだいは葬儀での軍のしきたりを受け入れたようだったが，ローラは殉死を知らせにきた士官を想起させる制服姿の軍人があまりにたくさん参列していることに怒り，泣きくれている母親がその制服に狼狽してしまうと案じた。実際，ローラの母親は畳まれた国旗を手に取っては泣き，奏でられた永訣のラッパ聞いては泣き叫ぶありさまだった。ローラは帰りたかったが，父方祖父母は，家族は居残って参列者全員と話をするものだと主張した。参列者が帰って行く時，ローラは「死んだ兵士だけが善い兵士」と書いたプラカードをかかげる抗議団体を見た。母親はそのプラカードを見てすすり泣きを始め，ローラは憤慨し，二度と父親をたずねて墓地になど来るものかと心に決めた。その後，誰かが彼女の父親のことを話題にするとローラはいつもイライラして部屋を出て行き，父親の死について友達としゃべるのを拒んだ。ローラの母方祖母は，母親にぜひともローラを連れて診てもらいに行くようにと言った。

面接の結果，ローラが軍人子弟のトラウマ性悲嘆の基準に合致することをセラピストは確認した。ローラのTF-CBTには，軍特有のトラウマや喪失を呼び覚ます想起刺激への対処スキルを取り入れた。例えば，戦争反対の政治的見解を含んだメディア発表が，以前ならローラの目をちょっと引く程度だったのに，激しい怒りを引き起こすようになってしまったのは，それがトラウマと喪失を想起させるトリガーになったからである。感情調整の構成要素(コンポーネント)を通して，半分軍隊で半分市民であることがどのようなものかを友達が理解してくれないから気持ちを友達に話せなくてつらいのだと，ローラは認めるようになった。彼女のセラピストはローラに，地域の生残者惨事援助プログラム・キャンプ（www.taps.org）に参加してみてはどうかと助言し，ローラと母親はそうした。このことがローラにとって転機となり，ローラは，彼女と同じ気持ちを抱いてい

る,国家警備軍の家族や予備役の家族として離別を体験した10代の子どもと出会った。ローラの母親もまたそのキャンプで何人か女性に出会ってよい絆をもった。ローラと母親は,トラウマナラティブと離別に焦点化したTF-CBTの構成要素を終了し,よい結果を得た。

事例の臨床的解説

　アンが9歳の時,陸軍士官だった父親が配属先の戦地から陸軍基地へ戻った。父の不在の間,アンは心配もしたが父の帰宅を心躍らせ待っていた。最終的に親子は無事再会し,父親を亡くした親友の家族にお悔やみを伝えなければならない一幕もあったが,ひとまず最初のうちはすべてが順調のように見えた。しかし数カ月が過ぎると,アンには睡眠障害,悪夢,そして登校拒否といった行動が現れてきたのである。朝は学校で調子が悪いと言い張り,たびたび激しい腹痛を訴えて早退してきては,家で八つ当たりはする,約束は破るといった有様で,親同士の諍いを誘い,また妹とけんかばかりするのだった。学校側は家族の同意のもと,彼女が腹痛を訴えても早退させず養護室に行かせる対応をとった。ある日のこと看護師は,腹痛のためベッドに横になっているアンが毛布の下で震えていることに気づいた。看護師が体温測定のために座るように言うと,アンはすすり泣き始めた。どこか具合が悪いのかと尋ねると,アンは看護師に血のついた下着を見せた。誰かに傷つけられたのかと看護師が質問すると,アンはそうだとうなずいた。看護師はアンの母親を呼んだすぐ後,このことをエイズ予防財団に報告した。その日遅く,アンは軍の小児科医に検査をしてもらった。

　エイズ予防財団でのアンの報告は,家族が2年前に現在の基地に到着して間もない頃から,父親の友人であり父の部隊の人気者で評判の「ジョーおじさん」がアンに対して性加害をはたらいていたというものだった。加害は父親とジョーおじさんがイラクに配属された時に止んだが,戻ってくると再び始まった。1カ月ほど前にはジョーおじさんはアンを力ずくでレイプし始めた。もし誰かにこのことを話したら,お父さんのような兵隊さんが戦争に勝てるよう助けることはできなくなるだろう,そうなりゃおまえのせいだと,ジョーおじさんはアンに告げたのだという。自分が打ち明ければ国が戦争に負けることになり,もうジョーおじさんは父を助けてくれなくなるし,家族皆の友だちでもなくなる,とアンは怖くなったのだった。彼女は涙ながらに言った。「ごめんな

さい。でも言わずにいられなかったの」。身体所見はアンの報告を裏づけたので、ジョーに対する告発の準備がなされた。

　アンが報告した内容を聞いて両親は落ち込み、激怒した。アンと両親は TF-CBT の治療に紹介されてきて、両親は治療に乗り気であった。けれどもアンの両親は、告訴をどう進めたらよいかで頭がいっぱいであり、初診の面接では「ジョーに対抗して証言することはアンにとって得か損か？」そしてまた「アンがこのことを知る人たちと出くわすことのないよう転居を考えるべきなのか？」といった事柄にもっぱら質問が集中した。アンにはかなりの PTSD 症候があり、父親と家族だけではなく、友だちや地域のほかの親たちが彼女の申し立てをどう受けとめるか、という不安があった。彼女の UCLA 外傷後ストレス障害インデックスの得点は 57 と重症域に入っていた。

　両親はアンの最善の利益のためならどんなことでもする覚悟だった。セラピストはまず家族に役立つ一般情報を提供した。例えばアンが前向きに回復するのに両親の支えがいかに大事かを強調した（Cohen & Mannarino, 1998, 2000）。また軍人家族の女の子の性的虐待の率は市民社会と同様で、女の子 4 人に 1 人が性的虐待にあっている（McCarroll, et al., 2004）という情報を両親に与えることで、アンの体験は必ずしも特殊なものではないと伝えた。両親はショックを受けたものの、娘がこの点に関してはたった 1 人ではないことに安堵した。またアンは直後に虐待を開示したのであり、加害者が植えつけようとした企みの悪辣さにもかかわらずアンがそうしたのは、両親を信頼している証しだ、とセラピストは強調した。すると両親は、「もしそれが当たっているとしたら、どうして私たちに言わなかったのだろう？　看護師じゃなくて」と尋ねた。セラピストは、性的虐待を経験した子どもに共通する反応や心配について親に理解してもらい、また子どもには一番愛する人たち（つまりは両親）を守りたい思いがあることを話した。アンの場合は、従順でありたいという気持ち、軍の使命に関する心配、さらには部隊やコミュニティでジョーの人気が高かったゆえに、よけいにそのような気持ちが強かったのだ。両親はこの説明に納得し、ほっとしたように見えた。

　セラピストはアンと母親に TF-CBT スキルの構成要素を提供した。リラクセーションを目的に、まずセラピストはアンに好きな活動は何か尋ねた。歌ったり、踊ったり、蝶々のシールを集めたり、友達と遊んだりするのが好き、とアンは言った。セラピストとアンは、色んな場面でのリラクセーション方法を考えるのに、この情報を役立てた。眠りにつくためにアンは、1 羽の蝶がゆっ

くり，ゆっくり，草のベッドに着地するまで，羽根を優しくはばたかせる様を想像することにした。これをセラピスト，ついで母親と一緒に練習したところ，アンはこの視覚イメージが入眠に役立ったと報告した。学校の出席率を改善するために，アンは自分が身体の各部をリラックスさせながら浜辺を横切っているところを想像した。性的虐待に関する侵入的で恐ろしい考えが湧いてきた時，自分を落ち着かせるため，アンは好きな歌を（その場に応じて）頭の中で，あるいは声に出して歌うことに同意した。両親も彼女と治療セッションの中でこれを練習し，家でも一緒に強化することに同意した。両親とアンは，学校でこれらのスキルをどのようにして強化練習するかを，学校のナースやホームルームの教師と話し合った。

またセラピストは子育てを最良なものにする上で大事なスキルを父母に教えた。例えば，両親とも性被害の開示のあとアンを甘やかしすぎる傾向があったが，それは事実経過を知らなかったことへの罪の意識のせいであり，とりわけ父親はアンを加害者に接触させしまったという自責の念をもっていたからである。それなりの制限やルールは，落ち着いた振舞いを育むのに誰にも必要なのであって，それはアンを「傷もの」と見なしているからではないということを，アン自身にわからせなければならないとセラピストは親を説得した。この内容は両親を安心させるとともに，彼ら軍人が重んじる当然の生き方や決まり事とも矛盾しなかった。アンの問題行動が改善すると彼らはいっそう安心した。両親はアンを学校に復帰させるため，学校側と一緒に実生活上の計画を立てた。

アンは幅の広い感情表現（例：狂いそう，悲しい，幸せ，不満，イライラする，興奮する）ができたが，父親が不在の時，母親を手伝うのは自分の仕事だと信じており，嫌な気持ちを口にしたり，助けを求めたりすべきではないと間違った思い込みをしていた。セラピストは尋ねた。「あなたは嫌な気持ちにどう対処すればいいと思ってるのかな？」アンは答えた。「放っておくだけよ」セラピストは「それはうまくいかないことがあるわね。どんどんふくらみすぎて自分の手に負えなくなったら，親に助けてもらう方がいいでしょう」とはっきり言った。アンは言った。「でもママにはしなくちゃいけないことが多すぎるの」。セラピストは言った「ママやパパがあなたに，手伝ってと言う時は，お皿を出してとか，朝は妹に服を着せてやって，みたいなつもりで言うのよ。自分の大きな悩みや心配事を放っておいて，という意味で言っているつもりはないのよ。悩んでいる子どもを支えるのはママとパパの仕事です。もし私を信用しないなら，パパとママのところへ言って尋ねてみようね。オーケー？」。両親に尋ね

るのはアンにとって抵抗があったが，セラピストは強く勧めた。両親は，アンにきっぱりと，アンが心配や悩みを1人でしまいこんでいてほしくないと告げたのである。彼らは，アンのお手伝いはどれも嬉しいが，自分たちはアンの親なのだし，アンは他所のお利口さんじゃなくて自分たちの子どもでいてほしい，と告げたのである。アンは母親に抱きついて「わかった，ママ」と言った。両親，アン，セラピストは一緒になって，アンが両親に援助を求めたり，仲間と一緒の時間を過ごしたり，ダンスや音楽など楽しい活動を通じて気をまぎらせたり，手芸や運動などで落ち着いたり，というようなアンのための感情調整の計画をすることにした。そしてアンが性的虐待にまつわる想起刺激の侵害を受けた時，つまり例えばジョーが加害をはたらいた場所や状況にアンが居合わせた時など，母親は特別これらを強化するようにした。

　認知対処（コーピング）がこの家族にとって大変重要な構成要素となったのは，申し立てが基地の多くの人々の知るところとなっていたからである。ジョーはコミュニティではよく知られた人気者だったので，家族はアンの噂話に直面することとなった。人々はどちらか一方の味方になったが，アンの言ったことを信じなかった人も多かった。両親は以前の友達の多くから排斥されたと感じ，それでアンはよけいに「自分は家族の悩みの種になっている」と感じた。ある時，アンは母親にこう言った。「本当に起きたことなのかどうかわからない。たぶん夢だったのよ」。母親はセラピストに電話してきて，泣くのだった。「よくもまあ，そんなことを口にしたものだわ。ともかく私たち皆で何とか耐え忍ぼうとしているというのに」。セラピストは答えた。「それこそがまさにアンの言葉の理由なのかもしれないわ。あなたの娘さんはそこまであなたのことが大事で，絶対あなたを苦しめないようにしたかったのよ」。父親の異動を願い出た方がよいという結論をアンの両親は出していた。父親は，事件を信用しない同僚に幻滅を感じ，兵役を離れることさえ考えていた。セラピストは以下のように問いかけて考え直させた。「あなたがジョーとまだ親しくなる以前に，もし別の子が性加害を受けたと彼を問い詰めたとしましょう。しかも今のアンのような本人の立場の情報をあなたは一切知らなかったとしましょう。はたしてあなたは抵抗なくそれを信用できたかしら？」。両親は，世間がでたらめの噂話（ジョーたちが広めた嘘の情報もある）をしていることを了解した。法廷の手続きが済んでいないので，両親は自分たちの見解を公にして自己防衛することができないという背景もあった。アンの両親は「軍の友人たちには私たちを見捨てるものがいる」という自分たちの認知を，「彼らは真実を知らない」という認知へと

変えることができた。それによって実際は事情がわからず距離をおいていた友人たちも自分たちを支えてくれていると感じるようになった。

アンは，トラウマナラティブの内容に，ジョーおじさんから加害を露見させれば3歳の妹のエマにも性的虐待をするぞと脅された，とつけ足した。アンは言った。「初めて彼がそれ（レイプ）をしたあと，エマ（まだ未就学）にはさせないぞと思って私は学校を欠席しようとしたの。養護の先生がどうしても私を家に帰らせてくれなかった時，これは私から言わなけりゃいけないと思ったの。私が学校にいると彼が家にやってきて，エマにそれをするかもしれなかったから」。並行面接の途中，参加者がアンのナラティブのこの部分を聞いた時，アンの不登校と被害の開示が幼い妹を守る気持ちからだったと知って全員が涙を流した。

セラピストはアンに再登校させるため実生活内での克服（マステリー）を計画した。だが，ジョーがエマを虐待するのではないかと心配だったのに，アンがそれを黙っていたので，計画はあまりうまくいっていなかった。しかし数週後，ジョーが逮捕されるとアンの登校拒否は減っていった。

親子合同セッションの中で，アンは自分のナラティブを披露して皆と思いを共有した。父親がアンに認識を改めるよう促したことは非常に有意義だった。例えば父親はセッションの中でこう言ったのである。「ジョーの仕事は兵隊を大事にすることだった。それをさぼってアイツは私たちの子どもを虐待した。アイツのせいで私たちの兵隊に傷がついた。アイツの本性を話してくれたことで，おまえは陸軍兵士1人ひとりを救ったわけだ。おまえはわが陸軍をさらに強くしたのだよ」。家族が一緒になって安全のための計画を練った時も，アンは，「エマも入れてくれないの？」と尋ねたのであった。両親，アン，エマは「これ，知ってる？（子ども虐待のための治療用カードゲーム）」（Deblinger, Neubauer, Runyon, & Baker, 2006）と年齢別健康性教育とを利用した。治療終結時には，アンのUCLA外傷後ストレス障害インデックスのスコアは12（正常範囲）だった。

結　論

軍人の子弟や家族は，徴兵された両親やきょうだいそして他の家族メンバーの任務のために，多くの課題に直面する。2001年に中東の戦闘活動が始まって以来，軍人家族は複数回の戦闘配属を課され，その結果，子どもや大人の苦

悩は深まった。複雑な配属状況下での戦闘は，戦闘関連性ストレス障害（PTSD，抑うつ，不安，物質乱用の各障害），負傷（外傷性脳損傷を含む），そして最悪の場合死につながることがある。軍人の子弟や家族は通常は健康なので，これらの課題には強靱さと柔軟さをもって立ち向かうことになる。しかしながら，むしろ苦悩を和らげることこそが，コミュニティや家族，個人にとっても，予防・介入の本来の大きな目標なのだ。TF-CBT は軍人家族が生き抜いていくために役立つ有益なスキルや方法を提供するものである。ストレスが心的外傷レベルにある時，エビデンスをもった TF-CBT は間違いなく軍人子弟や家族のケアの決め手になれるはずだ。軍人コミュニティになじみのないセラピストにとっては，軍人子弟や家族をもっと知ること，彼ら独特の強さを，治療上直面せざるを得ない独特の課題を，いっそう深く理解することが有益だろう。

　訳注：ページ数の制限のため本章は意訳とし，引用文献も割愛せざるを得なかった。興味のある読者はぜひ原著を参照してほしい。

第9章

ラティーノの子どもたち
―― 文化的修正を加えた TF-CBT ――

Michael Andrew de Arellano
Carla Kmett Danielson
Julia W. Felton

集団の全体像と説明

　少数民族集団(エスニック・マイノリティ・グループ)のための文化能力をそなえた(カルチュラリー・コンピタント)[訳注1]アセスメントや治療は，研究や臨床業務上の重要分野となりつつあり，トラウマ理解(トラウマ・インフォームド)に基づいた治療の分野にもそれはあてはまる。公刊されたガイドラインには文化能力をそなえた治療の重要性を強調したものがいくつかある（American Psychological Association, 2002; Bernal, Bonilla, & Bellido, 1995; de Arellano, Ko, Danielson, & Sprague, 2008; Lopez, Kopelowicz, & Canive, 2002）。これらのガイドラインは，マイノリティ家族がそこに生きている文化的コンテキストを考慮すること，それに沿ったアプローチを治療に取り入れることの必要性を記している。本章の目的は，そのようなガイドラインに則って，トラウマフォーカスト認知行動療法（TF-CBT）をラテン・アメリカ系人（ラティーノ）集団に適用する際の文化的配慮や妥当性について詳述することである。本章では，ラティーノ家族むけに必要な TF-CBT の文化的な修正について扱う。

　最新の全米国勢調査によると，ラティーノ（アメリカ合衆国国政調査局の 2011 年の定義によると，自らの家族がメキシコ，プエルトリコ，キューバ，およびスペイン語圏の中南米諸国，または他のスペイン文化の出身であると記した者）の人口は全体の 16％ を占めており，これはマイノリティ集団の中で最大となっている。

　2000 年から 2010 年に至る 10 年間のラティーノの人口増加率は 43％ で，2010 年時点ではアメリカ合衆国全体の 18 歳以下人口に占める割合は 23％ である。

訳注1）文化能力（cultural competence）とは，異文化を理解し，その多様性を尊重して，適切な態度や感受性を示す能力。自文化を相対化する視点，コミュニケーション（言語，非言語）能力も含む。

ラティーノ（Latino）という用語は多様な国々の出身者を指すが，その中でも最も多いのがメキシコ，プエルトリコ，キューバ出身者である（Lopez & Dockterman, 2011）。これら少数民族集団は地理的に全米各地に不均一に分散している。例えば米国フロリダ州マイアミ市ではキューバ出身のアメリカ人がマイノリティの中で最も多いが，ニューヨーク市ではプエルトリコ出身のアメリカ人がラティーノの中で最多といった具合である。そしてラティーノの中でも出身国によって社会的・経済的地位に隔たりがある。国勢調査によるとメキシコ人とプエルトリコ人の職業は白人の職業的地位から一番遠いが，キューバ人と非ラティーノ白人とでは職業的地位に格差はみられない（Kochhar, 2005）。その他に大きな不均一性が見られるのは，文化信念や文化的営み，移民としての歴史，言語，教育，社会的・経済的地位，ストレス度，民族主義や差別を受けた度合いといった状況的要素，それと並んで彼らが精神医療や治療法に対してどんな考えをもっているか等であり，トラウマにさらされたラティーノの子どもを治療する上ではこれらを考慮に入れなければならない。

　ラティーノの青少年は他の民族集団と比べトラウマを経験する頻度が高いことがわかっている。1994年のFinkelhorとDzuiba-Leathermanによる全米調査では，ラティーノの青少年は非ラティーノ白人青少年と比べて，被害経験の合計数が上まわることを裏づけた結果が出ている。その後の調査結果でラティーノ青少年において高率だったのは，性暴力，性的嫌がらせ，家族による連れ去りのみである（Finkelhor, Ormrod, Turner, & Hamby, 2005）。青少年を対象としたある地域調査では，ラティーノは子どもの性的虐待（child sexual abuse：CSA）経験が非ラティーノ白人に比べ著しく多く，特に女子はCSA経験率が全人種の中で一番高い（Newcomb, Muñoz, & Carmona, 2009）。加えて，全米若年調査（Kilpatrick & Saunders, 1996）では，ラティーノの若者は，身体的暴力や性暴力を受ける数，そして家庭内暴力を目撃する数が非ラティーノ白人と比べ著しく多いことが明らかになっている。

　トラウマにさらされると，それは数多くの負の精神医学的後遺症，とりわけ心的外傷後ストレス障害（PTSD），不安症，うつ病，自殺行為，薬物依存症，そして性化行動を含む外在的問題行動などに結びつく。心的トラウマ反応は民族的要因によって控えめな数字になっている可能性はある。例えばKilpatrickら（2003）は，トラウマにさらされたヒスパニック系青年は白人青年と比べてPTSDの診断基準を満たす場合が4倍高かったとしている。

　これらの比率の違いは，一部は環境の諸要因によるものであろう。特にラ

ティーノの子どもたちが直面しているのは，貧困あるいは地域の社会資源に手が届きにくいといった別のストレス，異文化受容^(アカルチュレーション)(訳注2)にまつわる課題（例えば，法的身分や英語の習熟度合い）かもしれない。ラティーノ集団では，移民としての状態がトラウマの心理学的影響を決める上で重要な役割を演じているようだ。移民1世であるラティーノの若者についての研究によると，対象者のほぼ7％にうつ病の症状があり，29％に不安症の症状が見受けられた（Potochnick & Perriera, 2010）。別の研究では，アメリカ合衆国で暮らした年月と精神疾患に負の相関関係があり，米国暮らしの年数が短いほど，トラウマ体験の数が多いことがわかった（Kaltman, Green, Mete, Shara, & Miranda, 2010）。さらに加えて，2002年のJaycokらの研究では，最近新たに移住したラティーノの若者の32％が臨床域のトラウマの症状を示し，16％が臨床水準の抑うつであることが裏づけられたのである。

　一般的にマイノリティ集団は非ラティーノ白人と比べ，トラウマの後に治療を求めることが少なく，PTSDになってもサービスを求めるのは半数に満たない（Roberts, Gilman, Breslau, Breslau, & Koenen, 2011）。くり返しになるが，移民という法的身分がこの控えめな数字の要因になっているようだ。例をあげると，ラティーノの若者のサービスの利用状況を調査した最近の研究では，アメリカ生まれのラティーノの子どもに比べ，海外で生まれたラティーノの子どもは保健医療サービスを受ける率が著しく低いことが報告されている（Bridges, de Arellano, Rheingold, Danielson, & Silcott, 2010）。1つの仮説は，治療提供側の文化的配慮が欠けると彼らに見なされることが，受療にも，治療への反応にも影響しているというものだ。Yehら（2002年）の研究によると，10～15％のラティーノ家族が，彼らの必要性^(ニーズ)に見合った，自分たちの信念^(ビリーフ)を治療に取り入れてくれる治療提供者を見つけられなかったことが，治療の妨げになったと報告されている。文化能力をそなえた治療サービス提供者の欠如こそが，特に精神疾患を抱えたラティーノにとり，治療とつながり，良質のケアを受ける上で著しい障害となっているという確証がある（一例はヒスパニック基金2005年報告書）。

　文化能力を向上させること（例えば，文化的に大切な意味のあるものを治療にとり入れること）が，クライエントと臨床家のコミュニケーション，信頼関係，よき治療同盟の構築，異文化的背景をもつクライエントとの治療継続，な

訳注2）異文化受容（aculturation）は文化人類学の主要概念の1つで，文化変容とも訳される。Marin（1992）による定義は本文（「ラティーノ青少年のアセスメントで配慮すべき事項」）を参照。

どに影響を与えることが明らかになってきた（Bernal, Bonilla, Padillo-Cotto, & Perez-Prado, 1998）。例えば，ラティーノのクライエントにとってセラピストが冷たく距離があると感じられた時（Paniagua, 1994），文化的に大切な信念が治療に盛り込まれない時（Sonkin, 1995）に治療中断の危険性が高くなりがちなのである。文化能力をそなえた精神的ケアを提供することにより，ケアを受けた患者の満足度が高まり，精神保健上の課題を放置した結果起こる長期間のコスト負担の削減にもつながるとされる（McCabe, Yeh, Garland, Lau, & Chavez, 2005）。サービス提供側の文化能力が治療成果に関連するということは，トラウマ後の受療および転帰において文化の重要性が際立ってくるということでもある。たとえある治療法がマイノリティ集団にとって効果的だとわかっていても，文化的要素や文化とつながりのある進め方をとり入れていなければ，最適な成果に届かない（Santisteban, Muir-Malcolm, Mitrani, & Szapocznik, 2002）。

　文化的修飾を加えながら行う治療は経験に則って公然と推進されてきたのであるが，精神保健の現場は，エビデンスに基づく治療を導入できるよう文化的修飾を明らかにすること，またそのプロセスを詳述することにも取り組んできた（Griner & Smith, 2006）。Bernalら（Bernal, Jiménez-Chafey, and Domenech Rodríguez, 2009, p.362）は文化的改訂を「クライエントの文化様式・意味・価値観に適合するよう，言語・文化・に配慮し，エビデンスに基づく治療法（EBT）または治療介入の手順に体系だった修飾を加えること」と定義した。EBTの文化的修正に関する現行の考え方をまとめた最近のものでは，以下の7つの包括的指針が確認されている。すなわち，①セラピストによってEBTが柔軟に行われていること，②文化的背景の中で治療の意味づけを強化すること，③クライエントのニーズに関するアセスメント（治療開始前）を増やすこと，④予断を避けて治療に特有のクライエント変数を探り，理解すること，⑤伝統的な諸療法を完全に棄て去るのではなく，それらの療法を適切なかたちで取り入れていくこと，⑥文化的に適した流儀でクライエント中心に共感を示すこと。⑦文化的差異を弱点だと一括りにしないこと（Draguns, 2008）。最近のメタ・アナリシス（Huey & Polo, 2008）は，ラティーノ子弟特有のニーズを扱うために我々がTF-CBTに施した文化的修正の指針を踏まえれば，TF-CBTは民族的少数派の若年者に「おそらく有効」としている。文化的修正TF-CBT（culturally modified TF-CBT；CM-TF-CBT）の成り立ちと構成要素について次に述べる。

TF-CBT 修正の経緯

　ラティーノの子どもと家族向きに，TF-CBT に文化的修正を加える目的でよりどころにしたのは，ラティーノ集団の治療に関する理論や研究文献，トラウマに曝露したラティーノの子どもについての我々の定性的・定量的研究，そして我々がラティーノの子どもと家族に提供した 15 年以上にわたる TF-CBT 臨床の取り組みである。ラティーノを治療する際に上がってくる共通テーマには，霊性・宗教性（スピリチュアリティ）の大切さ，伝統的な性役割（ジェンダーロール）（例えば，男性優越主義（マチスモ）／聖処女信仰（マリアニスモ）），拡大家族の治療参加，処女性の重視や性にまつわる封建的考え方，そして伝統的な子育て習慣などがある。こうした構成概念は，この集団をサービス対象とした全治療経過の中に盛り込まれていき，上記信念に対する子どものコメントや保護者の是認を経たのである。

　さらにその後の CM-TF-CBT の展開として，治療の受容度を判断し，文化的整合性や有効性を高めるため，フォーカスグループの方法論を用いて追加意見を反映させるようにした。フォーカスグループ（Davidson, de Arellano, Rheingold, Danielson, & Silcott, 2011）は，アメリカ合衆国内の地理的に異なる地域（南フロリダ，テキサス，南カリフォルニア，ニューヨーク市など）におけるラティーノ保護者とラティーノ家族の担当者にむけて導入され，国籍や社会経済状態そして移民・市民としての立場（新規移住者か，合衆国生まれか，等）の違いを反映したものとなった。

　このフォーカスグループで質的データを収集していて特に注意を払ったのは，精神保健や精神保健面の治療に対する信念（ビリーフ），トラウマへの曝露とその影響についての見方，そして TF-CBT の PRACTICE を構成する要素（コンポーネント）1 つひとつへの反応であった。各構成要素の説明の後，フォーカスグループに参加するラティーノの親たちは，その治療構成要素と自らの信念体系（ビリーフ・システム）とに矛盾を感じないかどうかを話し合った。また参加した親たちは，治療介入を文化的により受け入れやすく，より適切なものにするための提案を行った。一般的には，ラティーノの親たちも精神保健面の治療，とりわけトラウマにさらされた子どもに対する治療が大事なことを認めてはいる。しかし精神保健サービスに関する知識の欠如（例えば，治療で何が起こるのか？　誰に治療が必要なのか？　「狂った人」だけのものではないのか？）が，新規に移住してきたラティーノ家族が治療を求める上での大きな妨げになっていると親たちは訴えていた。親たちが提

言したのは，精神保健上の課題とその治療に関するもっと幅の広い親子向け心理教育であり，それには「基礎的」な内容（例：「セラピストとは？」「治療とは？」「治療で親が果たす役割とは？」など）も含まれていた。父親への心理教育と治療への参加が重要だと，親たちは強調した。ラティーノの親たちは，もし各構成要素の理論的根拠と臨床事例が文化的に適切で意味があれば，TF-CBT の PRACTICE 各構成要素は文化的にも受容できそうだとの感触をもっていた。親たちは，（なぜ気持ちを同定することが大切なのかといった）基礎的な事柄にこだわり，治療の各構成要素に対する完全な根拠が必要だと強く訴えた。そして親たちの報告によると，治療にどれだけ参加するかは，セラピストが霊性（スピリチュアリティ）を盛り込む力量，あるいは臨床的に関連のある他の問題を扱う力量によって影響されるとし，例えばそれには，一般的な子育て方法，親同士の争い，移民となる上での数々の困難，祖国に残してきた家族のこと，新たな文化への適応などが含まれていた。

重要な文化構成概念

　CM-TF-CBT は，子どもたちや家族の信念や異文化受容のレベルに沿ったニーズに合わせて，文化的信念を取り込むことができる，テイラー・メイドの治療法である。トラウマに焦点をあてたアセスメントや治療法を含め，精神保健とその治療法について文化的に考察した文献資料は数限りなく存在する（例：Abney, 1996; de Arellano & Danielson, 2008; de Arellano et al., 2008; Fontes, 1995, 2005）。表9-1 は CM-TF-CBT に盛り込まれたいくつかの主要な文化的要因を手みじかに概説したものである。

ラティーノ青少年のアセスメントで配慮すべき事項

　先述したように，ラティーノといっても家族によって信念，実践活動，その他の伝習における異質性が大きい。特にエビデンスに基づく治療を多様な文化に出自をもつ人に合わせようとする場合，文化に神経質なあまり個人差への無神経につながってしまわないことが肝心だ。子どもと家族の個別のニーズに合った，お仕着せでない確かな治療をするには，治療開始時に注意深いアセスメントをすませておくことが大切である。文化理解（カルチュラリー・インフォームド）に基づいたアセスメントを導入するために提案されてきた方策として，トラウマに曝露したラティーノ未

第9章 ラティーノの子どもたち　251

表 9-1　CM-TF-CBT の中に統合可能な文化構成概念

文化的価値もしくは信念	定　義	CM-TF-CBT における応用例・含意の例
家族主義（ファミリスモ）Familismo	家族との強い絆を保とうとする選好性。家族やグループの幸福のために自己犠牲を厭わないという意味での集団主義者的世界観に根ざしており（Marin & Triandis, 1985），家族や親しい友人の中で子どもを世話し，経済的にも情緒的にも支え，そしてグループ内での意思決定に参加する，という共同責任の感覚として表される（Falicov, 1998; Marin & Marin, 1991; Moore & Pachon, 1985）。	・治療に参加できるすべての家族構成員（養育に関わる拡大家族の構成員など）を募る ・治療では個人と同じぐらい家族に焦点をあてるようにし，そのことを通じて，家族の関係を築く技量にいっそう強い力点を置く
人間関係尊重主義（ペルソナリスモ）Personalismo	人間関係とその構築に価値をおく。人間関係尊重主義を遵守するラティーノとの間に一度関係が築かれると，おそらくその人は温かく個人的な関係を望み，追求する（Cuéllar, Arnold, & González, 1995）。	・意思疎通を形成しつつ，暖かく親しみがあるとすぐに感じてもらえることを臨床家の目標にする ・昔ながらのメンタルヘルス上の境界線を破る可能性あり（例：お誕生会や洗礼式などの家族の大切な行事へセラピストが招かれるなど）
尊敬（レスペト）と遠慮（シンパティア）Respeto and Simpathia	家の内外で場に相応しいコミュニケーションや対人的振舞いを指南する文化的価値感。尊敬は対人関係の明確なバウンダリー境界線を定め，社会性獲得の要とされる（Santiago-Rivera et al., 2002）。遠慮は好ましい社交の場を後押しするような対人的振舞いの要件（Triandis, Marin, Lisansky, & Betancourt, 1984）。	・尊敬など権威への敬意は，セラピストを階層構造の中に位置づけようとする志向の中で見るという意味にもなる（Santiago-Rivera et al., 2002） ・遠慮は負の感情について話し合うことを子どもに教える上で臨床的意味がある ・尊敬と遠慮はともに，家族共同での問題解決や，時には大人に対してなど，再被害にあう危険を減らす戦略を教える場合，影響しうる
聖処女信仰（マリアニスモ）Marianismo	聖母マリアを模範とした理想の女性像に到達しようとする傾向。女性は霊性が強く，徳は高く，自己犠牲を厭わないことが期待される（Lopez-Baez, 1999）。女性は結婚するまで処女でなければいけない。	・苦しみが和らぎ改善してほしいという女性たちの望みは「受苦と忍従の心構え」によって妨げられることがある（例えば「これは私が背負うべき十字架」，[Garcia-Preto, 1990]） ・恥じる気持ちや処女性へのこだわりは虐待を開示したり話したりすることへのためらいを助長する
男性優越主義（マチスモ）Machismo	家族を養い，保護し，守るといった男性の責任を表す。男性優越主義という概念をめぐっては，尊大さや性的攻撃性など負の意味合いがつきまとうことについて議論があった。しかし，それも英語圏流の誤解だと論じられている（Morales, 1996）。	・父親を治療に参加させる，あるいは最低限でも父親から治療の承認や治療への勧奨を受けられるよう努力することは可能 ・被害を開示し話し合うことへの男の子のためらい。加害者が男性だとなおさらである ・自分が弱く見られる怖さや悲しさ等の気持ちを男の子が話し合うことの難しさ

（続く）

表9-1 CM-TF-CBTの中に統合可能な文化構成概念（続き）

文化的価値もしくは信念	定　義	CM-TF-CBTにおける応用例・含意の例
霊性論（エスピリチュアリスモ）と宿命論（ファタリスモ）と民俗信仰（フォーク・ビリーフ）Espiritualismo, fatalismo, and folk beliefs	宗教と信心，霊性の間の相互関係は多くのラティーノにとり根本原理となっている（Flores & Carey, 2000）。カトリック教はラティーノの多数派を占める宗教である（Falicov, 1998）。多くのラティーノにとっての伝統的カトリック教は，苦しみに耐えることや自己否定に重きを置く。宿命論とは人生をあるがまま諦めの境地で甘受する傾向である（Casas & Pytluk, 1995）。そうした信念がラティーノにとって心理的援助の求めを妨げることにもなる（Acosta, Yamamoto, & Evans, 1982）。ラティーノの中には精神保健上の問題と癒しに関して民俗信仰にこだわりをもち，マヤの呪医訳[注3)]による施療その他の代替医療を好む者がある。	・霊性論はラティーノの性被害者が経験する恥の気持ちを増長することがある ・宿命論や民俗信仰は精神保健上の問題やセラピスト，治療をどう見るのかについて含蓄をもつがゆえに，治療の初期段階でアセスメントして扱うべきである ・代替医療や伝統的施療を適切なかたちで取り込んでいく
箴言（ディチョス）と寓話（クエントス）Dichos and Cuentos	箴言とは，スペインの格言や諺を表現した短い語句のことで，日常会話の中で価値観や行動規範を伝え合うのにしばしば使われる。寓話療法（クエント・セラピー）（Constantino, Malgady, & Regler, 1986）とは，経験的に試されてきた文化特有の治療様式であり，ラティーノの子どもたちに民話や語り聞かせ（ストーリーテリング）を用いて治療的スキルを教えるもの。	・治療の中では箴言と寓話を，新しい方法や手段を教え，クライエントの参加を促すのに活用することができる（Zuniga, 1992） ・信仰深い家族に対しては，彼らの宗教に結びついた箴言を治療にとり入れる

成年者に特化したテクニックもある（de Arellan & Danielson, 2008）。一般に，文化理解に基づいたアセスメントは，比較的幅の広いトラウマ体験（例えば，移民にまつわるトラウマ，人身売買，過酷な差別など），トラウマと関連がありそうな諸症状に合わせた，いっそうテイラーメイドなアセスメント，治療に影響しそうな文化的信念や文化的営みのアセスメントなどを網羅している方がよい。加えて，子どもや家族が選んだ言語，社会的支援，目下のストレス要因（例えば経済面，法律），家族背景（例えば，母国の社会・政治制度の歴史，移住歴）についてもアセスメントをすべきである（詳細については，de Arellano &

訳注3）かつてメキシコ中央高原に暮らすマヤ系先住民の呪医は幻覚発動性キノコを用いた癒しの儀礼を盛んに行っていた。現存するグアテマラのマヤ系の癒しも長い内戦の中で廃れつつあるが，マヤの伝統的癒しの文化は北米のヒスパニック系にも名残をとどめる。

Danielson, 2008 を参照）。

　文化理解に基づいた，トラウマに焦点をあてたアセスメントをラティーノの家族に行いながら，子どもの日常生活に関わってきた多様な保護者を確認し，彼ら（例えば拡大家族の構成員）からも幅広くアセスメントの情報収集を試みるとよいだろう。このことは母国がどこであれ，多くのラティーノにとって共通の課題，すなわち家族の強い結びつきを重視する文化構成概念である家族主義(ファミリスモ)と関係がある。家族主義は家族やグループの幸福のためには喜んで自分を犠牲にする集合的世界観に根ざしている（Marin & Triandis, 1985）。この世界観は，子どもの世話，身内への金銭的・情緒的サポート，そして身内の誰か1人でもからむような意志決定の場に加わる，といった共同責任の感覚として表れる（例：Falicov, 1998; Marin & Marin, 1991; Moore & Pachon, 1985）。ラティーノの間にある家族主義は，家族の非常に親密な間柄に価値を置き，家族間の相互依存・結束・協力を強調する。家族主義は祖父母，おば，おじ，いとこなど拡大家族だけでなく，親しい友人にまで広がっている。もしも拡大家族が子育てに深く関わったり影響を与えたりしているのであれば，彼らが参加することで，子どもが発揮する能力の水準を見る視野の幅も広がり，効果のある介入戦略を考え出しやすくなるかもしれない。アセスメントや治療に拡大家族が加わる見込みがなくても，電話をしたり定期的に個人面談をしたりして連絡をとることは可能であろう。

　バイリンガルの子どもたちや家族の場合，好ましい言語は何かを調べるべきだ。とはいっても，何語がよろしいでしょうかと，単刀直入に質問すればすむようなものではない。多くの場合，子どもたちは自分の保護者よりも早く英語を習得するが，これが数々の臨床的配慮を要する事柄につながる可能性もあるのだ。英語とスペイン語のどちらで治療するのがよいかをアセスメントすると，英語を第二言語とする子どもたちは，学校で推奨される英語が上手なことを誇示したいがために，英語の方を選びがちだ。けれども，その子たちは英語を完璧にこなせるとは限らず，特に抽象概念（例えば思考や感情など）を話し合う段になると，自己表現に苦労することがありうる。治療の全経過を通じて，子どもが自分の考え方や感じ方を一番まとめられる言葉で自己表現するように，セラピストは促してやるとよい。子どもも保護者も，ある話題はスペイン語で，別の話題には英語で話す方が楽であることが判明する場合もある。仮にスペイン語を話すセラピストが担当できない場合でも，通訳の助けを借りればスペイン語の内容を治療に取り入れやすくなるだろう。通訳を使う場合は，子どもや

保護者が通訳と関係を築けるように，ケースごとにできるだけいつも同じ通訳者を使うのが理想である。通訳もまた本治療モデルを使った研修を受けておき，治療の全体経過や目標，そして目的に沿った言葉の言い回し（例えば，身体部位を表す適切な用語の使用，行動面に関する特定用語の使用）を把握しておく方がよい。例をあげると，通訳が同じ文化の出身なら，言い回しが不適切であったり「露骨」すぎたりして家族にとって尊敬（レスペト）を欠く，くだけすぎた訳になることを状況によっては把握できるだろう。

　もちろん，トラウマ曝露についての正確かつ詳細なアセスメントは，トラウマに焦点をあてた治療を行う上で不可欠である。治療サービスを受けるラティーノがよく体験する共通のトラウマ体験を考慮して，トラウマ体験のアセスメントの範囲を広くするのが有益であろう。例えば，コヨーテ（密入国請負業者）の手引きで移民となったようなラティーノ家族は，移住の途上で暴行，強姦，その他の暴力を目撃したかもしれない。その他ラティーノ家族が体験する事象には，自然災害（地震やハリケーン等），暴力（麻薬がらみの撃ち合い等），人身売買や人種差別などがあり，これらは精神保健面でも深刻な結果を及ぼすことがありうるのでアセスメントする方がよい（Kessler, Mickelson, & Williams, 1999）。またラティーノの子どもや家族を対象としてトラウマのアセスメントを効率的に行うには，一般集団における定型のアセスメント（例：抑うつ，PTSDその他の不安障害）以上にもっと広範囲の精神保健面の問題を含めるべきだ。例えば，身体的訴え（例：頭痛や腹痛）は比較的受容されやすい徴候なので（Raguram, Weiss, Channabasavanna, & Devins, 1996）アセスメントし，あればそれに沿った検査しておく方がよい。

　トラウマに焦点をあてた治療で表れてくる家族の異文化受容のレベルはアセスメントすべき大事な要件であり，家族の一部なり全員が合衆国への移民であればなおさらであろう。Marin（1992）は異文化受容の定義を，多文化社会に居住する人々，あるいは植民地化や侵略その他の政変の結果として新たな文化と接触した人々が経験する，態度・行動の変容過程とした。異文化受容が精神保健面の治療の上で重要なのは，新規の移民にとって特にそれがストレス度の高い過程と見なされるからだ（Diez de Leon, 2000）。異文化受容のストレスが長引くと，心理的に負の結果を及ぼす可能性もある（Saldana, 1994）。また，移民した家族の中では子どもの方が保護者よりも早い速度で異文化を受容する。移民家族にとっては，この異文化受容の落差がまた大いに悩みの種となることがある（Szapocnik & Kurtines, 1993）。そこでセラピストにとって重要

なのは，家族構成員の異文化受容のレベルについてアセスメントを行い，各々が体験している異文化受容の程度に気を配ることである。そうすることで，何が苦痛なのかについて情報が提供され，その家族がどの程度まで文化特有の価値観や信念を守っているかについても何らかの指標が与えられるだろう。メキシコ系アメリカ人用の異文化受容尺度第Ⅱ版（Acculturation Rating Scale for Mexican American-II）（ARSMA-II; Cuéllar, Arnold, & Maldonado, 1995）はメキシコ系の青年や成人の異文化受容度のアセスメントに使用できる標準的尺度の一例だ。これは，言語，民族的アイデンティティ，民族的相互交流の3領域で異文化受容度を評価するものである。さらに2つの補助尺度でメキシコ文化とアングロ・サクソン文化に対する志向性を測定する。ARSMA-IIは十分な内部一貫性，堅固な構成の信頼性と併存的妥当性をもつことが証明されている（Cuéllar, Arnold, & Maldonado, 1995）。同様に，一連の文化構成概念は文化構成概念多面的評価—省略版（Multiphase Assessment of Cultural Constructs — Short Form; Cuéllar, Arnold, & González, 1995）を用いて調べることができ，これはラティーノ出身集団における下記の理論文化構成概念，すなわち宿命論・家族主義・民俗信仰・男性優越主義と聖処女信仰・人間関係尊重主義(ファタリスモ・ファミリスモ・フォーク・ビリーフ・マチスモ・マリアニスモ・ペルソナリスモ)について測定するものである。こうした標準化された測定尺度のおかげで，治療開始時に主要な文化構成概念をアセスメントする効率的手段が整っており，直ちにそれら構成概念を盛り込んだテイラーメイドの治療ができる。

ラティーノ家族の治療への参加策

　TF-CBT治療全般にあてはまるが，CM-TF-CBTにおいても，やはりラティーノのクライエントとセラピストとの治療関係は重要である。新規移民の子どもやその家族との間に意思疎通と信頼関係を形成することが必須ではあるが，精神保健サービス提供者と経験をともにしたことがなかったり，マイナスの体験があったり，実施主体が司法や政府機関とつながっているのではないかという疑心暗鬼，それに絡む心配事，移民に関する別の心配事など，いくつもの阻害要因がありうる。子どもおよび家族との関係性は治療の進み具合に作用するだけでなく，その家族が治療にどの程度本気で取り組むか，そして治療を中途半端に終結しないかどうかにも影響する。それゆえ治療中は一貫して信頼関係の構築に努めるべきなのだが，最初の数セッションは特にそうである。一般的には異文化受容度の低い家族ほど，治療に何を期待できるのかについての教育に

時間をよけいに費やす必要がある。

　人間関係尊重主義（ペルソナリスモ）や尊敬（レスペト）といった対人関係を志向した文化構造を理解すると，治療関係を深化させることが容易になる。ペルソナリスモには，対人相互関係に価値をおくこと，築くことという意味がある。ペルソナリスモを遵守するラティーノとの関係がひとたび築かれると，暖かく個人的な関係が続くことが多い。もし治療に個人的かつ支持的関係性が絡んでくるようになると，ペリソナリスモが高じて大事な家族行事（例えば，洗礼や堅信礼（クインセアネーラス））にセラピストが招かれ列席を求められることもある。くり返すが，暖かく親身で個人的な関係に価値を置くことが，家族が治療にどう反応するかにおいても重要な意味をもつからこそ，この構造が治療上有用なのである。家族が支援サービスを求めてやって来た時，メンタルヘルス環境の「暖かみ」を向上させることで，セラピストはペルソナリスモの一翼を担うことができるのである。

　この形成されたレスペトという構造は，治療同盟に影響を与えるのと同様に，子どもと家族そしてセラピストの間のコミュニケーションにも影響を与える。レスペトとは人間関係に明確な境界線を引くものであり，社会性獲得の芯になる（Santiago-Rivera, Arredondo, & Gallardo-Cooper, 2002）。それは人それぞれの立場への気配りを言い表しており，対立回避の社交術を導きやすくするものだ。ただ，セラピストが患者家族と意思疎通を形成しようとして，権威に対するレスペトと恭順を強調すると，セラピスト自身がことさら上下の関係に構えていると見なされてしまう可能性もある（Santiago-Rivera et al., 2002）。そうなれば，子どもも保護者もセラピストに対してにわかに愛想がよくなり，初めての治療概念やスキルをよくわかっていないのに，あまり質問しなくなる。こうした理由からセラピストは，子どもや養育者が治療内容を理解しているか，つねにアセスメントする方がよい。CM-TF-CBT のセラピストが使う共通の手法の中には，「わかりましたか？」「何か質問はありませんか？」と尋ねるのではなく，子どもや養育者から概念の説明を自分の言葉にしてセラピストに返してもらう，というものがある。なぜなら前述したレスペトという構成概念のせいで，上記のように尋ねる質問をしても，いつもハイという返事が返ってくるばかりで，話題にしている内容を理解できたどうかは，実のところおかまいなしになるだからだ。

ラティーノ家族向きの修正 TF-CBT：文化構成概念の取り込み

　TF-CBT の中核となる構成要素(コンポーネント)は頭文語 PRACTICE で要約される。すなわち Psychoeducation and parenting skills（心理教育とペアレンティングスキル）, Relaxation（リラクセーション）, Affective expression and modulation（感情表現と調整）, Cognitive coping and processing（認知対処(コーピング)と認知処理(プロセシング)）, Trauma narrative（トラウマナラティブ）, In vivo mastery of trauma reminders（トラウマ想起刺激の実生活内での克服）, Conjoint parent-child sessions（親子合同セッション）, Enhancing future safety and development（将来の安全と発達の強化）(Cohen, Mannarino, & Debilinger, 2006) に要約できる。CM-TF-CBT では, PRACTICE の各構成要素について文化的修正策を講じることができる。以下に提案と実例を示すが, それにさらにつけ加えるとすれば, 大事なことは文化的な修正を——家族が確実に尊重している文化構成概念に基づいて—理想的には治療の全経過を通じて織り込むよう留意することである（例：リラックスを促す手段としての祈り, 認知的対処を促す箴言, ナラティブでの認知処理の際に処女性(ディチョス)の重要性について取り扱うなど）。それらの構成概念や修正をほんの１, ２回盛り込めばよいというものではないのである。

　心理教育の構成要素に際しては, 子どもや家族が精神保健や精神保健面の治療をどのように認識しているかを, 完全に理解しておくことが重要である。そこには間違った, とんでもない信念（例：治療は重い精神の病いや障害者だけのもの）も含まれていることもあろう。これについては, 子どもやその家族にソクラテス式問答法（例：普通はどんな人が精神保健上の治療を受けるの？）をすることで理解可能であり, 返ってきた答えに基づいて心理教育的情報を提供し, 間違いを修正できる（例：治療はトラウマにさらされた結果として苦しみを味わっている若者のためのもの）。取り上げるべきこれらの認識のうち主なものとして, トラウマの原因やトラウマに関連した問題（例：弱さ, 信心の薄さ, 敬意の不足, 運命）, それらに取り組む彼らの従来の馴染みの方法（例：内科医や牧師, マヤの呪医(クランデロ)・民間療法家(フォークヒーラー)に助けを求める）などがあるだろう。それに続けて, 治療期間,（家族が理解できるような喩えを用いながら）セラピストや親子が果たす役目は何か, 典型的なトラウマフォーカスト治療面接とは何か, などさらに詳しく説明をする方がよいこともある。

　心理教育の構成要素はまた, 治療介入のアプローチの枠組を文化様式に合わ

せる機会にもなる。例をあげれば，霊性(スピリチュアリティ)を大切にする家族は宿命論(ファタリスモ)を信じ，自身の信仰から「神は与えたもう」(つまり，治療は無用)と信じていることがある。この信念と治療コンセプトを一致させるよい方法の1つは，このような治療介入や精神保健サービスこそ，まさしく神が家族に与え賜わんとする見込みある方法だ，と説くことだ。家族が支援サービスを求めていることを，「神は自ら助くる者を助けたもう」(すなわち，治療に参加することこそ，自らを助ける道となりうる)という文脈に仕立てるのも，もう1つ同様の方法だろう。それとやはり大切なのは，心理教育上の情報には子どもと家族の背景に直結したものも含めることだ。一例をあげると，メキシコからの移民で性的虐待の後に治療に紹介されて来た子どもに関わる事例があったが，その事例では，家族が移民手続きや合衆国文化に適応しようと頑張っている間に体験した，ストレス要因やトラウマになりそうな出来事について話し合った。そのことは子どもの感情反応を正しく解釈し，なるほど無理もないと認めることを容易にし，のちにその子が移住の途上で目撃した暴力について詳しく開示することにもつながったのである。

　心理教育その他の CM-TF-CBT の構成要素においてスキルを教えるのに有効な手段は，，箴言(ディチョス)すなわち日常会話でよく使われる言葉を通じて学んだ短いスペイン語の格言や諺を使うことだ。ディチョスは居心地のよい場面作りや意思疎通を促進し，ラティーノのクライエントのニーズやアイデンティティを尊重した交流の目的で使える(Aviera, 1996)。セラピストが彼らの情緒的葛藤を扱い，それをリフレームする段階において，ディチョスは「ラティーノ移民の生きる現象学的世界と有益な象徴や隠喩を結びつけてくれる」のだという(de Rios, 2001; p.5)。ディチョスは人生のいろいろな出来事にあてはめることができ，それを使用することが文化理解に基づいた方法のよい見本を示すことになり，治療の中で新しいスキルを教える道具にもなる。治療におけるディチョスの活用は，クライエントの参加状況を改善し，問題のとらえ直しや治療動機の向上にも有効であることがわかっている(Zuniga, 1992)。子どもに希望を与えるのに使えそうなディチョスの一例としては，「嵐の後には，雲間から太陽がかがやく(Despues de la tormenta, sale el sol entre las nubes)。これに相当する英語は「雨のあとには日が照る(After the rain, comes the sun)」。

　クライエントのための関連図書には以下のようなものがある。
・若者向け：『Todos Tenemos Sentimietos (誰にでも感情がある)』(Avery,

1998)。
・思春期前の子ども向け：『Vegetal Como Eres: Alimentos con Sentimientos（君にそっくりの野菜：色んな気持ちをもった食べ物たち）』（Freymann & Elffers, 1999)。

　従来の TF-CBT 同様に，CM-TF-CBT のペアレンティング構成要素においても，子育てへの取り組み方について，保護者の完全な理解を得ることが重要である。子どもの育て方は家庭ごとに違うが，ラティーノ文化に共通したある種の価値感が治療のこの局面に影響を及ぼす可能性がある。ラティーノに共通する目標は，子どもが，よい教育を身につけ，下品に（礼儀知らず，行儀が悪い，甘えんぼう）ならないことにある。よい教育を身につけるということは，学校教育のことではなく，社交上の品格と作法を学ぶ過程を指している（Nava, 2000)。とりわけ従順，尊敬，謙譲，情の深い振舞いは，社会性を獲得する途上でよい教育を身につけるために，子育てにおいて奨励されるのである。こうした社会観の下で，子どもは大人を敬い，上下関係を維持するよう教えられる。ラティーノの子育て習慣にまつわる信念を理解することは，治療の中にこれらの方策を組み込んでいく流れにも影響する。

　問題行動を扱う計画を練りながら，子育てのスタイルと選好性をアセスメントすることが，セラピストにとって必須である（例えば，親に対する尊敬，罰か褒美かの選好性)。セラピストは目下の子育てスタイルや選好に注意を払い，できる範囲で保護者の信念に合わせてペアレンティングへの介入を調整すべきである。例えば，罰や「アクティブな躾の方法」を好ましいとする家族向きには，タイム・アウトをラ・エスキーナ・デ・カスティゴ（罰コーナー）やラ・エスキーナ・デ・アブリミエント（退屈コーナー）の形にすることもできるだろう。褒めることについては，どの子もすべきことをしているのを強化するよう留意することにも触れるなど，常識もすべて親に提示するのが望ましい。もし，「褒める」という言葉に違和感があれば，それを親たちの枠組みに合うよう，別の言葉で説明することができよう（例：「子どもには，あなたがしてほしいことをその子等がしてくれていると伝えましょう，あるいは，そうしてほしい理由を伝えましょう」)。子どもは親の気を引こうとするので，望ましい振舞いにだけに注目するのがよい（これが褒美）と，問題行動の対極に目を転じさせるのがよい（McCabe et al., 2005)。さらにまた，褒美と罰の体制よりも，子どもが尊敬の気持ちから服従することに強いこだわりをもつ保護者には，行動への介入の枠組を，より大きな尊敬を子どもから勝ち取る手段（その証拠に，

行動面の従順さが増す）にしてしまえばよい。例をあげると，ドメスティックバイオレンスを目撃した11歳の孫娘の主たる保護者だった祖母を担当した時のことだが，祖母が非常に心配したのは，孫娘がなかなか言いつけに従おうとしないことだった（例えば，孫が部屋に散らかした物を拾わず，言いつけられた仕事をしない等）。そんな悪さをするのは尊敬に欠けることの証拠なので大変腹が立つ，と祖母は報告した。育ての親に対する尊敬は大変重要だとセラピストは同意し，孫娘がもっと尊敬を払い，祖母を手伝うようになることを治療目標とした。実行した方策として，祖母が眼にしたいと思うことを孫娘がし始めたら間髪を入れず指摘すること，そしてそれを続けてもらう，というものがあった（印をつける褒め方〈レーベルド・プレイズ〉）。そしていろいろな行動療法をあてはめるにつれ，孫の聞きわけもよくなり，自分に尊敬を向けるようになってきたと祖母は喜んだ。

　リラクセーションの構成要素は，トラウマ的出来事に曝露した後に定型的に現れる，恐怖や不安の生理学的症状を扱うために，子どもやその家族にさまざまなリラックス方法を教える内容から構成されているが，それというのもラティーノは他の苦痛な症状にも増して特に身体的愁訴を是認するからである。子どもとその家族に内在する力を引き出し，リラクセーションの構成要素をお仕着せでなく，ラティーノ家族に適した，より文化的意味をそなえたものとするには，その家族が苦しみを軽減するのにこれまで用いてきた手段を丁寧に調べるのがよい。子どもとその家族が効果を確認したリラックス法の一覧表を作り，それらを思い出して活用してもらうのもよいだろう。このようにしてセラピストは，文化に根づいた方法も含め，彼らのレパートリーに組み込める新たなリラクセーション方法について，子どもや家族と確認作業をすることが可能である。例として，子どもが霊性を大切にしていれば，子どものもつ霊的信仰〈スピリチュアル・ビリーフ〉の中に何かリラックスする上で役立つ所作（祈りや瞑想など）がないか調べるのがよい。それ以外のリラクセーション技法と並行して，それらの所作を治療に盛り込むことできる。

　リラクセーションの構成要素で考えておくべきもう1つの点は，技法を教えるのに用いる手本が子どもや家族の知識や経験に相応しいものかどうか，わかりやすく適切かどうかを確かめることだ。例えば，視覚的心像の練習に空想上の情景（砂浜に座って海をみている様子など）がよく使われるが，慣れない子どもだと（多くの感覚が重なった細かいことなどを）上手に視覚化するのは難しいかもしれない。同様に，小さな子どもに筋肉の段階的弛緩法を

練習させる時,緊張した筋肉と緩んだ筋肉の違いを示そうとして身体をモノに喩えるが（例：茹でる前のスパゲッティと茹で上がったスパゲッティ）,その時は子どもや家族の文化に関係が深い,なじみのある喩えを用いる方がよい（例：茹でるまえの細麺(フィデオス)と茹で上がった細麺,あるいは生トルティーヤと揚げトルティーヤ(ドリトス)）。子どもが喩えを理解していたとしても,お仕着せのものではなくラティーノ文化に合わせて強く結びつける方が,多くの場合参加を容易にする。

　感情表現と調整の構成要素では,トラウマ体験に曝露したことにともなう広汎な情動を子どもが同定し,名状できるよう集中的に援助するが,それには陰性感情（例：ショック,恐怖,怒り,悲しみ,恥）,陽性感情（例：愛,好奇心,プラスの身体感覚）だけでなく,交錯した感情,混乱した感情も含まれる。先に心理教育の話し合いのところでも記したように,導入部分でCM-TF-CBTの中ではいろいろな感情について広く話すことが重要であることを告げるが,その際の一案として寓話や物語(クエントス)を活用するやり方があり,これにより文化に則した話の流れで情報を提供することが可能となる。そのような物語の書物には英語とスペイン語で読めるものが数多くあって,両言語を併記したものもいくつか手に入り,バイリンガルの子どもに向いている。

　ラティーノ家族と感情について話題にする時,とりわけバイリンガルの家族では,言語は重要な案件となることがある。英語とスペイン語の言葉のすべてが完璧に双方向的に訳せるとは限らない。もし子どもがバイリンガルで幼い場合,自分たちの情動に割りあてる語彙を英語とスペイン語で使い分けているかもしれないのである。ということは彼らにとって,ある情動語は英語の方が,またあるものはスペイン語の方が,それぞれよくなじむかもしれない。就学前には英語を習っておらず,家で主としてスペイン語を使っていた子どもの場合は,すでに情動に関する基本用語を学習してしまっているが,英語の情動用語をそれほど身につけていないこともあるだろう。子どもたちが情動の話のやりとりを理解しているかどうか確かめるには,気持ちの演習(フィーリング・エクササイズ)や気持ちのゲーム(フィーリング・ゲーム)を,両言語で実地に行う必要があるだろう。

　また,感情を同定する型どおりのゲームや演習にさらに加えるとしたら,年齢相応のテレビドラマその他の番組を面接中に観ながら,登場人物が表している情動を子どもに読みとらせる（例：あの登場人物はどんな気持ちか？　どうしてそれがわかるか？　あの人たちがその気持ちを表すもっとよい方法があるとしたら何か？）といった,文化的に修正を加えた演習をするのもよい。

子どもたちとその家族がもっている性役割に関する伝統的信念は，子どもの情動表現方法に影響を与えることがあるので，調べる必要がある。例えば自分たちのとるべき態度を男児や男性がどう認識するかに，男性優越主義（マチスモ）という伝統的性役割は何らかの意味合いをもつだろう（例：男は「強く」あるべし）。マチスモのような伝統的性役割にこだわる少年だと，恐れや悲しみなど弱さのサインと解される負の感情を表出してはいけないと信じていることもあるだろう。こうした問題に取り組むには，悲しみや恐れについて口にすることがどんなに難しいか，どうしたらそんな感情を表現できる真の強さやマチスモを発揮できるのかを話し合う，という方策が可能だろう。こういう場面でのセラピストの目標は，男の子が負の感情を健全かつ文化的にも是認される方法で表現できるように手助けすることである。

　同様に，子どもたちは一般に負の感情について話すことに居心地の悪さを感じるようだが，それは楽しい社交の場になるよう遠慮（シンパティア）したいという願いや対人的振舞いのニーズから来るのである（Triandis el al., 1984）。トラウマに関連した回避と，このシンパティアとを区別するのに役立つ1つの方法は，トラウマ的出来事とは無関係の負の情動（例えば学校でのストレス因や仲間割れなど）についての話題に，子どもを参加させてみることだ。もし強い負の感情で口が重くなるのがトラウマに関係した引き金（トリガー）やトラウマの想起刺激に限っていれば，それはシンパティアではなく，むしろトラウマに起因した回避である可能性が高い。

　マチスモやシンパティアに関係した情動かどうかに限らず，開示することへの抵抗感を克服する上で，治療の中では負の感情について話してかまわないのだと保護者が保障することが，子どもを支えることになる。親がもっと安心して自分の負の感情体験や表現を受容できるよう，あらかじめ保護者に個別に働きかけておく必要もある。男親が普通はそんな感情を表出する手本になることはありえない状況だからこそ，なおさらそのことは当てはまるだろう。

　セッションで出てくる感情同定と表出のスキルは，最終的に虐待に関連した情動を話題にする場合に先立つ準備の段階としても使える。この段階でセラピストは，親子が「家庭の事情」を家族外に話して大丈夫だと思っているかどうか，まずアセスメントすべきである。そうしておくと，トラウマナラティブに進む前に片づけておくべき問題の範囲をはっきりさせやすくなる。

　認知対処と認知処理の構成要素では，家族の心の奥底にある思いや自問自答を，まずは日常の雑事にからめて理解しシェアし合うように教える。そしてそ

の後，治療のナラティブ作成のプロセスにおいて，それらをトラウマ体験と関連づけながら行うのである。トラウマに関係のない例を用いて，セラピストは思考というものがいかに気持ちや行動と結びついているかを説明し，不正確，不健全な思考をどのように同定して，その考え違いに対峙するか，またもっと正しく，有益で，適応的な思考に置き換えるかを教える。これについては別のCM-TF-CBT 構成要素において，その導入部分で寓話（クエントス）を適用することにより，思考を改めて気持ちや行動を修正するスキルを提示するのが容易になるだろう。思考が変われば行動も情動も好ましい結果になる状況を説明する寓話は数多くの中から選べる。「小さな赤アリ」，「笑う頭蓋骨」の２話を紹介する。

小さな赤アリの寓話

　むかしあるところに，他のだれよりも小さいので，弱くて，皆とは違うと思われているアリがいました。ある日たまたま，アリは，ケーキのかけらに出くわして，家に持って帰って家族と一緒に食べたいなあ，と強く思いました。アリは自分だけで持って帰れるとは思えなかったので，他の動物たちが通りかかると，手を貸してくれるよう頼みました。でも誰も助けてくれませんでした。それで，とうとうアリは自分にこう言い聞かせました。諦めるまえに，ためしに運ぶだけは運んでみよう。こうして，最後にアリはたった１匹でそのケーキを運ぶことができたのです！

　このメッセージにあるのは，ケーキを運べるかどうかを考えるのを改めたことで，アリが自信を得て，思っていた以上のことを学んだ，ということである。

笑うどくろの寓話

　昔々，サントドミンゴ修道院に連なる壁のくぼみに，どくろが置かれていました。人々はいつもいつも，このどくろの傍らを通り過ぎてはいたのですが，誰もそれに気がつきませんでした。ある晩のこと，通りがかりの見張り番たちが物音を聞きつけたかと思うと，突然，どくろが宙に浮かんで揺れながら，ケタケタ笑い出したのです。そんなことが幾夜も続いて，とても恐ろしかったのですけれど，ついに見張り番の１人がどくろをよく見てみようと決心したのでした。彼が近づいていくと，どくろは地面に転げ落ちて，見張り番たちにはすぐにそれがネズミだとわかりました。音を立てていたのも動かしていたのも，すべて，どくろの下に棲家を作ったネズミの仕業だったのです。

　これは，思い込みや特定の場面にへばりついた解釈に立ち向かうことが，気持ちの改善に役立つというメッセージである（例：恐れを勇気へ，さらに安堵

へ)。これらの物語にはラテン・アメリカの異なった国々をまたいだ数多くのバージョンがあるが，寓話の中核はそのまま同じである。

　セラピストは，いろいろな対処の仕方についてその利益，不利益を検討する必要があるが，その1つに回避がある。回避による対処は，ストレスをともなう出来事への反応として，ラティーノの間で比較的ありふれた方策であることが確認されている。子どもやその保護者が，考えないという方策（トラウマについて考えないようにすること，または回避）や，あるいはトラウマをすっかり忘れ去って「それを表に出さない」という対処方法をとっていないか，アセスメントする方がよい。なぜこの方法では問題が消えないかを話し合うのもよい。子どもの助けをかりて（ソクラテス式問答法によって），回避という方法では先行する問題を解決できず，「過去をそのまま過去のものにする」ことに失敗してきたという例を，セラピストが創作してもよい。回避という対処法に強い親近感を覚えると言う子どもや家族には，トラウマナラティブを創作することの妥当性を強く示すことがやはり大切になるだろう。そこでは，ラティーノ家族も含め，同じような症状をもつトラウマを抱えた子どもたちの気持ちの改善に，TF-CBTの使用がいかに役立ったかという研究や臨床的証拠をシェアするのがよい。子どもにトラウマ関連症状が相変わらずあるという証拠がそろっていれば，回避という対処方法ではうまく行きそうにないと，セラピストが強調するとよいだろう。

　先に示したように，伝統的な性役割についての信念は，TF-CBTの構成要素を適用する場合に影響をおよぼす。女性に関する文化特有の信念は，認知対処において独特の妨げとなって現れる。伝統的な霊的信仰（スピリチュアル・ビリーフ）に厚い家族や，聖処女信仰（マリアニスモ）（聖母マリアを，霊性が強い，徳の高い，自己犠牲的な人のお手本とする［Lopez-Baez, 1999］）を強く是認する家族，少女やその親たちは，トラウマにまつわる苦難は「背負うべき十字架」にほかならず，逆境は神が与え賜うた試練の道だと信じて育ったかもしれない。ソクラテス式問答法を適用すれば，クライエントにとって，「受苦は私のつとめ」が無益な考えだと思い直すことが容易になるだろう。この場合，セラピストは，お手本ということについて話題にし，母親がこの信念に異議を唱えることを通して娘に1つの実例を示すことになるのだと，励ますことができる。これら性役割に関する文化特有の信念の枠組が変われば，「強い女性」として誇りをもって家庭内の自分の務めを果たすことと，この貴重な，やり甲斐のあるトラウマフォーカスト・ワークを実践することとは矛盾しないと，トラウマフォーカスト・セラピーへの参

加に焦点を絞りこめる。

　この信念に関する事柄が治療の中でまだ話題に登っていないと，セラピストは，どうしても親の気持ちとそこに潜んだわが子のトラウマ体験につながる思いの方を聞き出したくなるだろう。親たちが申し出るトラウマに関連した思いとは別に，文化信念にともなう共通の考え方を具体的に思い起こさせる方が適切なのである（例：強い宿命論・霊性をもつ保護者には「これが彼に起きたのも神のおぼし召しのうち」）。さらにつけ加えると，霊的信仰の篤い家族というものは他にもある。悪いことが起きるのは因果応報の1つ（天罰）と気にすることは珍しくなく，正しい世の中という信念も彼らには健在なのである（「福は善人に，禍は悪人に起きるもの」）。これと似たような無益な考えがないか調べて，あれば取り上げなければいけない。

　認知対処の形式として，もう1つのお勧めは肯定的に自分に言い聞かせる方法を用いることである。先に記したように，誰でも知っているラテン・アメリカの箴言・格言をとり入れることで，この方法にさらに文化的な意味をもたせることが容易になる。このCM-TF-CBTの構成要素に使えそうな，よく知られた箴言には下記のものがある。

・意あらば通ず：Donde hay gana hay mana.
・曇る日あれば照る日あり：No hay mal que por bien no venga.
・希望は脂を肥やす糧ならず，されど人を生かすべし：La esperanza no engorda pero mantiene.

　トラウマナラティブの構成要素では，トラウマ体験に対する子どもの各反応を直接扱う。子どもは，そのセッションの中で，トラウマ体験のストーリーやナラティブを作成し，出来事の詳細を並べ立て，そしてそれに付随した負の思考と感情を処理する。このことが想像上の曝露として作用するため，子どもにとっては，トラウマ体験にからんだ陰性感情を体験しやすくなり，また安全で統制された状況下でセラピストの支えを得ながら，トラウマ体験を文脈化して処理することが容易になるのである。

　とりわけ，性的虐待を話題にすることに対して文化に根ざした懸念をもち（例：宗教から来る懸念，子どもがセックスについて話すのは不適切だという信念），あるいは回避を普通の対処法にしている子どもや家族に対しては，トラウマナラティブの作成に向けて，しっかりした理論的根拠を呈示することが重要である。文化にからんだ別の課題を扱う場合も同じことだが，この治療モデルのどこかの時点で，親から子どもに働きかけてナラティブを構成しながら

トラウマ体験を話し合うのはよいことなのだと，安心させてやることがきわめて有用だ。よくある保護者の心配は，わが子がトラウマを受けたことへの自分の苦しみが，さらにトラウマについての話を焚きつけることになってしまうのではないか，というものである。治療開始の時点から，並行面接で保護者に働きかけておくと，彼ら自身の対処スキルがさらに伸び，段階的エクスポージャーを介して回避行動にも取り組めるようになって，保護者の苦しみが著しく軽減する可能性がある。このプロセスはまたセラピストとのいっそう強固な信頼関係を築くことにもなる。

　治療の根拠を提示するにあたって，文化的になじみのある例を使えばさらに効果的であろう。例えば，段階的エクスポージャーという概念を説明したり復習したりするために，セラピストは冷水の中で遊ぶという比喩を用いる。すなわち「冷たい水の中を深い方へ少しずつ歩いて行けば，やがて身体が冷たい水に慣れて，冷たいと感じなくなる」。水そのものについては，スイミングプールよりも，川や小川または海を用いた方がクライエント(クエントス)には馴染みやすいかもしれない。さらにそこに寓話を援用すれば，トラウマナラティブを完成することの重要性を伝えられる。下記の目玉投げの寓話は，私たちが当初は何か辛いことを強いられても，長い目で見れば十分な見返りがある（段階的エクスポージャーも同じこと）という重要事項を説明するのに使える。

「目玉投げの寓話」

　昔あるところに1頭のジャガーがいました。たわむれによく自分の目玉を海に放り投げておりましたが，目玉は彼のところにすぐ打ち寄せられて来たものでした。しかし，ある日サメが来て，ジャガーの目玉を食べてしまいました。ジャガーはたいへんびっくりしました。なぜなら，もう目も見えず，食べ物を求めて狩りをすることもできず，それは間違いなく死を意味していたのですから。コンドル王として知られる大きくて不思議な鳥がやってきて，ジャガーが困っているのをみつけました。ジャガーは言いました。「どうか助けてください。あなたのために狩りをしますから」。すると鳥はジャガーに泥を与え，目の上に塗るように言いました。ジャガーがそうしますと，たいへん気持ちが悪くなり，「こりゃあ痛い！」といいながら駆け回り出しました。そこで鳥はジャガーに，泥をぬぐって目を開けるように言いました。すると，不思議なことに，ジャガーの目は光を放っていて，前よりももっとよく見えるようになっていたのです。

　セラピストは，最初は苦しくても，その少しの不快感のあとジャガーの視力

はずっとよくなった，と強調することができる。

　バイリンガルの子どもがトラウマナラティブを構成しようとする場合，言語の面で考慮すべきことが生じる可能性がある。それは，その記憶がどの言語で符号化(エンコード)されたかを判断することである。記憶が符号化されている言語で引き出された方が，より完全な記憶が想起されることを示唆する研究がいくつかある（Javier, Barroso, & Muñoz, 1993; Javier & Marcos, 1989）。例えば，トラウマにさらされた時スペイン語だけを話していた（つまり，ラテン・アメリカのある国から移住する以前，あるいは学校で英語を習得する以前に被害を受けた）子どもについては，可能ならスペイン語でトラウマナラティブの詳細について聴き出すよう試みるべきだ。

　トラウマナラティブの認知処理のどこかの時点で，自責，危険の誇大視，世界観の変化といった，よくある負の精神的歪曲に加え，文化と結びついたような，適応を妨げる思考・信念についてまだ確認がすんでいなければ，すぐにアセスメントする方がよい。例えば，ナラティブを進める時には，子どもとその家族がもつさまざまな文化信念へのこだわりに応じて，聖処女信仰に関連する思考（すなわち「自分はもう処女ではない」），宗教的信念（すなわち「自分のしたことに天罰が下るだろう」），それ以外の文化に関係する信念などについてアセスメントすべきである。セラピストが論理的に質問を進めることでリフレーミングしようとする際にも，文化的価値を損なわないよう留意するだけでなく，むしろその健全で有益な側面に焦点をあてなければならない。例えば，処女喪失についての心配事を扱う方法は，それがなぜ奪われることなどありえない，天与のものなのかということを，子どもや保護者と話し合うことである。処女性とは，肉体的な行動とはあまり関係のない，むしろ人と人が愛し合える間柄へと成熟した時に与えられる霊的資質(スピリチュアル・ギフト)につながっている，という枠組みで話すとよい。性的虐待の場合，子どもの方が被害を受けたわけだから，自分自身から処女性をなくしてしまうことはありえない。それゆえ，その子どもは処女のままなのである。

　Michael de Arellano が CM-TF-CBT に適用した例では，娘が処女を失ったことに父親が強いこだわりをもっていたため，処女性は与えられるものに他ならず，奪われることはあり得ないという説明をしても，救われたと感じたようには見えなかった。父親は信仰の篤いカトリック教徒であり，処女性の重要さは彼の宗教的信念に由来していたのである。この父親の救いがたい考え方にさらに対処するために，彼の信頼する「専門家」——この治療上の課題を事前

にセラピストと話し合ってあるラティーノのカトリック教牧師——の参加を得た。なぜ子どもが処女のままだと言えるのかという，セラピストと同じ道理を牧師が説いたところ，父親は深い安心感を体験したが，それは父親の文化信念につながる権威と尊敬（レスペト）の立場から，牧師が父親の救いがたい考えに対処できたからのようであった。

　実生活内での克服とは，回避行動が子どもの主要活動，すなわち登校・友達との遊び・自分のベッドで寝ること等の妨げになっている場合に適用される構成要素のことである。実生活内での克服が役立つのは，保護者とセラピストのいずれか，または両者の援助と支持を得た子どもが，段階的にこれら「トラウマの想起刺激」に向き合おうとする場合である。自分自身が回避という対処策をとってしまいがちな保護者，あるいはわが子がトラウマを受けたことを辛く思う保護者にとって，この構成要素はトラウマナラティブの構成要素で用いる想像エクスポージャー以上に難題になるもしれない。トラウマナラティブと同じように，CM-TF-CBT においても重要なのは，やはりこの構成要素についても明確な根拠を示し，実生活内エクスポージャーが取り組みやすい段階的なかたちで進んでいくことを，子どもと保護者に保証することだ。先に述べた箴言（ディチョス）の使用を奨励するのも，この構成要素を敢行するのに有益だろう。

　CM-TF-CBT 療法中のどの段階においても親子合同セッションを行うことがあり，そこには子どもと保護者，時には拡大家族が治療活動のために参加し，セラピストと協働して情報を再検討し，新しい技術や技能を学び，そしてトラウマナラティブを共有する。セラピストは合同セッションにむけて保護者の準備を手伝い，臨床判断を働かせてセッションの好機をうかがう。特にラティーノ家族を対象にする時に配慮すべき大切なことは，保護者自身が未治療のトラウマを抱えている可能性があることだが，ラティーノはトラウマ曝露の危険性が比較的高く，しかもよりサービスを受けにくいという研究（Bridges et al., 2010; Kilpatiric & Saunders, 1996; Newcomb et al., 2009）からもそれは言えるだろう。合同セッションの準備と取り組みの段階で，セラピストが気をつけるべきことは，保護者自身のトラウマ関連症状の引き金が引かれるなど，保護者の苦痛が増悪する可能性である。幸いなことに，保護者も並行治療においてまったく同様の方法を学ぶことから受ける恩恵は大きく，症状が緩和されるのを実体験できる（Stewart & Chambless, 2009 による総説を参照のこと）。しかし自身の懊悩に打ちのめされ，それを治療中に扱いかねている保護者には，トラウマ関連症状に集中して取り組めるよう，紹介を考慮すべきである。

最後の構成要素である将来の安全と発達の強化では，セラピストは子どもや保護者と一緒になって一般的・個人的な安全のスキルに取り組み，危険な情況にそなえた安全プランを家族と協働で作業して開発する。子どもの身の周りの安全向上に，保護者が助力できる状況であれば，彼らにこのプロセスに参加してもらうことは大切である。もし複数の保護者が子どもに関われそうなら，さらに効果的な安全プランにするため，彼らも含めることを考慮するのがよい。尊敬や遠慮を重んじ，子どもは常に大人を敬い，文句を言わず，逆わずと躾けている家庭の場合，セラピストにとって特に重要なのは，これらのルールにも例外があることを親子に理解させる働きかけである。（例：OKじゃないこと。大人からも，誰か知っている他人からも，身体にタッチされることは，絶対にOKじゃない。）

　子どもと性教育について話したり，性的な質のある危ない状況への心配を口にしたりすることには抵抗があるというように，保護者の思い込みが安全プラン作成に問題を投げかける可能性もよくあることだ。この構成要素の主目的が安全性の向上であるからには，親子合作の安全プランが文化に合い，現実的で，治療終結と同時に使えるよう，しっかりと調整すべきである。例えば，男親が性教育や性的関心について自分の娘と話すのは不適切だと思っているのなら，子どもがこの話題を口にでき，いつでも会えて支えになってくれる他の人を見つけることを考えてもよい。このような手立てを講じることで，子どもの安全性が向上し，今後被害にあう可能性が低くなるだろう。加えて，多くのラティーノ家族は個人的事情に関わる話は家の中だけにしておくことを好むものである。保護者は，このことが動機となって，同じ価値感を共有できそうにもない家庭外の情報源（例えば，友達やメディア）から子どもが情報を得ようと探し回るのをやめさせるため，家でこれらの面倒な話題（例えば，セックス）について子どもと少しは話そうとするかもしれない。

　ラティーノにとってCM-TF-CBTの治療終結がかなり困難になることが多いが，それはセラピストが人間関係尊重主義の，さらには家族主義の一部になってしまっているからかもしれない。治療終結やセラピストを失うことにともなう話題は徹底的に話し合うべきである。もし治療関係の終結を家族が納得しにくければ，医者の例えを出すとよい（例：「医者が足の骨折を治した後は，その医者に通い続けることはしませんよね」）。そして最後のセッションをあらためて祝い，終結したことだけでなく，家族が治療中に達成したことにむしろ焦点をあてることで，セッションに喜びの彩りを添えるのが容易になるだろう。

結　論

　エビデンスに基づく治療法（EBT）を改良し，文化的意味をもたせて異文化集団に適用すると，介入効果がいっそう向上することを示した研究や臨床的証拠がある。トラウマ曝露，トラウマ関連後障害，そして主要な文化構成概念について，慎重で文化理解に基づいたアセスメントを行うことが，文化能力をそなえた治療を最適なものにする上で決定的に重要なのである。CM-TF-CBTによって，TF-CBT はよりいっそう文化に調和し，個々人の異文化受容の水準や文化的信念，文化的な営みにぴったり合ったものとなる。CM-TF-CBT で採用した，この仕立て屋のあつらえ仕事のような工程は，それ以外の文化をもつ諸集団に対しても，トラウマ理解に基づいた介入をしっくりしたものにする，1つのモデルになるであろう。

第10章
❖

アメリカ・インディアンとアラスカ先住民族の子どもたち
——子どもを讃える―環をつなぐ——

Dolores Subia BigFoot
Susan R. Schmidt

民族の概観と解説

　グレート・タートル・アイランド（Great Turtle Island）と俗に称され，今日アメリカ合衆国（USA）として知られる土地には，連邦が認定する650以上の部族と先住民の村があり，アメリカ・インディアンとアラスカ先住民族の大部分は西部各州や非居留地に住んでいる（インディアン管理局 Bureau of Indian Affairs, 2008）。法におけるインディアン・カントリーは，アメリカ・インディアン居留地を含めており，アメリカ・インディアンのコミュニティ，アラスカ先住民族の村や牧場，アメリカ・インディアンの農場を選定している（BigFoot & Braden, 1999）。多くの人は，この定義を部族または先住民の機構や行政組織を通じてサービスを受けているすべての先住民に拡大しており，地方や非居留地あるいは居留地に近い都市部に住む先住民，合衆国の大陸に住む多くのアメリカ・インディアンとアラスカ先住民族が暮らすコミュニティも含めている（BigFoot & Schmidt, 2009）。

　歴史上の出来事とともに連邦政策はアメリカ・インディアンとアラスカ先住民族の生活に多大な影響を与えてきた。軍事行動，布教活動，連邦のインディアン寄宿学校ムーブメント，ドーズ法，インディアンの自立と教育援助法，インディアン児童福祉法は，アメリカ・インディアンとアラスカ先住民族の経済的，物質的，社会的な生活を一変させた（BigFoot, 2000; Manson, 2004）。連邦政府の政策は，もともと自立的で自給自足していた部族／先住民の人々を強制的に排除，移住，隔離し，時には消滅，絶滅させるものであり，彼らと社会的・経済的・精神的に収奪する結果となった。過去200年以上にわたり，彼らは教育の不備，非雇用，経済的不利，家族崩壊，個人的絶望といった問題に苦しんできた（Manson, 2004）。アメリカ・インディアンとアラスカ先住民

族の約 26％が貧困状態にあり，これは一般人口の 13％，ヨーロッパ系アメリカ人の 10％といった貧困率より高い（National Child Abuse and Neglect Data System [NCANDS], 2002）。アメリカ・インディアンとアラスカ先住民族のひとり親家庭は国内で最も高い貧困率を示している。

暴力はインディアン・カントリーに多い事象の 1 つだ。アメリカ・インディアンとアラスカ先住民族における暴力犯罪の年間発生件数は 1000 人あたり 124 件で，米国平均の 2.5 倍である（司法局，2004）。アメリカ・インディアンとアラスカ先住民族の女性は他のどの人種の男性や女性よりも高率に DV 体験を報告している（Centers for Disease Control and Prevention [CDC], 2004）。ある研究によれば，彼女らがパートナーの男性から受ける身体的あるいは性的な暴力の頻度は，アメリカ・インディアンやアラスカ先住民族以外の女性に比べ 2 倍になるという（CDC, 2004）。家族内暴力にくり返しさらされるという出来事は，アメリカ・インディアンやアラスカ先住民族の子どもや若者がその後に被害を受けるリスクが高いことからも，彼らにはね返るこだまのような影響を生じている可能性を示している。

アメリカ・インディアンとアラスカ先住民族の子どもは，他人種の子どもに比べ，児童虐待とネグレクトの頻度が高い。彼らは，2002 年（NCANDS, 2002）において，15 歳以下で虐待やネグレクトを経験した割合が唯一増加したグループであった。14 歳以下のアメリカ・インディアンおよびアラスカ先住民族の虐待またはネグレクトを 30 人に 1 人とした実証的報告（Perry, 2004）の頻度を，1,000 人あたり 12.3 件という国内の頻度（NCANDS, 2002）と比較した時，アメリカン・インディアンとアラスカ先住民の子どもがトラウマ曝露を受けやすい環境にいることが容易に理解できる。彼らは愛する家族を人生早期に失うなどの他のタイプのトラウマを経験するリスクも高い。アルコールが関連した自動車事故，慢性肝疾患，肝硬変などのせいで，この集団は国民を死の憂き目にさらしている。糖尿病に関連する合併症の結果，やはりまた彼らのおかげで国民は死に瀕している。

アメリカ・インディアンとアラスカ先住民族のコミュニティには多重のリスクが存在するので，一般のコミュニティに対比して，心的外傷後ストレス障害（PTSD）の頻度が非常に高いのは驚くにあたらない（22％対 8％；Kessler, Sonnega, Bromet, Hughes, & Nelson, 1995）。文化や歴史上の，そして世代を越えたトラウマに加えて，トラウマ的出来事への曝露頻度も高いために，これらの民族は PTSD に対し比較的脆弱であり，長期的な健康面でもいっそうマイナ

スの転帰をたどることになる。アメリカ・インディアンとアラスカ先住民族における抑うつの割合は10〜30％とされ（Satcher, 1999），物質使用にいたってはなお頻度が高く，アメリカ・インディアンとアラスカ先住民族の若者における違法薬物の使用は全民族の中で最も高い9.9％とされる。物質乱用に対する治療を受けているアメリカ・インディアンの若者は，しばしば未治療の精神医学的合併症をもっており（Novins, Beals, Shore, & Manson, 1996），それゆえ物質使用は他の精神保健的な必要性(ニーズ)の警戒信号でもあると言ってよい。さらに，親が物質を乱用している子どもは，自動車事故の結果としての外傷，行動上の問題，親からのネグレクト，自殺，子ども自身の物質乱用行動のリスクが高い。

　アメリカ・インディアンとアラスカ先住民族の子どもや若者にまつわる，相も変わらぬ懸念材料の1つに自殺がある。Blumら（1992）が13,000人のアメリカ・インディアンとアラスカ先住民族の青年に行った調査では，女性の22％，男性の12％が自殺を試みたことがあると回答した。この割合は他の年齢や他民族集団における割合よりも高い。アメリカ・インディアンとアラスカ先住民族の成人においては，対照群である他人種の集団と比べ，男性で4倍，女性で3倍の自殺企図率を示した（CDC, 2004）。アメリカ・インディアンおよびアラスカ先住民族における15〜24歳の男性の自殺率はとりわけ高い。アメリカ・インディアンとアラスカ先住民族の集団では，全自殺の64％がこの15〜24歳の年齢層の男性であり，その割合は合衆国における一般的割合の2〜3倍となっている（Kettle & Bixler, 1991; May, 1990; Mock, Grossman, Mulder, Stewart, & Koepsell, 1996）。

アメリカ・インディアンおよびアラスカ先住民族の若者に求められる特殊なTF-CBTの応用

　歴史的に，政府と社会事業機関がさまざまな集団ごとに適した精神保健施策を講じなかったり，不十分であったりしたことが，それらの集団の間にメンタルヘルスサービスを求めることへの不信感や抵抗感を拡げてしまった。サービス提供者，そして家族自身でさえ，回復と健康に役立つアメリカ・インディアンやアラスカ先住民族の伝統的営みを軽視したり，認識が不十分であったりする。現在主流となっている治療アプローチとアメリカ・インディアンやアラスカ先住民族の伝統的アプローチとの違いは相当大きいかもしれないが（例えば，自助グループに対比して伝統ある発汗儀式(スウェット・セレモニー)[訳注1]），絆という共通原理は両ア

プローチともに取り入れられている。発汗儀式のような彼らの伝統的癒しの営みは効果の科学的根拠には欠けるだろうが，それを取り入れることでアメリカ・インディアンやアラスカ先住民族の成人や青年の治療への取り組みが改善し，治療を継続しやすくなると報告されている。

2003年，子どものトラウマティック・ストレス国家戦略（National Child Traumatic Stress Initiative）の一部として，オクラホマ大学健康科学センター（University of Oklahoma Health Sciences Center）の児童虐待・ネグレクト研究センター（Center on Child Abuse and Neglect）は，アメリカ・インディアンとアラスカ先住民族の子どもとその家族のために，特別企画のトラウマ焦点化治療法とアウトリーチ資源を開発する目的で，インディアン・カントリー子どもトラウマ研究センター（Indian Country Child Trauma Center [ICCTC]）を設立した。ICCTCはエビデンスに基づいた既存の治療法がアメリカ・インディアンとアラスカ先住民族の文化的信念や慣習と一般原理を共有していることを確認した。アメリカ・インディアンやアラスカ先住民族の集団における文化的多様性を認識した上で，集団が共有する，あるいは部族特有の教育・慣習・常識を尊重した，文化とつながりをもつアプローチを企画することがICCTCの目標である。ICCTCによって開発された介入法は，資格をもった専門家が少ない地方や隔絶された部族コミュニティにとって役立つように工夫されている。

研究に裏づけられた子どものトラウマ治療のレビューに基づき，トラウマフォーカスト認知行動療法（TF-CBT; Cohen, Mannarino, & Deblinger, 2006）は，子どもを讃える－環をつなぐ（Honoring Children-Mending the Circle [HC-MC]）訳注2）という文化推進策の基盤事業に選ばれた。もともと文化的「適応（アダプテーション）」と表現されていたのを，われわれが文化的「推進（エンハンスメント）」という用語に変更することで強調したかったのは，これが新しいモデルを提示するのではなく，TF-CBTの照準を広げて先住民の教えをTF-CBTが補完するという基金の枠組みを含意していることである。アメリカ・インディアンとアラスカ先住民族の健康生活の枠組の中でTF-CBTを提案していくことは，先住民の文化的合意や慣習と科学との調和を通じて，回復力を推進することにつながる。文化の推進を成功裡におさめるものは，単に言葉の翻訳ではなく，やは

訳注1）狭い石積みの小屋（スウェット・ロッジ）の中で呪医が執り行なう伝統的癒しの儀式。
訳注2）円環（サークル）はアメリカ・インディアンとアラスカ先住民にとって健康や幸福の文化的シンボルであり，異文化支配によって傷ついた歴史からの復権を目ざすシンボリックな意味も込められている。

り中核原理と治療概念を忠実に守りつつ対象集団にとって意味のある翻訳がされることである。認知行動療法（CBT）とアメリカ・インディアンやアラスカ先住民族の教訓との間には相補性があることに関しては数多くの文献がある。この CBT の中心にある構成概念——人の思考，感情，行動のつながり——は先住民の教えと伝統の中にまぎれもなく貫ぬかれたいにしえの知恵（オールド・ウィズダム）である（LaFromboise, Trimble, & Mohatt, 1990）。さらに TF-CBT は，アメリカ・インディアンとアラスカ先住民が重視する伝統的信念，すなわち，家族を中心とし，子どもの世話をしてその声を聴き，経験を物語ることで教育し（例えば，口承物語（ストーリーテリング）やセレモニー），感情を同定して表現することとも一致しているのである。HC-MC を適用するということは，アメリカ・インディアンとアラスカ先住民族の家族，コミュニティ，部族と村における癒しの信念，伝習と伝統を尊重することを通して，彼らの文化特異性に敬意を払うことである。

　HC-MC の開発プロセスにおけるパートナーには，利害関係者（部族のリーダー，消費者，伝承団体・セレモニー団体・戦士の団体，介護人（ヘルパー）や呪医（ヒーラー）），プログラム（例えば，学校，部族の専門学校，行動保健推進の代行組織），TF-CBT の提供者と開発者が含まれ，これらの人々が継続的なコンサルテーションを提供してきた。アメリカ・インディアンとアラスカ先住民族の伝統的概念には，必ずしもすべての部族コミュニティではないにせよ，大部分に共通したコンセンサスがあり，すなわちそれは拡大家族とつながりあう関係性や伝習，敬意に関わる行動，環（サークル）の概念に関わる信念，霊性と癒しの相互の結びつきである。また先住民の知識，またはいにしえの知恵が文化推進の基本的側面でもあるのは，先住民たちが何世代にもわたって本能的に教えや行動の原理に頼ってきたからであって，それらは書き言葉を介してこれらの概念を名づけたり，説明したりする以前のことだからだ（BigFoot, 2008）。

　HC-MC の枠組は環である。多くの先住民にとって，環とは世界を理解するために永く用いられてきた神聖なシンボルである。環という象徴主義は口承の物語として伝わるいにしえの知恵であり，岩石層に刻まれ，木や土に彫られ，葦の籠に編みこまれ，色砂に描かれてきた。最も広く知られているアメリカ・インディアンとアラスカ先住民族の象徴的円環はメディシン・ホイール（Medicine Wheel）である。メディシン・ホイールの構図とその教えは紀元前 7000 年から記録されている（http://solar-center.stanford.edu/AO/）。他の象徴的円環にはセイクリッド・フープ（Sacred Hoop）やセイクリッド・サークル（Sacred Circle）などがあり，これらは中心に子どもを置き，ライフサイク

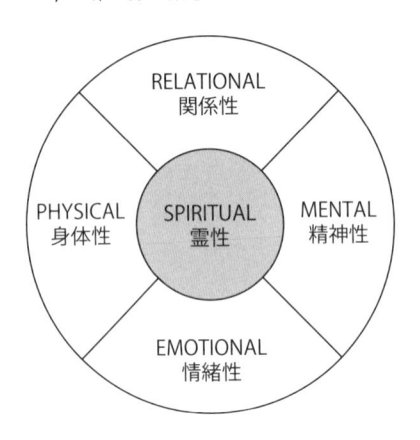

図10-1 HC-MCの健康モデル（BigFoot & Schmidtの原図［2008］から許可を得て複製）

ルを表現するものである。定型的なフープまたは円環は，色，方角，動物，シンボル，教え，発達レベル，活発な運動，そしてまた人生に関する先住民の知恵を授ける種々の要素同志の，あるいは要素間の結びつきと連携を含んでいる（BigFoot, 2008）。円環の概念はアメリカ・インディアンとアラスカ先住民のライフスタイルに，各種の伝習や教えを通して具象化しているが，それは例えばパウワウ（pow wow：後述）のおごそかな導入部分，発汗の小屋（スウェット・ロッジ）儀式の参加者の配置，ドラムの形，医の小屋（メディシン・ロッジ）や多くの地下祈祷所（キヴァ）のような儀式用建造物，草や葦でできた隠れ屋のような住居，茅葺，あるいは漆喰といったものにみられる。

　HC-MCの環はメディシン・ホイールと似た点をもつが，このモデルの内に描かれているのは健康のモデルについてである。HC-MCの環は部族の教えに基づいているが，多様な文化，霊性と宗教的信念をもつ個人にも適応できる柔軟性をもっている。それは思考，感情，行動がつながり合うという，CBTの中心的構成概念である認知のトライアングルをもとに，苦心の末に作り上げたものである。HC-MCの中心的構成概念はアメリカ・インディアンとアラスカ先住民族の世界観に基づく。その世界観とは，①万物は互いにつながっている，②万物は霊性を帯びている，③存在は動的なものである，の3つである。HC-MCは健康を，霊性・関係・情緒・精神・身体といった諸次元の内部およびそれら諸次元間のバランスや調和として定義する。図10-1はHC-MCのサークルを表現しており，健康に関する5次元からなる。

　霊性はHC-MCの環の中核を担う。健康と回復の中心となるものは，万物（人間と地球）は霊性をもつというアメリカ・インディアンとアラスカ先住民の信念である。アメリカ・インディアンの個人と集団の幸福において霊性は重要な役割を果たしてきたし，今もそれは続いている。アメリカ・インディアンやアラスカ先住民族の介護人と呪医は，物質的世界を霊性と結びつけ，幸福，バランスと調和に役立つ言葉，祈り，実践，儀式とセレモニーを教わってきた。霊性の次元は，身体，精神，情緒，関係の次元に織り込まれている。

HC-MCは，個人のバランスの崩れを，円環の次元の1つまたは複数の不調和として定義する。バランスの崩れは，霊性のつながりの分断，不健康な行動，情緒不安定，歪んだ信念，関係の悪さといった様式で顕れる。トラウマへの曝露はそのようなバランスの崩れの原因となりうる1つの道筋である。結果的に回復のプロセスの目標は5次元内の個人的バランスを回復し，個人の健康を再構築することである。

アメリカ・インディアンとアラスカ先住民族の若者に特化したアセスメント方略

　いつ，そしてどの程度，HC-MCの要素をTF-CBTの治療モデルに混在させるべきかは，対象となる若者と家族がアメリカ・インディアンやアラスカ先住民族にどの程度帰属しているかに左右される。家族構成員それぞれがどのレベルまでアメリカ・インディアンやアラスカ先住民族の文化へ帰属しているかを，家族と一緒に検討作業を行いながら知ることが，治療プロセスにHC-MCという文化推進をどこまで具体化するのが効果的かを判断する上で必要である。文化への帰属は個人の発達プロセスであることを認識しておくことは重要である。アメリカ・インディアンやアラスカ先住民族として強いアイデンティティをもつ家族構成員もいる一方，それ以上に宗教的所属や専門家としての役割，あるいは他の人種的・民族的帰属といった個人的側面にむしろ強固なアイデンティティを見出す構成員もいるであろう。文化的帰属意識は動的かつ多次元的なものなので，若者の文化的アイデンティティを個人と家族のレベルで検討することが，当初のアセスメントと治療の初期段階においてだけでなく，治療プロセス全体を通じて重大となる。

　アメリカ・インディアンとアラスカ先住民族の帰属意識モデルを図10-2に示したが，これはある特定のアメリカ・インディアンやアラスカ先住民族が自分たちの固有文化に対してもつ帰属意識について，セラピストの理解を助けるためにデザインされたものである。図のチャートは彼らの帰属意識の程度の差を分類したものである。すなわち，①アメリカ・インディアンやアラスカ先住民族の文化に強い結びつきをもつ人，②アメリカ・インディアンやアラスカ先住民族の文化への結びつきは限定的だが，その帰属意識を強めたいと望む人，③アメリカ・インディアンやアラスカ先住民族の文化への結びつきは限定的で，むしろそれ以上に自己アイデンティティの他の側面に強い自己意識をもつ人，

①文化への結びつき　高／強度：AI/AN型	②結びつきは限定的か欠如：不安定型
・AI/AN としてのアイデンティティは安定 ・高／強度の結びつきを切望 ・継承されない他文化の伝統を保有している可能性	・AI/AN としてのアイデンティティは不安定 ・高／強度の結びつきを獲得したいと切望 ・継承されない，あるいは重視されない他文化の伝統を保有している可能性 ・結びつきは周縁的
③結びつきは限定的か欠如：安定型	④文化への結びつき　高／強度：他文化型
・非 AI/AN としてのアイデンティティは安定 ・AI/AN やその他の文化基盤への結びつきに関する興味は限定的か欠如 ・自らの AI/AN の経歴や伝統への限られた関心について表出することもしないこともある ・他の伝統へ同一化することもしないこともある ・自己アイデンティティの他の側面に価値を見出している	・AI/AN としてのアイデンティティは安定 ・選択または選任された伝統への高／強度の結びつきをもつ ・選択または選任された伝統への高／強度の結びつきを維持することに高い評価

図10-2　アメリカン先住民とアラスカ先住民族の帰属意識モデル
（BigFoot［2009］から許可を経て複製）

④個人のアイデンティティが他文化の伝統と強く結びついている人，である。

アメリカ・インディアンやアラスカ先住民族への帰属意識が強い個人や家族においては，HC-MC 文化推進策からいくつかの要素を TF-CBT の治療の中に組み込むと有益である。アメリカ・インディアンやアラスカ先住民族の伝統と結びつくことにより，HC-MC の要素は回復のプロセスを推進し，健康回復を支えるのに役立つかもしれない。他の文化や伝統に強い帰属意識をもつ人（例えば，アメリカ・インディアンやアラスカ先住民族への帰属意識が限定または欠如：安定型，高／強度の結びつき：他文化型）では，家族はオリジナル版の TF-CBT の枠組でのワークを好むかもしれない。アメリカ・インディアンやアラスカ先住民族への帰属意識が限定されているか欠如しているものの，これらの文化的アイデンティティを高めたいと思っている人にとっては，治療プロセスの中で HC-MC 文化推進策を具体化するのが有用かもしれない。HC-MC セラピストは，この帰属意識のカテゴリーにあてはまるアメリカ・インディアンやアラスカ先住民族であり，かつ虐待やネグレクトといった家庭環境出身の若者たちと，このモデルの文化推進による便益を共有してきた。このような若

者たちは，アメリカ・インディアンやアラスカ先住民族の文化に対して否定的あるいは不正確な認知を発達させてしまっており，その肯定的な役割モデルをほとんど知らないこともある。HC-MC の文化推進がそれを修正するような教育と感情を体験する機会を提供することで，個人のアイデンティティをより健康にしたり，若者の部族とコミュニティにおける肯定的関係を発達させたりすることに結びつく，とセラピストたちは述べている。若者と家族の文化的帰属意識の違いがどうあれ，重要な鍵は，この治療モデルにどのレベルまで文化的な統合をするのが彼らのニーズに最適なのかを判断する際，彼ら自身にも参加してもらうことだ。

アメリカ・インディアンやアラスカ先住民族の家族の参加を促す戦略

　対人暴力を堪え忍んできたようなトラウマを有するアメリカ・インディアンやアラスカ先住民族の人たちにとって，治療を開始する上で大事な要件は安全と信頼である。歴史上のトラウマ体験が世代間に与えた衝撃は，若者と家族が治療を開始し，治療に委ねようとする能力や意欲を低下させる。インディアン・カントリーにいるセラピストが，複数回の形式からなる構造化された治療アプローチに家族が完全に参加してくれると期待するのは贅沢すぎである。治療サービスを利用する家族は数セッションに参加するだけで，その後，出席が途切れがちになったり，出席しなくなったりする傾向がある。公平に見ても，家族にとっては効き目のありそうな介入の選択肢などないに等しく，理想とかけ離れた治療体験にしかなってこなかったのである。出会った治療は危機介入に集中したものであったり，限られたスキルを育てるだけの長いアプローチであったり，文化的基盤もない練習でしかなかった。最近開発された文化を基盤とした介入法では，個人と家族の近年のトラウマ体験だけでなく，歴史上のトラウマの衝撃についての意味をもっと理解しようとし始めている（BigFoot, 2010）。

　TF-CBT モデルは，治療関係の重要性を強調している（Cohen, Mannarino, & Deblinger, 2006）。安全で効果的な治療環境の構築は，セラピストの誠実さ，暖かさ，共感性や想像力といった要素に依存するものだ。McDonaldと González（2006）が述べたように，アメリカ・インディアンやアラスカ先住民族の人々は，セラピストを信頼して治療プロセスに参加するか否かを初回セッションで決定するので，この初回セッションは最も重要だ。このことは特にト

ラウマによって衝撃を受けた子どもと家族にあてはまる。文化的帰属意識，価値観，経験など，セラピストが家族システムついて幅広く理解し評価し始めるのも初回セッションである。初回セッションとその後のセッションで，セラピストは回復にむけて家族が一歩踏み出したことに対する敬意を伝え，回復プロセスにおける援助者として家族につながることが重要である。アメリカ・インディアンやアラスカ先住民族は歴史的に地位の格下げを経験してきたので，家族・家族の歴史・文化的帰属意識がどのようなレベルにあるかについて，セラピストに伝える機会を家族に与えるとよい。家族が治療を受ける中で慎重な決断ができるように，セラピストは必要な情報を提供すべきであり，それは治療初期だけでなく治療関係のある期間すべてに及ぶ。

治療プロセスにおいて HC-MC 文化推進策を具体化することは，TF-CBT モデル全般のあらゆる次元で可能である。部族特有の歌，呼称，言葉，癒しのセレモニーといったものをセッションに組み込みたいと家族は希望するかもしれない。慣れ親しんだ動物，鳥，場所を盛り込んだ部族の物語は，アメリカ・インディアンやアラスカ先住民族の子どもと家族にいっそう大きな意味を届けるだろう。セラピストが家族のニーズ，経験，理解に基づき個別化したデザインをするわけであるから，TF-CBT の HC-MC 文化推進策は個々に異なった姿に見えることを念頭においておくことが重要である。ある部族に所属していたり，ある地域に住んでいたりするという理由で，個人に馴染みがあり意味をもつイメージ，物語，慣習も，それ以外の人々にはほとんど意味がなかったり，むしろ反対の意味をもったりすることさえある。例えば，象牙彫刻はアラスカ先住民族の文化では一般的であるが，南東地域の部族においてはそのような歴史はない。エンビタイランチョウはオクラホマの部族で崇拝される鳥だが，北西部の先住民の文化ではワタリガラスの方が抜きん出た地位にある。部族と大切なつながりをもつ習慣・伝統・物語・シンボル象徴をつとめて正当に評価し，学ぶことが，部族の暮らす地域において HC-MC 文化推進策を実践するセラピストに求められる。

次節では，TF-CBT の一連の PRACTICE の構成要素(コンポーネント)に埋め込まれた HC-MC の治療上の配慮と文化的推進策の例をあげる。

PRACTICE の構成要素における文化推進策

HC-MC の実施にあたってセラピストを補佐する 2 つのツールがある。図

第 10 章　アメリカ・インディアンとアラスカ先住民族の子どもたち　281

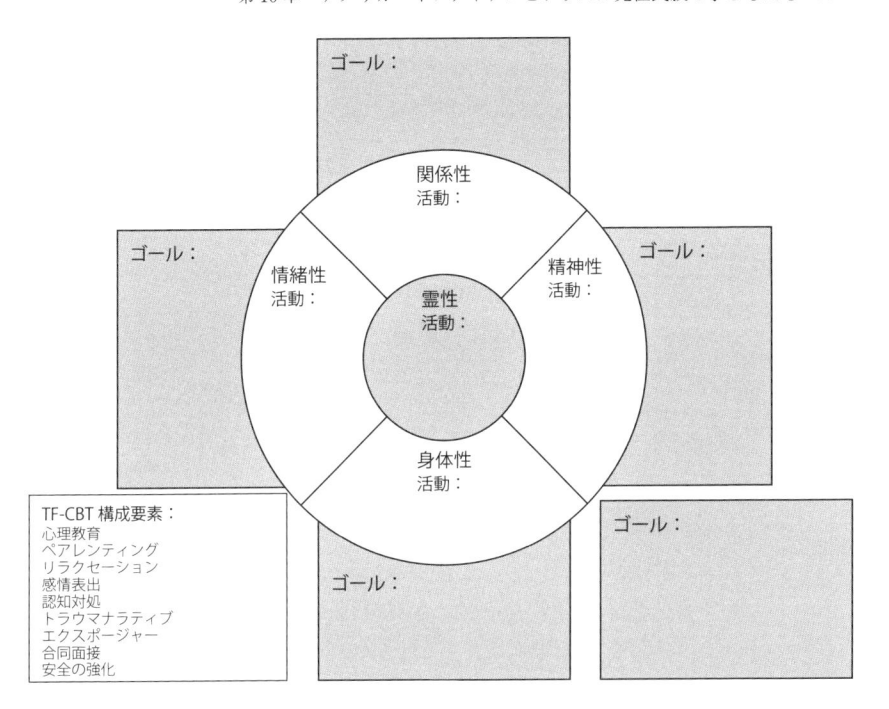

```
                          ゴール：

                       関係性
                       活動：

      ゴール：                              ゴール：
              情緒性           精神性
              活動：   霊性   活動：
                     活動：

                       身体性
                       活動：
  TF-CBT 構成要素：
  心理教育                               ゴール：
  ペアレンティング
  リラクセーション
  感情表出
  認知対処
  トラウマナラティブ
  エクスポージャー
  合同面接
  安全の強化
                          ゴール：
```

図 10-3　HC-MC 構成要素のワークシート（BigFoot & Schmidt［2008］より許可を得て複製）

10-3 には，特定の PRACTICE 構成要素で治療作業を進めるために使用するワークシートが示されている。HC-MC 構成要素のワークシートは，PRACTICE のそれぞれの構成要素の中に関係，情緒，精神，物質そして霊性の次元を位置づけられるよう，明解な図式化を通じて文化への配慮を具体化するのに役立つものである。

　子どもと家族に対して，健康とトラウマの影響に関する心理教育を効果的に行うために，構成要素のワークシートの使用を治療セッション全体に広げてきた HC-MC のセラピストもある。ワークシートはセッション中に家族と一緒に治療プランを作成する際にも用いられてきた。またセラピストが治療計画を発展させ，追跡していきやすいよう，このワークシートを文章で表現したデザインのものを図 10-4 に記した。このシートが提示しているのは，HC-MC の健康モデルにある TF-CBT の構成要素について，心理教育をするのに特化した個別的治療プランの一例である。

　アメリカ・インディアンやアラスカ先住民族の回復の実践ワークシートは，

心理教育
この家族に特有のゴールと検討材料
1. 家族が被った何世代にもわたる歴史的トラウマの影響を，親たちが検討できるよう助ける。
2. AI/ANの10代の若者と家族に対してトラウマに関する教育を提供する。
3. 文化的に意味のある用語でTF-CBTの治療プロセスを説明することで，治療への参加を強化する。
4. 家族にとって治療・回復プロセスのゴールは何かを確認する。

活　動	参加者		関係する領域				
	子ども	養育者	関係性	精神性	身体性	情緒性	霊性
「トラウマって何？家族の手引」(Indian Country Child Trauma Center, n.d.) を概説する	✓	✓	✓	✓	✓	✓	✓
インテーク時点でのアセスメントを概説し，現在および世代を越えた家族のトラウマの観点から話し合う	✓	✓	✓	✓	✓	✓	✓
TF-CBTのモデルを家族に説明するためビーズ細工にたとえる	✓	✓	✓	✓			
若者と親がもつアメリカ・インディアンへの帰属意識を理解し，回復のプロセスに家族が利用する外部の援助者・呪医・活動を調べる	✓	✓	✓				

図10-4　HC-MCコンポーネント治療プラン（BigFoot & Schmidt [2011] より許諾を得て複製）

どうすればその実践がこの健康モデルとTF-CBTに適合するのかを，セラピストが把握しやすいように，訓練ツールとして開発された。図10-5に示すように，その様式は3領域を含むものであり，①回復の実践，②実践の有用性や目的，③実践にまつわる有意味性や価値／信念，からなる。このような様式で利用されうる活動，目的，項目の範囲を示すために3つの異なった実践例が示されている。そのねらいは，家族による先住民の癒しの営みをセラピストが思い描き，そのような営みから得られる結果を確認できることにある。ワークシートを用いたセラピストからのフィードバックによれば，家族が有益とみなす活

活動／目的／項目	活用／目標	意義／価値／信念
家族が亡くなった後，別れの歌を歌う	・故人となった家族への告別の手助け ・その家族の魂が死出の旅路についたことを認める	・魂の行く末に許しを与える ・このことは皆にとって節目の時と認める ・喪につく許しを与える ・喪を支える枠組を提供する ・いつの日か再び歌をよすがに最愛の人を思い起こせるようにする

図10-5　アメリカ・インディアンやアラスカ先住民族の回復実践ワークシート
（BigFoot & Schmidt［2009］より許諾を得て複製）

動，目的，項目を特定するのに，このワークシートが有効であることを示している。つまり家族がこれらを治療プロセスにどのように組み込みたいのか，そして慣れ親しんだ先住民の伝習を治療に組み込む結果として何を得たいと思うのか，などである。

心理教育

TF-CBT における心理教育の構成要素は，一般的なトラウマ反応について発達に則した適切な情報を提供し，子どもと家族のトラウマ的出来事への反応が当然の反応であることを是認した上で，TF-CBT の治療モデルを紹介するものである（Cohen et al., 2006）。アメリカ・インディアンやアラスカ先住民族の治療へ参加には，この構成要素が決定的に重要である。まさにここにおいて，セラピストは家族について把握し，家族とジョイニングし，癒しを進める端緒につくのである。安全で受容的な，かつ文化に適合した治療環境を構築することは家族の治療参加への動機づけを支える鍵である。アメリカ・インディアンやアラスカ先住民族の若者と家族のトラウマに関するファクトシートがあって，それは若者たちとケア提供者がもつ，民族への帰属意識の程度に応じてとり入れることで治療への参加を促せるような，しかも発達に見合った文化特有の教材になる。すなわち家族の体験につながる歴史上のトラウマの読み物，幸福・トラウマ・癒し（前述）に関する文化に合わせた解説，治療プロセスの説明に際して慣れ親しんだ比喩や物語の利用，などから成っている。

文化に根ざした比喩を用いることにより，TF-CBT の包括的なプロトコールに取り組むには迷いがあるクライエントに対しても，治療への参加を促せる可能性があることを HC-MC のセラピストは見出した。TF-CBT のモデル構造

とプロセスに関する心理教育を行う際に，参加者それぞれの理解と発達レベルに応じて，以下の2つの比喩を適用できるかもしれない。セラピストはこれとよく似たプロトコルやセレモニーまたは関連活動を見つけて，構造，忍耐，一貫性，そして TF-CBT の治療プロセスへ取り組むことの重要性を強調することができるだろう。

グランド・エントリーの行進

1889年から開催されてきたアーリーの祝祭（www.arleepowwow.com）は，モンタナ州アーリー（Arlee）にあるフラットヘッド族居留地のパウワウの1つで，インディアン・カントリー一帯の数多いパウワウの中でも，夏の数カ月間に及ぶ特に壮麗なものである。パウワウはアメリカ・インディアンの社交上のスピリチュアルな集会で，地域や帰属する部族および目的別に分かれており，主に音楽・ダンス・その他のいろいろな伝習からなる。このはじまりの「グランド・エントリー」の行進があらゆるパウワウ行事の共通点の1つであり，厳密な典礼（プロトコル）に則って，太鼓を叩く者，歌をうたう者，戦士（現役もしくは退役戦士や元戦士）たちが行事を開始するのである。踊り手たち（トラディショナル，ファンシー，ストレート，グラス，チッキン，バックスキン，クロスなど）は種類別の配置に従って整列して進む。パウワウの典礼に従うのは当然のことであり，またそのことが自分と他人を尊敬することだと見なされる。この典礼は何百年という伝統の中で出来上がったもので，秩序，枠組み，足並み，意味を強調している。年長者が行進を始める時に捧げる礼儀にしても，初笑いの赤ちゃんへの祝宴や，行事の冒頭で朗唱される族長の詩，踊り手の足元に置かれるひとつ折りのドル紙幣にしても，典礼はお互いに敬いあうという先住民の流儀を教えるものである。

典礼はアメリカ・インディアンやアラスカ先住民族にとって目新しいものではない。それはよい結果を着実に修めるために各個別の活動をどうとり行うかを示してくれるものだ。典礼を通じ強調される大切な事柄には，敬意，礼儀，秩序，目的，期待，そして始めと終わりがある。典礼によって，次は何かという見通しや，それぞれの活動目的がわかるという了解がもたらされる。同様に，TF-CBT にも子どもや家族がよい治療成果をおさめ，トラウマ体験を乗り越えられるようデザインされた構造化プロトコルがある。

ビーズ細工

アメリカ・インディアンやアラスカ先住民族の工芸家の間では，ビーズ細工はありふれたものだが，それは個性きわまる技能であり，デザインにも用途にも微妙な違いがある。だが，それでもなお変わらない一定の特色がある。ビーズ細工に特有の必需品目は，針，糸，裏当て，色つきビーズ，切断用具，ワックス，意匠の選択，必須の寸法，それに型採り用の鹿革かそれに似た素材といったところである。ビーズ工芸の創造性と美は，才能ある工芸家の心と手に委ねられているのだ。しかしながら，その構造・形式・機能は，工芸作家が瀟洒な作品を生み出すのに用いる共通の諸要素に由来する。TF-CBT の治療プロセスがビーズ細工に似ている点は，TF-CBT の中核構成要素が基本構造を作り出すこと，またその上でセラピストとクライエントが協働作業を行い，クライエントにとって治療の意味を最大にするような補完的特色を加えることである。

ペアレンティング

　TF-CBT のモデルは，子どもたちを養育する者として親たちが自信と能力を向上させることを目標としている。ペアレンティングに関する従来からの概念理解を利用して，特定のペアレンティングスキルを紹介するとよいだろう。以下の物語は，HC-MC のセラピストが TF-CBT のモデルの中で強調されているペアレンティング概念を紹介するために，どのように先住民の伝習や信念についての説明を利用するかという例示である。

アタッチメント，そして子どもの潜在能力を認めることの大切さ

　あるアメリカ・インディアンの婦人は妊娠していることがわかると同時に，まだ生まれてもいないその子に対し，意識的に言葉で接するために，歌と会話を通じて積極的に関わろうとした。これはその子が歓迎され，尊敬され，愛されていることを，本人に確実に気づかせようとする関わりであった。この新たな生命は意欲的に学ぼうとしており，自他を理解し分別がつくような特質を熱心に追い求めていると見なされたのである。養育者の責任は，子どものよい性質を育み，伸ばし，そして敬意と尊重の念をもって接することにあった。子どもは創造主からの贈り物であると見なされたので，自他を尊敬できる1人の人間として創造主のもとにお返しする責任がその養育者にあったわけである。

アタッチメントと肯定的役割モデルの重要性

　家族の中で，子ども，両親，祖父母はお互いに安心できる関係にあった。子どもは親を敬っていたが，親から子どもへの敬意も同じように大切にされていた。子どもは自分が家族にとって中心的存在であることを知っていた。親戚か

らお祝いとご馳走で褒め称えられ、子どもにとっては自分の大切さや価値に疑いのつけ入る隙などなかったのである。今日でも相変わらず、誕生日祝い、卒業の祝賀ディナー、初めての部族ダンス、学校や運動会の表彰式、その他にも修めた業績の各種認証式などで誉められる子どもがいる。

行動マネジメント

人と動物の行動について理解し、躾をすることは、アメリカ・インディアンやアラスカ先住民族の古くからの英知だ。猛禽類を訓練すること、犬を手なずけること、そして過去500年においては上手な馬乗りになることが先住民の人々の豊かな財産なのである。1800年代に類いまれなる武術で名を馳せる部族が多かったのは、彼らの馬が微妙な命令や手練れの乗馬術に高度に応えることができたからであった。教え、指示し、躾をし、手本になり、コーチングし、訓練し、個人教授をし、褒美を与えるのはアメリカ・インディアンやアラスカ先住民族の人々にとって当たり前のことなのである。

リラクセーション

TF-CBTのリラクセーションの構成要素は、ストレスとPTSDに関係した生理的症状を緩和するスキルを若い人たちが学ぶのに役立つ。これにはストレス緩和法として、深呼吸と漸進的筋弛緩の指導を取り入れることがよくある。HC-MCモデルでは、気持ちが落ち着くような、練れ親しんだ伝統的イメージや活動を取り入れることにより、文化に適合したリラクセーションを促進することができる。若者のスピリチュアルな絆や人間関係の絆を強化するという付帯効果もあるかもしれない。

横隔膜呼吸を教えるには、風になびく草であるとか、女性の肩衣が儀式の踊りに揺れる様といったリラックス・イメージを浮かべながら、呼気と吸気をくり返すようにするとよい。詠唱、笛や太鼓などの伝統楽器の演奏をつとめる若者は、音楽のビートと強度に自らの呼吸を合わせるという学びができるだろう。漸進的筋弛緩は、筋肉の弛緩と緊張との差異を説明するために弓の弦の緊張や弛緩といったイメージを介して教えられる。若者が参加して自然にリラックスを得られるカヌー、ハイキング、乗馬のようなスポーツ活動も筋弛緩に役立つ。

若者と家族が参加してリラクセーションを促進するスピリチュアルな伝習について、セラピストから尋ねてみてもよいだろう。これにより家族自身の霊的感性とリラックスをもたらす伝習への取り組みを支持するだけでなく、家族の互いの結びつきや家族と地域の介護人や呪医との結びつきを強めることができ

る。情緒面と精神面の要素をリラクセーションにあてはめて考えると，人の思考や感情がどれだけ身体のリラクセーションの支えになりうるか，子どもにもわかりやすいかもしれない。例えば，トラウマにさらされた子どもにとって，侵入的思考のために不安とリラックスできない状態が生じることがある。トラウマに共通する反応として，心拍や呼吸が速くなるという身体感覚の結果，苦痛や不快感が起きることがある。発汗の小屋のような儀式とその関連活動の時に大事とされる伝統的教示として，「あなたにとってここが安全な場所であることを知りなさい。よくない思い，怯えた思いを追い払いなさい。目を閉じて息を吸いなさい。どんなふうに座っているか感じ，あなたの横に座っている人について考えなさい」というようなものがある。この教示は，その人の思考や感情を変化させることで，リラックス反応を強化する。

感情の調整

　歴史的に，先住民の文化は情緒面の理解と表現に非常に重きをおいてきた。伝統的に，あからさまな言葉で情緒表現することは，歌，ダンス，芸術的な象徴表現といった創造的な様式に比べ，あまり好まれないものであった。しかしながら，アメリカ・インディアンやアラスカ先住民族の多くの文化集団の間では，世代を跨いで体験してきたトラウマによる情緒面の荒廃により，若者世代ではうつ，不安，自殺企図といった問題が高頻度にみられるようになっている。多くの若者にとって健康的に情緒を安定させるお手本の役割を担う人が少ないどころか，年上の世代がドラッグやアルコールなどを乱用するような有害な対処法を用いているのを彼らは目の当たりにしている。

　HC-MC のセラピストにとって，情緒表現に関する家族の規範，信念，慣習をアセスメントすることは重要である。例えば以下のように，多様な伝統的営みを通じ健全な情緒表現を開発するというかたちの，アメリカ・インディアンやアラスカ先住民族の若者支援ができるかもしれない。すなわち，動物・気象要素・色・方角を埋め込んだ物語を皆で共有すること，ビーズ細工・ペインティング・ドローイング・仮面・トーテム・盾といった身体を使う情緒表現の開発，自身の母語で感情を表す言葉を学ぶこと，そして歌ったり伝統楽器を演奏したりすること，踊ること等，がそれである。

認知対処（コーピング）

　歴史的にみて，先住民は思考と感情と行動の相互作用を理解し，認識してき

た。儀式における特定の教示は，参加者をよりよい行動，意志決定，対処，将来へと向かうまっすぐな思いに導くものなのだ。他の人が彼ら個々人のために祈りを捧げたこと，彼らが慕われていること，幸あれと願いをかけられていること，彼らの行いは他人にとって大切であること等を，思い起こさせる助言がされることもある。さらにまた，自分自身をどのように扱うかは他人をどう扱うかと同じくらい重要なのである。

先行する構成要素と同様に，先住民の物語を利用することでスキルの向上をサポートできる。コヨーテやトリックスターが出てくる物語は問題解決や意志決定を教える。部族創生の物語は，生活環境が苛酷なものになった時それを了解し，生活を営む道筋をつけられるよう，何世代にもわたってくり返し語り直されてきたのである。どの部族も，部族の起源と部族の歩みをもたらした行動を伝える創生の物語をもっている。部族の多くのウェブサイトには，彼らの歴史の英知と大切な部族の教えを共有しようとする創生の物語が掲載されている。2003 年，シャイアン族の歴史家 John L. Sipe は失われたシャイアン族の発見を以下のように記した。

　　シャイアンの創世記は，シャイアン族の旅する氷土を水のモンスターが破壊して彼らは離れ離れにならざるをえなかったという，壮大な移住の物語を伝えている。氷土が破壊された時，部族の一部が本体から離れてしまい，再び合流することはできず，自力で生き延び，新しい環境で何とかやっていくことを決断せざるをえなった。多くの逆境に直面した末に，ついにはるか北国の奥にたどり着き，そこで家族を養う住居を作り，土地の手入れをし，獲物を狩り，いくつもの川で漁をするようになったことが語られている。

　　これらの創世記から学べることは，環境が変わって逆境が生じる時，人は新たな悟りを拓き，思慮深い決断を行い，これらの困難に打ち勝つために行動を変容させなければならないということだ。

トラウマナラティブ──合同セッション

トラウマナラティブは TF-CBT の鍵となるセラピーの要素であり，これは記憶に関連した子どもの苦悩を軽減するために，トラウマ体験に関して，段階的に詳しく，構造化された語り直しをする反復作業である。先住民文化では，過去を記憶し過去に学ぶこと，英知を将来に伝えること，現在と将来の生活上の困難に対する解決法を提示することのため，物語が世代から世代へと受け継

がれていく。先住民の物語は理解，説明，解決，受容と慈悲といったものを記録する。物語のエッセンスは，語り手の思い，感情と行動から生み出される。物語を通して伝えられる英知は，幸福への道筋を明らかにするかもしれない。ストーリーの結末と同じほど，語る行為が重要なのは，旅の途上で人は悟りと知恵を得ることがあるからだ。

　一部のアメリカ・インディアンやアラスカ先住民族は，世代を越えた特定の信念のために，トラウマナラティブのプロセスへの参加を躊躇するかもしれず，それゆえナラティブのワークの開始前にこうした信念に焦点をあてて対処しておく必要がある。トラウマを語ることがトラウマの再現を招いたり，愛する故人について語ることが死出の旅路の妨げになったりすると信じている家族もいる。そのような家族の場合，トラウマナラティブの構成要素への参加については，家族の精神的指導者から指示を仰ぐよう支援することが有益であろう。ある人々にとっては，そのような信念は霊性や文化に基盤をもつものではなく，むしろ世代を越える家族のトラウマの歴史の結果高じてきたものかもしれない。認知処理（プロセシング）の技法は，このような家族がナラティブのワークに取り組むことを後押しするかもしれない。先住民の物語は回避を減らすことにも役立つ。下記の物語を一例としてあげておく。

　　かつて何百万頭ものバッファローが大草原地帯を動き回っていました。今も昔もよくあることですが，早春から夏の数カ月にわたり激しい雷雨が風景を覆いかくしました。今日の我々にとってもなじみ深いその激しい嵐は，ふつう西部で生じて東部に移動しながら暗さを帯びていき，とりわけそこに竜巻，強い暴風，叩きつけるような霰をともない，あるいは氷雨の加わることもあって，とても大きな脅威へと発達していきます。広々とした草原に出て来たそのバッファローは，嵐の接近を強烈に感じたのでした。嵐が近づいた時，バッファローはどのように反応したと思いますか？　何百万頭ものバッファローはすさまじい嵐の勢力に向かって突き進んでいったのでしょうか，それとも嵐から逃げ去ったのでしょうか？　平原の外側からバッファローを眺めた時，人々にはバッファローが嵐の中に駆け込んで行くように見えました。バッファローは本能的に嵐の向こう側には，穏やかで，明るく晴れた，のどかな牧草地があることを知っていたのです。

次の物語もトラウマナラティブを紹介するために動物のイメージを盛り込んだものである。

動物が怪我をした時，彼らは本能的に傷口をきれいにして治癒を促進します。これは彼らなりのセルフケアのやり方です。熊も，傷から生じる残屑を除去するのは苦痛だとわかっているでしょう。けれども自分の身体がよくなるために必要だと知っていて，これを行うわけです。熊が自分の身体を使って食糧を集め，自らを守るには，治癒が起こらなければなりません。熊は治るまでは傷に気を配る必要があります。こうして熊はいつでも円環上(サークル)のもとの道に帰れるようになるのです（BigFoot & Schmidt, 2008）。

　トラウマナラティブのワークを始めるにあたり，HC-MC のセラピストは若者や家族と協力して，どのフォーマットを利用してナラティブを展開するか，そして誰とどのようにフォーマットを共有するかといったことを決定する。プロトコールには，参加する介護人や呪医をどの時期に招くのかということも含まれるだろう。ナラティブの完成にあたり，家族は癒しのセレモニーや伝習をコーディネートしてほしいと言うこともあるかもしれない。アメリカ・インディアンやアラスカ先住民族の子どもの中には，自分の物語を書いたり，話したりすることに居心地のよさを感じない子もいるので，彼らの文化的伝習に根づいた代わりの方法として，旅の杖・トーテム・歌・彫刻・ビーズ・マスク・陶器などを作ったり，伝統的舞踏のような活動などを行うとよいだろう。子ども個人のナラティブが完成した後，家族の旅の杖やトーテムというように，家族の「ナラティブ」の展開へと切り替える家族がある。

　治療のこの時点で，世代を越えたトラウマを経験してきた家族は，トラウマ体験から回復する機会のなかった故人を讃えたいと願うかもしれない。セラピストは家族と協力して，家族のトラウマの歴史にどう取り組みたいかを判断することになる。そのような企てに子どもをどの程度参加させるかを決めるにあたっては，セラピストと養育者とが一緒になって子どものニーズに配慮することが大切であろう。家族がコミュニティや部族内の介護人や呪医を捜し出すのをセラピストが手伝うこともでき，象徴的にも儀式的にも，そのことで彼らの先祖が癒しの旅を終えるのを助けることにもなる。

要　約

　本章では，HC-MC の概要とその文化推進策において用いられる方法の導入について記してきた。HC-MC の文化推進策は TF-CBT の基本原理を変えるも

のではない。それどころか，アメリカ・インディアンやアラスカ先住民族の，言葉につくせぬほど何世代もかかって知恵の一部となった教えや伝習を高く評価する，ある1つの世界観から TF-CBT の礎はむしろ監視されているのである。本モデルは，伝統文化の営みが TF-CBT においてどのような意味をもち，どのように応用できるかを，セラピストと家族が認識し，理解するのに役立つよう工夫されている。

　アメリカ・インディアンやアラスカ先住民族の文化の豊かな教えと伝習は本章で呈示した以上に幅広いものだ。本来これらの集団を対象として開発されていない EBP（根拠に基づく心理療法）について，文化的に推進したり修正したりする方法を考えるにあたっては慎重でなければならない。実際，いかなる EBP を文化的に適合させる場合にも，支配的な文化からの単なる1つの抑圧戦略だという大きな疑義を生むことがある。今日，抑圧の遺産がどのように埋もれ（例えば，政策，組織，社会制度），どのように息づいているか（伝習，信念体系，行動），しかもそれらが制度化された構造的もしくは組織的な人種差別主義としてどのような姿をとっているのか，顕在化した個別の事情とともに理解する必要性がある。（www.overcomingracism.org）。

　TF-CBT を文化的に推進するということは家族の文化的コンテクストに注意を払うことであり，オリジナルの EBP のまとまりを保ちつつ，いにしえの知恵の中に根づかせることだ。つまりは TF-CBT の EBP が基調としている前提は，アメリカ・インディアンやアラスカ先住民族がもつ，回復についての伝統的教訓や信念の中核的次元と一致するのである。環（サークル）という概念は以下の事柄に重きを置いている。すなわち家族，子どもたちに向き合って耳を傾けること，体験を語ること（例えば，物語の口承や儀式を通して），情動・信念・思考の関係性，感情同定と感情表出，自己の癒しと幸福に向かって進むこと，である。

　今日の先住民は（過去においてもそうだが）文化的に多様な像を見せている。アメリカ・インディアンやアラスカ先住民族の伝統的概念や部族の信念にはとても多様性がある。すべての部族や先住民が似た伝統をもっていると思い込まないことが大切である。特に決定的に重要なことは，文化的伝統や伝習を子どもや家族それぞれが，科学的基盤のある介入方法に慎重に融合させることで達成できるような癒しと幸福のプロセスを大事にすることである。我々はICCTCにおける活動を介して，彼らに支持と強さを与える共通の価値感，伝習，知恵を讃えながら，アメリカ・インディアンやアラスカ先住民族の人々に通底して見出せる独自の伝統を尊重する道を求めている。

文献一覧

序文

Achenbach, T. M. (1991). Manual for the Child Behavior Checklist and Revised Child Behavior Profile. Burlington: University of Vermont.

Arseneault, L., Cannon, M., Fisher, H. I., Polanczyk, G., Moffitt, T. E., & Caspi, A. (2011). Childhood trauma and children's emerging psychotic symptoms: A genetically sensitive longitudinal cohort study. American Journal of Psychiatry, 168, 65-72.

Beck, A. T., Steer, R. A., & Brown, G. K. (1996). Manual for the Beck Depression Inventory (2nd ed.). San Antonio, TX: Psychological Corporation.

Bisson, J. L., Ehlers, A., Matthews, R., Pilling, S., Richards, E., & Turner, S. (2007). Psychological treatments for chronic post-traumatic stress disorder: Systematic review and meta-analysis. British Journal of Psychiatry, 190, 97-104.

Bloch, D., Silber, E., & Perry, S. E. (1956). Some factors in the emotional reaction of children to disaster. American Journal of Psychiatry, 113, 416-422.

Briere, J., & Elliott, D. M. (2003). Prevalence and psychological sequelae of self-reported childhood physical and sexual abuse in a general population sample of men and women. Child Abuse and Neglect, 27, 1205-1222.

Burke, R. B. (1994). Survivor's journey: A therapeutic game for working with survivors of sexual abuse. Charlotte, NC: KidsRights.

CATS Consortium. (2010). Implementation of CBT for youth affected by the World Trade Center disaster: Matching need to treatment intensity and reducing trauma symptoms. Journal of Traumatic Stress, 23, 699-707.

Cohen, J. A., Deblinger, E., Mannarino, A. P., & Steer, R. (2004). A multi-site, randomized, controlled trial for children with sex abuse-related PTSD symptoms. Journal of the American Academy of Child and Adolescent Psychiatry, 43, 393-402.

Cohen, J. A., & Mannarino, A. P. (1988). Psychological symptoms in sexually abused girls. Child Abuse and Neglect, 12, 571-577.

Cohen J. A., & Mannarino, A. P. (1993). A treatment model for sexually abused preschoolers. Journal of Interpersonal Violence, 8(1), 115-131.

Cohen, J. A., & Mannarino, A. P. (1996). Factors that mediate treatment outcome of sexually abused preschool children. Journal of the American Academy of Child and Adolescent Psychiatry, 34(10), 1402-1410.

Cohen, J. A., & Mannarino, A. P. (1998). Interventions for sexually abused children: Initial treatment outcome findings. Child Maltreatment, 3, 17-26.

Cohen, J. A., Mannarino, A. P., & Deblinger, E. (2006). Treating trauma and traumatic grief in children and adolescents. New York: Guilford Press.

Cohen, J. A., Mannarino, A. P., & Iyengar, S. (2011). Community treatment of IPV related PTSD. Adolescent Medicine, 165, 16-21.

Cohen, J. A., Mannarino, A. P., & Murray, L. K. (2011). Trauma-focused CBT for youth who experience ongoing traumas. Child Abuse and Neglect, 35(8), 637-646.

Cohen, J. A., Mannarino, A. P., & Staron, V. R. (2006). A pilot study of modified cognitive-behavioral therapy for childhood traumatic grief (CBT-CTG). Journal of the American Academy of Child and Adolescent Psychiatry, 45, 1465-1473.

Deblinger, E., & Heflin, A. H. (1996). Treating sexually abused children and their non-offending parents: A cognitive behavioral approach. Thousand Oaks, CA: Sage.

Deblinger, E., Lippmann, J., & Steer, R. (1996). Sexually abused children suffering posttraumatic stress symptoms: Initial treatment outcome findings. Child Maltreatment, 1, 310-321.

Deblinger, E., Mannarino, A. P., Cohen, J. A., Runyon, M. K., & Steer, R. A. (2011). Trauma-focused cognitive behavioral therapy for children: Impact of the trauma narrative and treatment length. Depression and Anxiety, 28, 67-75.

Deblinger, E., Mannarino, A. P., Cohen, J. A., & Steer, R. A. (2006). Follow-up study of a multisite, randomized, controlled trial for children with sexual abuse-related PTSD symptoms: Examining predictors of treatment response. Journal of the American Academy of Child and Adolescent Psychiatry, 45, 1474-1484.

Deblinger, E., McLeer, S. V., Atkins, M., Ralph, D., & Foa, E. (1989). Post-traumatic stress in sexually abused children: Physically abused and non-abused children. International Journal of Child Abuse and Neglect, 13, 403-408.

Deblinger, E., McLeer, S. V., & Henry, D. E. (1990). Cognitive/behavioral treatment for sexually abused children suffering post-traumatic stress: Preliminary findings. Journal of the American Academy of Child and Adolescent Psychiatry, 29, 747-752.

Deblinger, E., Neubauer, F., Runyon, M., & Baker, D. (2006). What do you know?: A therapeutic card game about child sexual and physical abuse and domestic violence. Stratford, NJ: CARES Institute.

Deblinger, E., Stauffer, L. B., & Steer, R. (2001). Comparative efficacies of supportive and cognitive-behavioral group therapies for young children who have been sexually abused and their non-offending mothers. Child Maltreatment, 6, 332-343.

Dorsey, S., Cox, J. R., Conover, K. L., & Berliner, L. (2011, Summer). Trauma-focused cognitive behavioral therapy for children and adolescents in foster care. Children, Youth, and Family News. Available at www.apa. org/pi/families/resources/newsletter/index.aspx.

Dorsey S., Murray, L. K., Balusubramanian, K., & Skavenski, S. (2011, January). Trauma-focused cognitive behavioral therapy: International training and implementation. Paper presented at the 25th Annual San Diego International Conference on Child and Family Maltreatment, San Diego, CA.

Feiring, C., Taska, L. S., & Lewis, M. (1996). A process model for understanding adaptation to sexual abuse: The role of shame in defining stigmatization. Child Abuse and Neglect, 20, 767-782.

Felitti, V. J., Anda, R. F., Nordenberg, D., Williamson, D. F., Spitz, A. M., Edwards, V., et al. (1998). Relationship of childhood abuse and household dysfunction to many of the leading causes of death in adults: The Adverse Childhood Experiences (ACE) Study. American Journal of Preventive Medicine, 14, 245-258.

Finkelhor, D., Ormrod, R. K., & Turner, H. A. (2009). Lifetime assessment of poly- victimization in a national sample of children and youth. Child Abuse and Neglect, 33(7), 403-411.

Frick, P. J. (1991). The Alabama Parenting Questionnaire. Unpublished rating scale, University of Alabama.

Goodman, R. (1997). The Strengths and Difficulties Questionnaire: A research note. Journal of Child Psychology, Psychiatry, and Allied Disciplines, 38(5), 581-586.

Jain, S., Shapiro, S. L., Swanick, S., Roesch, S. C., Mills, P. J., Bell, I., et al. (2007). A randomized controlled trial of mindfulness meditation vs. relaxation training: Effects on distress, positive states of mind, rumination and distraction. Annals of Behavioral Medicine, 33(1), 11-21.

Jaycox, L. H., Cohen, J. A., Mannarino, A. P., Walker, D. W., Langley, A. K., Gegenheimer, K. L., et al. (2010). Children's mental health care following Hurricane Katrina: A field trial of trauma-focused psychotherapies. Journal of Traumatic Stress, 23, 223-231.

Kaufman, J., Birmaher, B., & Brent, D. (1996). Schedule for Affective Disorders and Schizophrenia for School-Age Children — Present and Lifetime Version (K-SADS-PL): Initial reliability and validity data. Journal of the American Academy of Child and Adolescent Psychiatry, 36, 980-988.

Kendall-Tackett, K. A., Williams, L. M., & Finkelhor, D. (1993). Impact of sexual abuse on children: A review and synthesis of recent empirical studies. Psychological Bulletin, 113, 164-180.

Khoury, L. K., Tang, Y. L., Bradley, B., Cubells, J. E., & Ressler, K. J. (2010). Substance use, childhood traumatic experience, and post-traumatic stress disorder in an urban civilian population. Depression and Anxiety, 27, 1077-1086.

Kovacs, M. (1985). The Children's Depression Inventory (CDI). Psychopharmacology Bulletin, 21, 995-998.

Lyons, J. S., Weiner, D. A., & Scheider, A. (2006). A field trial of three evidence-based practices for trauma with children in state custody (Report to the Illinois Department of Children and Family Services). Evanston, IL: Mental Health Resources Services and Policy Program, Northwestern University.

Maercker, A., Michael, T, Fehm, L., Becker, E. S., & Margraf, J. (2004). Age of traumatisation as a predictor of post-traumatic stress disorder or major depression in young women. British Journal of Psychiatry, 184, 482-487.

Mannarino, A. P., & Cohen, J. A. (1986). A clinical-demographic study of sexually abused children. Child Abuse and Neglect, 10, 17-28.

Mannarino, A. P., Cohen, J. A., & Gregor, M. (1989). Emotional and behavioral difficulties in sexually abused girls. Journal of Interpersonal Violence, 4, 437-451.

Mannarino, A. P., Cohen, J. A., Smith, J. A., & Moore-Motily, S. (1991). Six- and twelve-month follow-up of sexually abused girls. Journal of Interpersonal Violence, 6, 484-511.

March, J. S. (1997). Multidimensional Anxiety Scale for Children: Technical manual. New York:

Pearson.
Mannarino, A. P., & Cohen, J. A., (1996). Family-related variables and psychological symptom formation in sexually abused girls. Journal of Child Sexual Abuse, V5(1), 105-120.
McKay, M. M., Hibbert, R., Hoagwood, K., Rodriguez, J., Murray, L., Legerski, J., et al., (2004). Integrating evidence-based engagement strategies into "real world" child mental health settings. Community Medicine, 4(2), 177-186.
McKay, M. M., Lynn, C. J., & Bannon, W. M. (2005). Understanding inner city child mental health need and trauma exposure: Implications for preparing urban ser- vice providers. American Journal of Orthospsychiatry, 75(2), 201-210.
McLeer, S. V., Deblinger, E., Atkins, M., Foa, E., & Ralph, D. (1988). Post-traumatic stress disorder in sexually abused children: A prospective study. Journal of the American Academy of Child and Adolescent Psychiatry, 27(5), 650-654.
Murray, L. K., Skavenski, S., Jere, J., Kasoma, M., Dorsey, S., Imasiku, M., et al. (2011). An international training and implementation model: Trauma-focused cognitive behavioral therapy for children in Zambia. Manuscript submitted for publication.
Putnam, F. W. (2003). Ten-year research update review: Child sexual abuse. Journal of the American Academy of Child and Adolescent Psychiatry, 42, 269-278.
Saunders, B. E., Berliner, L., & Hanson, R. F. (Eds). (2004). Child physical and sexual abuse: Guidelines for treatment (Revised report). Charleston, SC: National Crime Victims Research and Treatment Center. Available at www.tnusc.edu/cvc.
Sigel, B., & Benton, A. (2011, July 14). Findings for statewide dissemination pro- grams using trauma-focused cognitive behavioral therapy (TF-CBT) with children and adolescents. Paper presented at the 19th annual colloquium of the American Professional Society on the Abuse of Children, Philadelphia.
Silverman, W. K., Ortiz, C. D., Viswesvaran, C., Burns, B. J., Kolko, D. J., Putnam, F. W., et al. (2008). Evidence-based psychosocial treatments for children and adolescents exposed to traumatic events, journal of Clinical Child and Adolescent Psychology, 37(1), 156-183.
Spielberger, C, D. (1973). Manual for the State-Trait Anxiety Inventory for Children. Palo Alto, CA: Consulting Psychologists Press.
Steinberg, A. M., Brymer, M. J., Decker, K. B., & Pynoos, R. S. (2004). The University of California,
Los Angeles Post-traumatic Stress Disorder Reaction Index. Current Psychiatry Report, 6, 96-100.
Strayhorn, J. M., & Weidman, C. S. (1988). A parent practices scale and its relation to parent and child mental health. Journal of American Academy of Child and Adolescent Psychiatry, 27, 613-618.
Terr, L. (1985). Psychic trauma in children and adolescents. Psychiatric Clinics of North America, 8(12), 815-835.
Turner, H. A., Finkelhor, D., & Ormrod, R. (2010). Poly-victimization in a national sample of children and youth. American Journal of Preventive Medicine, 38(3), 323-330.
Weiss, D. S. (2004). The Impact of Event Scale ― Revised. In J. P. Wilson & T. M. Keane (Eds.), Assessing psychological trauma and PTSD (2nd ed., pp.168- 189). New York: Guilford Press.

第1章

Achenbach, T. M. (1991). Manual for the Child Behavior Checklist and Revised Child Behavior Profile. Burlington: University of Vermont.
Cohen, J. A., Deblinger, E., Mannarino, A. P., & de Arellano, M. A. (2001). The importance of culture in treating abused and neglected children: An empirical review. Child Maltreatment, 6(2), 148-157.
Deblinger, E., Stauffer, L. B., & Steer, R. (2001). Comparative efficacies of supportive and cognitive-behavioral group therapies for young children who have been sexually abused and their non-offending mothers. Child Maltreatment, 6, 332-343.
McKay, M., Hibbert, R., Hoagwood, K., Rodriguez, J., Murray, L., Legerski, J., et al. (2004). Integrating evidence based engagement strategies into "real world" child mental health settings. Community Medicine, 4(2), 177-186.
Stauffer, L., & Deblinger, E. (1996). Cognitive behavioral groups for nonoffending mothers and their young sexually abused children: A preliminary treatment outcome study. Child Maltreatment, 1(1), 65-76.
Steinberg, A. M., Brymer, M. J., Decker, K. B., & Pynoos, R. S. (2004). The University of California, Los Angeles Post-traumatic Stress Disorder Reaction Index. Current Psychiatry Report, 6, 96-100.

第2章

Bakermans-Kranenburg, M. J., van IJzendoorn, M. H., & Juffer, F. (2003). Less is more: Meta-analysis of sensitivity and attachment interventions in early childhood. Psychological Bulletin, 129, 195-215.

Chaffin, M., Hanson, R., Saunders, B., Nicols, T., Barnett, D., Zeanah, C., et al. (2006). Report of the APSAC/APA Division 37 Task Force on attachment therapy, reactive attachment disorder and attachment problems. Child Maltreatment, 11, 76-98.

Dorsey, S., Burns, B. J., Southerland, D., Cox, J. R., Wagner, R., & Farmer, E. M. Z. (in press). Prior trauma exposure for youth in treatment foster care. Journal of Child and Family Studies.

Dorsey, S., Cox, J. R., Conover, K. A., & Berliner, L. (2011, Summer). Trauma-focused cognitive behavioral therapy for children and adolescents in foster care. CYF News.

Dorsey, S., Farmer, E. M. Z., Barth, R. P., Greene, K. M., Reid J., & Landsverk, J. (2008). Current status and evidence base of training for foster and treatment foster parents. Children and Youth Services Review, 30, 1403-1416.

Dorsey, S., Kerns, S. E., Trupin, E., Conover, K. A., & Berliner, L. (in press). Child welfare workers as service brokers for youth in foster care: Findings from Project Focus. Child Maltreatment.

Gilman, J. L. & O'Malley, K. (2008). Murphy's three homes: A story for children m foster care. Washington, DC: American Psychological Association.

Holmes, M. M., & Mudlaff, S. J. (2000). A terrible thing happened: A story for children who have witnessed violence or trauma. Washington, DC: Magination Press.

Huey S. J., Jr., & Polo, A. J. (2008). Evidence-based psychosocial treatments for ethnic minority youth. Journal of Clinical Child and Adolescent Psychology, 37, 262-301.

James, S. (2004). Why do foster care placements disrupt? An investigation of reasons for placement change in foster care. Social Service Review, 78(4), 601-627.

James, S., Landsverk, J., & Slymen, D. J. (2004). Placement movement in out-of-home care: Patterns and predictors. Children and Youth Services Review, 26(2), 185-206.

Kolko, D. (1996). Individual cognitive behavioral treatment and family therapy for physically abused children and their offending parents: A comparison of clinical outcomes. Child Maltreatment, 1(4), 322-342.

Kolko, D. J., & Swenson, C. C. (2002). Assessing and treating physically abused children and their families: A cognitive behavioral approach. Thousand Oaks, CA: Sage.

Kolko, D. J., Hurlburt, M. S., Zhang, J., Barth, R. P., Leslie L K., & Burns, B. J. (2010) Posttraumatic stress symptoms in children and adolescents referred for child welfare investigation: A national sample of in-home and out-of-home care. Child Maltreatment, 15, 48-62.

Levy, J. (2004). Finding the right spot: When kids can't live with their parents. Washington, DC: Magination Press.

Lyons, J. S., Weiner, D. A., & Schneider, A. (2006). A field trial of three evidence-based practices for trauma with children in state custody (Report to the Illinois Department of Children and Family Services) Evanston, IL: Mental Health Resources Services and Policy Program, Northwestern University.

McKay, M. M., & Bannon, W. M., Jr. (2004). Engaging families in child mental health services. Child and Adolescent Psychiatric Clinics of North America, 13(4), 905-921.

McKay, M. M., Pennington, J., Lynn, C. J., & McCadam, K. (2001) Understanding urban child mental health service use: Two studies of child, family, and environmental correlates. Journal of Behavioral Health Services and Research, 28(4), 475-483.

McKay, M., Stoewe, J., McCadam, K., & Gonzáles, J. (1998). Increasing access to child mental health services for urban children and their care givers. Health and Social Work, 23, 9-15.

Pacifici, C., Chamberlain, P., & White, L. (2002). Off road parenting: Practical solutions for difficult behavior. Eugene, OR: Northwest Media.

Pacifici, C., Delaney, R., White, L., Nelson, C., & Cummings, K. (2006). Web-based training for foster, adoptive, and kinship parents. Children and Youth Services Review, 28, 1329-1343.

Pecora, P. J., Williams, J., Kessler, R. C., Downs, A. C., O'Brien, K., & Hiripi, E. (2003). Assessing the effects of foster care: Early results from the Casey National Alumni Study. Seattle, WA: Casey Family Programs.

Runyon, M. K., Deblinger, D., & Steer, R. (2010). Comparison of combined parent-child and parent-only cognitive-behavioral treatments for offending parents and children in cases of child physical abuse. Child and Family Behavior Therapy, 32, 196-218.

Weiner, D. A., Schneider, A., & Lyons, J. S. (2009). Evidence-based treatments for trauma among culturally diverse foster care youth: Treatment retention and outcomes. Children and Youth

Services Review, 31, 1199-1205.
Wilgocki, J., & Wright, M. K. (2002). Maybe days: A book for children in foster care. Washington, DC: Magination Press.

第3章

American Psychiatric Association. (2000). Diagnostic and statistical manual of mental disorders (4th ed., text revision). Washington, DC: Author.
Cohen, J. A., & Mannarino, A. P. (1996). Factors that mediate treatment outcome for sexually abused preschool children. Journal of the American Academy of Child and Adolescent Psychiatry, 35, 1402-1410.
Cohen, J. A., & Mannarino, A. P. (2000). Predictors of treatment outcome in sexually abused children. Child Abuse and Neglect, 24, 983-994.
Cohen, J. A., Berliner, L., & Mannarino, A. P. (2010). Trauma-focused CBT for children with co-occurring trauma and behavior problems. Child Abuse and Neglect, 34, 215-224.
Copeland, W. E., Keeler, G., Angold, A., & Costello, E. J. (2007). Traumatic events and posttraumatic stress in childhood. Archives of General Psychiatry, 64, 577-584.
Debellis, M. D., Baum, A. S., Birmaher, B., Keshavan, M. S., Eccard, C. H., Boring, A. M., et al. (1999). Developmental traumatology: Part I. Biological stress systems. Biological Psychiatry, 45, 1259-1270.
DeBellis, M. D., Keshevan, M. S., Clark, D. B., Casey, B. J., Giedd, J. N., Frustaci, K., et al. (1999). Developmental traumatology: Part II. Brain development. Biological Psychiatry, 45, 1271-1284.
Deblinger, E., Lippmann, J., & Steer, R. (1996). Sexually abused children suffering posttraumatic stress symptoms: Initial treatment outcome findings. Child Maltreatment, 1, 310-321.
Steiner, H., Garcia, I. G., & Matthews, Z. (1997). PTSD in incarcerated juvenile delinquents. Journal of the American Academy of Child and Adolescent Psychiatry, 36, 357-365.
Werner, D. A., Schneider, A., & Lyons, J. S. (2009). Evidence-based treatments for trauma among culturally diverse foster care youth: Treatment retention and outcomes. Children and Youth Services Review, 31, 1 199-1205.

第4章

Association for Play Therapy. (2011). Play therapy makes a difference! Retrieved June 2, 2011, from www.a4pt.org/ps.index.cfmUD=1653.

Bratton, S., Roy, D., Rhine, T., & Jones, L. (2005). The efficacy of play therapy with children: A meta-analytic review of the outcome research. Professional Psychology: Research, and Practice, 36, 376-390.
Briggs, K.M., Runyon, M. K., & Deblinger, E. (2011). The use of play in trauma-focused cognitive-behavioral therapy. In S.W. Russ & L.N. Niec (Eds.), Play in clinical practice: Evidence-based approaches (pp.169-200). New York: Guilford Press.
Budd, D. (2008). What if game. In L. Lowenstein (Ed.), Assessment and treatment activities for children, adolescents, and families: Practitioners share their most effective techniques (pp.34-36). Toronto: Champion Press.
Cavett, A. M. (2010). Structured play-based interventions for engaging children and adolescents in therapy. West Conshohocken, PA: Infinity.
Cavett, A. (2012). Enhancing cognitive behavioral therapy with children with the magnetic cognitive triangle. West Conshohocken, PA: Infinity.
Cavett, A. (2012). Play-based cognitive behavioral techniques for children. West Conshohocken, PA: Infinity Press.
Chaloner, W. B. (2001). Counselors coaching teachers to use play therapy in classrooms: The play and language to succeed (PALS) early, school-based intervention for behaviorally at-risk children. In A. A. Drewes, L. Carey, & C. E. Schaefer (Eds.), School-based play therapy (pp.368-390). New York: Wiley.
Cohen, J. A., & Mannarino, A. P. (1996). A treatment outcome study for sexually abused preschool children: Initial findings. Journal of the American Academy of Child and Adolescent Psychiatry, 35, 42-50.
Crenshaw, D. A. (2008). Heartfelt feelings coloring cards strategies. In L. Lowenstein (Ed.), Assessment and treatment activities for children, adolescents, and families: Practitioners share their most effective techniques (pp.80-81). Toronto: Champion Press.
Crisci, G., Lay, M., & Lowenstein, L. (1998). Paper dolls and paper airplanes: Therapeutic exercises for sexually traumatized children. Indianapolis, IN: Kids-rights.
Deblinger, E., Neubauer, F., Runyon, M. K., & Baker, D. (2006). What do you know?: A therapeutic card game about child sexual, physical abuse, and domestic violence. Stratford, NJ: CARES Institute.

Deblinger, E., & Heflin, A. H. (1996). Treating sexually abused children and their nonoffending parents. Thousand Oaks, CA: Sage.

Deblinger, E., McLeer, S. V., & Henry, D. E. (1990). Cognitive behavioral treatment for sexually abused children suffering post-traumatic stress: Preliminary findings. Journal of the American Academy of Child and Adolescent Psychiatry, 29, 747-752.

Drewes, A. A. (2001). Gingerbread person feelings map. In H. G. Kaduson & C. E. Schaefer (Eds.), 101 more favorite play therapy techniques (pp.92-97). Northvale, NJ: Jason Aronson.

Drewes, A. A. (2005). Play in selected cultures: Diversity and universality. In E. Gil & A. A. Drewes (Eds.), Cultural issues in play therapy (pp.26-71). New York: Guilford Press.

Drewes, A. A. (2006). Play-based interventions, Journal of Early Childhood and Infant Psychology, 2, 139-156.

Drewes, A. A. (2009). Blending play therapy with cognitive behavioral therapy: Evidence-based and other effective treatments and techniques. New York: Wiley.

Drewes, A. A. (2011, April). A skill-building workshop: Effectively blending play-based techniques with cognitive behavioral therapy for affect regulation in sexually abused and traumatized children. Paper presented at the annual conference of the Canadian Association for Child and Play Therapy, Guelph, ON, Canada.

Drewes, A. A., Bratton, S. C., & Schaefer, C. E. (2011). Integrative play therapy. New York: Wiley.

Gaensbauer, T., & Siegal, C. (1995). Therapeutic approaches to posttraumatic stress disorder in infants and toddlers. Infant Mental Health Journal, 1 6, 292-305.

Gil, E. (1991). The healing power of play: Working with abused children. New York: Guilford Press.

Gil, E. (2006). Helping abused and traumatized children: Integrating directive and nondirective approaches. New York: Guilford Press.

Gobeil, J. (2010). Cool and calm feather breathing dragon. In L. Lowenstein (Ed.), Assessment and treatment activities for children, adolescents, and families: Practitioners share their most effective techniques (Vol.2, pp.82-83). Toronto: Champion Press.

Golomb, C., & Galasso, L. (1995). Make believe and reality: Explorations of the imaginary realm. Developmental Psychology, 31, 800-810.

Goodyear-Brown, P. (2002). Digging for buried treasure: 52 prop-based play therapy interventions for treating the problems of childhood. Nashville, TN: Author.

Goodyear-Brown, P. (2005). Digging for buried treasure 2: Another 52 prop-based play therapy interventions for treating the problems of childhood. Nashville, TN: Author.

Goodyear-Brown, P. (2010). Play therapy with traumatized children: A prescriptive approach. New York: Wiley.

Haworth, M. R. (1964). Child psychotherapy: Practice and theory. Northvale, NJ: Jason Aronson.

Hindman, J. (1983). A very touching book for little people and for big people. Ontario, OR: Alexandria Associates.

Horn, T. (1997). Balloons of anger. In H. Kaduson & C. Schaefer (Eds.), 101 favorite play therapy techniques (pp.250-253). Northvale, NJ: Jason Aronson.

James, B. (1989). Treating traumatized children: New insights and creative interventions. New York: Free Press.

Kaduson, H. G. (2001). Broadcast news. In H. G. Kaduson & C. E. Schaefer (Eds.), 101 more favorite play therapy techniques (pp.397-400). Northvale, NJ: Jason Aronson.

Kenney-Noziska, S. (2008). Techniques – techniques – techniques: Play-based activities for children, adolescents, and families. West Conshohocken, PA: Infinity.

Knell, S. M. (1993). Cognitive-behavioral play therapy. Northvale, NJ: Jason Aronson.

Knell, S. M., & Beck, K. W. (2000). Puppet sentence completion task. In C.E. Schaefer (Ed.), Foundations of play therapy (pp.175-191). New York: Wiley.

Knell, S. M., & Dasari, M. (2009). CBPT: Implementing and integrating CBPT into clinical practice. In A. Drewes (Ed.), Blending play therapy with cognitive behavioral therapy. Evidence-based and other effective treatments and techniques (pp.321-352). New York: Wiley.

Knell, S. M., & Dasari, M. (2011). Cognitive-behavioral play therapy. In S. W. Russ & L. N. Niec (Eds.), Play in clinical practice: Evidence-based approaches (pp.236-262). New York: Guilford Press.

Landreth, G. (2002). Play therapy: The art of the relationship (2nd ed.). New York: Routledge.

Leben, N. (2008). The "Talking Ball" game. In L. Lowenstein (Ed.), Assessment and treatment activities for children, adolescents and families: Practitioners share their most effective techniques (pp.2-3). Toronto: Champion Press.

Lidz, C. S. (2006). Early childhood assessment. New York: Wiley.

Lite, L. (1996). A boy and a bear. Plantation, FL: Specialty Press.

Meichenbaum, D. (2009). Foreword. In A. A. Drewes (Ed.), Blending play therapy with cognitive behavioral therapy: Evidence-based and other effective treatments and techniques (pp.xxi-xxiii). New York: Wiley.

O'Connor, K. K. (1983). The color your life technique. In C. E. Schaefer & K. J. O'Connor (Eds.), Handbook of play therapy. New York: Wiley.

Pearson, I., & Merrill, M. (2006). The adventures of Lady: The big storm. Orlando, FL: The Adventures of Lady, LLC.

Reddy, L. A., Files-Hall, T. M., & Schaefer, C. E. (2005). Empirically based play interventions for children. Washington, DC: American Psychological Association.

Russ, S. W. (2004). Play in child development and psychotherapy: Toward empirically supported practice. Mahwah, NJ: Erlbaum.

Russ, S. W. (2007). Pretend play: A resource for children who are coping with stress and managing anxiety. NYS Psychologist, XIX, 13-17.

Russ, S. W., Fiorelli, J., & Spannagel, S. C. (2011). Cognitive and affective processes in play. In S. W. Russ & L. N. Niec (Eds.), Play in clinical practice: Evidence-based approaches (pp.3-22). New York: Guilford Press.

Russ, S. W. & Niec, L. N. (Eds.). (2011). Flay in clinical practice. Evidence-based approaches. New York: Guilford Press.

Schaefer, C. E. (1993). The therapeutic powers of play. Northvale, NJ: Aronson.

Schaefer, C. E., & Drewes, A. A. (2009). The therapeutic powers of play and play therapy. In A. A. Drewes (Ed.), Blending play therapy with cognitive behavioral therapy: Evidence-based and other effective treatments and techniques (pp.1-15). New York: Wiley.

Scott, D., Feldman, J., & Patterson, S. (1993). No-no and the secret touch: The gentle story of a little seal who learns to stay safe, say "no" and tell! San Rafael, CA: National Self-Esteem Resources & Development Center.

Sheppard, C. H. (1998). Brave Bart: A story for traumatic and grieving children. Grosse Pointe Woods, MI: Institute for trauma and loss in children.

Short, G. E (1997). Feelings balloons. In H. Kaduson & C. Schaefer (Eds.), 101 favorite play therapy techniques (pp.59-60). Northvale, NJ: Jason Aronson.

Singer, D. G., & Singer, J. L. (1990). The house of make-believe: Children's play and the developing imagination. Cambridge, MA: Harvard University Press.

Tharinger, D. J., Christopher, G. B., & Matson, M. (2011). Play, playfulness, and creativity in therapeutic assessment with children. In S. W. Russ & L. N. Niec (Eds.), Play in clinical practice: Evidence-based approaches (pp.109-145). New York: Guilford Press.

ADDITIONAL RESOURCES

Huebner, D. (2008). What to do when your temper flares: A kid's guide to overcoming problems with anger. Washington, DC: Magination Press.

Kaduson, H. G., & Schaefer, C. E. (Eds.). (1997). 101 favorite play therapy techniques, Northvale, NJ: Jason Aronson.

Kaduson, H. G., & Schaefer, C. E. (Eds.). (2001). 101 more favorite play therapy techniques. Northvale, NJ: Jason Aronson.

Kaduson, H. G., & Schaefer, C. E. (Eds.). (2003). 101 favorite play therapy techniques: Volume III. Northvale, NJ: Jason Aronson.

Sunderland, M. (2003). Helping children locked in rage or hate. Oxon, UK: Speech-mark.

Whitehouse, E., & Pudney, W. (1996). A volcano in my tummy: Helping children to handle anger. Gabriola Island, BC, Canada: New Society.

第5章

Anderson, S. N. (2011). Positive Thinking Checkers. In L. Lowenstein (Ed.), Assessment and treatment activities for children, adolescents, and families: Practitioners share their most effective techniques (Vol. 3, pp.155-157). Toronto: Champion Press.

BigFoot, D. S., & Schmidt, S. (2010). Honoring children, mending the circle: A cultural adaptation of trauma-focused cognitive-behavioral therapy for American Indian and Alaska Native Children, Journal of Clinical Psychology, 66, 847-856.

Brace, A. (2011). Fabulous frogs. In L. Lowenstein (Ed.) Assessment and treatment activities for children, adolescents, and families: Practitioners share their most effective techniques (Vol.3, pp.109-111). Toronto: Champion Press.

Cavett, A. M. (2009a). Playful trauma focused-cognitive behavioral therapy with maltreated children and adolescents. Play Therapy, 4(3), 20-22.

Cavett, A. M. (2009b). Playful trauma focused-cognitive behavioral therapy with traumatized

children. Retrieved from www.lianalotvenstein. com/cavett.doc.
Cavett, A. M. (2010). Structured play-based interventions for engaging children and adolescents in therapy. West Conshohocken, PA: Infinity.
Cavett, A. M. (2011b → a で は？？). Play-based cognitive behavioral techniques for children. West Conshohocken, PA: Infinity.
Cavett, A. M. (2011b). Enhancing cognitive behavioral therapy with children with the Magnetic Cognitive Triangle. West Conshohocken, PA: Infinity.
Cohen, J. A., Mannarino, A. P., & Deblinger, E. (2006). Treating trauma and traumatic grief in children and adolescents. New York: Guilford Press.
Crisci, G., Lay, M., & Lowenstein, L. (1998). Paper dolls and paper airplanes: Therapeutic exercises for sexually traumatized children. Indianapolis, IN: Kidsrights.
Deblinger, E. & Heflin, A. H. (1996). Treating sexually abused children and their non-offending parents: A cognitive behavioral approach. Thousand Oaks, CA: Sage.
Drewes, A. A. (2011, April). A skill-building workshop: Effectively blending play-based techniques with cognitive behavioral therapy for affect regulation in sexually abused and traumatized children. Paper presented at the annual conference of the Canadian Association for Child and Play Therapy, Guelph, ON, Canada.
Engberg, K., & Schumann, B. (2011). Positively painted desert. In L. Lowenstein (Ed.), Assessment and treatment activities for children, adolescents, and families: Practitioners share their most effective techniques (Vol.3, pp.158-159). Toronto: Champion Press.
Gil, E. (2006). Helping abused and traumatized children: Integrating directive and nondirective approaches. New York: Guilford Press.
Gobeil, J. (2010). Cool and calm feather breathing dragon. In L. Lowenstein (Ed.), Assessment and treatment activities for children, adolescents, and families: Practitioners share their most effective techniques (Vol.2, pp.82-83). Toronto: Champion Press.
Goodyear-Brown, P. (2002). Digging for buried treasure: 52 prop-based play therapy interventions for treating the problems of childhood. Nashville, TN: Author.
Goodyear-Brown, P. (2005). Digging for buried treasure 2: Another 52 prop-based play therapy interventions for treating the problems of childhood. Nashville, TN: Author.

Janis-Towey, A. P. (2010). Hula hoop boundaries. In L. Lowenstein (Ed.), Assessment and treatment activities for children, adolescents, and families: Practitioners share their most effective techniques (Vol. 2, pp.61-62). Toronto: Champion Press.
Kenney-Noziska, S. (2008). Techniques – techniques – techniques: Play based activities for children, adolescents, and families. West Conshohocken, PA: Infinity.
Landreth, G. (1991). Play therapy: The art of the relationship. Muncie, IN: Accelerated Development.
Lowenstein, L. (1999). Creative interventions for troubled children and adolescents. Toronto: Champion Press.
Lowenstein, L. (2002). More creative interventions for troubled children and adolescents. Toronto: Champion Press.
Lowenstein, L. (2006a). Creative interventions for bereaved children. Toronto: Champion Press.
Lowenstein, L. (2006b). Creative interventions for children of divorce. Toronto: Champion Press.
Lowenstein, L. (Ed.). (2008). Assessment and treatment activities for children, adolescents, and families: Practitioners share their most effective techniques. Toronto: Champion Press.
Lowenstein, L. (Ed.). (2010a). Assessment and treatment activities for children, adolescents, and families: Practitioners share their most effective techniques (Vol.2). Toronto: Champion Press.
Lowenstein, L. (Ed.). (2010b). Creative family therapy techniques: Play, art, and expressive activities to engage children in family sessions. Toronto: Champion Press.
Lowenstein, L. (Ed.). (2011). Assessment and treatment activities for children, adolescents, and families: Practitioners share their most effective techniques (Vol.3). Toronto: Champion Press.
Pearson, I., & Merrill, M. I. (2006). The adventures of Lady: The big storm. Orlando, FL: Adventures of Lady, LLC.
Scott, D., Feldman, J., & Patterson, S. (1993). No-no and the secret touch: The gentle story of a little seal who learns to stay safe, say "no" and tell! New York: Random House.
Sheppard, C. H. (1998). Brave Bart: A story for traumatized and grieving children. Grosse Pointe Woods, MI: Institute for Trauma and Loss in Children.

第6章

Achenbach, T. M. (1991). Integrative guide to the 1991 CBCL/4-18, YSR, and TRF profiles. Burlington: University of Vermont, Department of Psychology.

Avrin, S., Charlton, M., & Tallant, B. (1998). Diagnosis and treatment of clients with developmental disabilities. Unpublished manuscript, Aurora Mental Health Center.

Boyle, C. A., Boulet, S., Schieve, L. A., Cohen, R. A., Blumberg, S. J., Yeargin-Allsopp, M., et al. (2011). Trends in the prevalence of developmental disabilities in US children, 1997-2008. Pediatrics, 127(6), 1034-1043.

Centers for Disease Control and Prevention. (2011, June 23). Developmental disabilities increasing in US. Atlanta, GA: Author. Retrieved from www.cdc.gov/Features/dsDev_Disabilities/index.html.

Charlton, M., Kliethermes, M., Tallant, B., Taverne, A., & Tisherlman, A. (2004). Facts on traumatic stress and children with developmental disabilities. Retrieved from National Child Traumatic Stress Network, www.nctsn.org/products/facts-traumatic-stress-and-children-developmental-disabilities-2004.

Charlton, M., & Tallant, B. (2003, December). Trauma treatment with clients who have dual diagnoses: Developmental disabilities and mental illness. Paper presented at the National Child Traumatic Stress Network Conference, San Diego, CA.

Cohen, J. A., Mannarino, A. P., & Deblinger, E. (2006). Treating trauma and traumatic grief in children and adolescents. New York: Guilford Press.

Deblinger, E., Neubauer, F., Runyon, M., & Baker, D. (2006). What do you know? Stratford, NJ: CARES Institute.

Funimation Entertainment. (1999-2003). Dragon ball z [Television series]. Atlanta, GA: Turner Broadcasting.

Goldson, E. (2002, July). Maltreatment among children with disabilities. Paper presented at the 14th International Congress on Child Abuse and Neglect, Denver, CO.

Grandin, T. (2010). The world needs all types of minds. Retrieved June 21, 2011, from http://blog.ted.com/talks/lang/en/temple_grandin_the_world_heels_all_kinds_of_minds.html.

Grosso, C. A. (2011). Rain Cloud Likert Scale. New York: Author.

Hibbard, R. A., & Desch, L. W. (2007). Maltreatment of children with disabilities. Pediatrics, 119(5), 1018-1025.

Holmes, M. M., & Mudlaff, S. J. (2000). A terrible thing happened. Washington, DC: Magination Press.

Moree, B. N., & Davis, T. E., III. (2010). Cognitive-behavioral therapy for anxiety in children diagnosed with autism spectrum disorders: Modification trends. Research in Autism Spectrum Disorders, 4, 346-354.

National Research Council. (2001). Crime victims with developmental disabilities: Report of a workshop. Washington, DC: National Academy Press.

Oathamshaw, S. C, & Haddock, G. (2006). Do people with intellectual disabilities and psychosis have the cognitive skills required to undertake cognitive behavioral therapy? Journal of Applied Research in Intellectual Disabilities, 19, 35-46.

Ottenweller, J. (1991). Please tell: A child's story about sexual abuse. Center City, MN: Hazelden.

Overcamp-Martini, M. A., & Nutton, J. (2009). CAPTA and the residential placement: A survey of state policy and practice. Child and Youth Care Forum, 38(2), 55-68.

Piper, W. (1990). The little engine that could. New York: Platt & Munk.

Reaven, J. A. (2009). Children with high-functioning autism spectrum disorders and co-occurring anxiety symptoms: Implications for assessment and treatment. Journal for Specialists in Pediatric Nursing, 14(3), 192-198.

Ryan, R. (1994). Posttraumatic stress disorder in persons with developmental disabilities. Community Mental Health Journal, 30(1), 45-54.

Sobsey, D., & Doe, T. (1991). Patterns of sexual abuse and assault. Sexuality and Disability, 9(3), 243-259.

Steinberg, A. M., Brymer, M. J., Decker, K. B., & Pynoos, R. S. (2004). The University of California, Los Angeles Post-traumatic Stress Disorder Reaction Index. Current Psychiatry Report, 6, 96-100.

Sullivan, P. M., & Knutson, J. E. (2000). Maltreatment and disabilities: A population-based epidemiologic study. Child Abuse and Neglect, 24, 1257-1273.

Taylor, J. L., Lindsay, W. R., & Wilner, P. (2008). CBT for people with intellectual disabilities: Emerging evidence cognitive ability and 10 effects. Behavioural and Cognitive Psychotherapy, 36, 723-733.

Wahlberg, T. (1998). Cognitive behavioral modification for children and young children with special problems. Advances in Special

Education, 11, 223-253.

Wood, J. J., Drahota, A., Sze, K., Har, K., Chiu, A., & Langer, D. A. (2009). Cognitive behavioral therapy for anxiety in children with autism spectrum disorders: A randomized controlled trial. Journal of Child Psychology and Psychiatry, 50(3), 224-234.

第7章

Achenbach, T. M., & Rescorla, L. A. (2001). Manual for the ASEBA School-Age Forms & Profiles. Burlington: University of Vermont, Research Center for Children, Youth, & Families.

Anda, R. F., Felitti, V. J., Bremner, J. D., Waker, J. D., Whitfield, C, Perry, B. D., et al. (2006). The enduring effects of abuse and related adverse experiences in childhood: A convergence from neurobiology and epidemiology. European Archives of Psychiatry and Clinical Neuroscience, 256, 174-186.

Briere, J. (1996a). Therapy for adults molested as children: Beyond survival (2nd ed., revised and expanded). New York: Springer.

Briere, J. (1996b). Trauma Symptom Checklist for Children (TSCC) professional manual. Odessa, FL: Psychological Assessment Resources.

Briere, J. (2002). Treating adult survivors of severe childhood abuse and neglect: Further development of an integrative model. In J. E. B. Myers, L. Berliner, J. Briere, C. T. Hendrix, T. Reid, & C. Jenny (Eds.), The APSAC handbook on child maltreatment (2nd ed., pp.175-202). Thousand Oaks, CA: Sage.

Briere, J., & Scott, C. (2006). Principles of trauma therapy: A guide to symptoms, evaluation, and treatment. Thousand Oaks, CA: Sage.

Briere, J., & Spinazzola, J. (2005). Phenomenology and psychological assessment of complex posttraumatic stress. Journal of Traumatic Stress, 18(5), 401-412.

Butcher, J. N., Williams, C. L., Graham, J. R., Archer, R. P., Tellegen, A., Ben-Porath, Y. S., et al. (1992). Minnesota Multiphasic Personality Inventory-Adolescent Version (MMPI-A): Manual for administration, scoring and interpretation. Minneapolis: University of Minnesota Press.

Cohen, J. A., Bukstein, O., Walter, H., Benson, R. S., Chrisman, A., Farchione, T. R., et al. (2010). Practice parameter for the assessment and treatment of children and adolescents with posttraumatic stress disorder. Journal of the American Academy of Child and Adolescent Psychiatry, 49(4), 414-430.

Cohen, J. A., Mannarino, A. P., & Deblinger, E. (2006). Treating trauma and traumatic grief in children and adolescents. New York: Guilford Press.

Conners, C. K. (2008). Conners Comprehensive Behavior Rating Scales manual. Toronto: Multi-Health Systems.

Cook, A., Blaustein, M., Spinazzola, J., & van der Kolk, B. A. (Eds.). (2003). Complex trauma in children and adolescents. Retrieved from www.nctsn.org/netsn_assets/pdfs/edu_materials/ComplexTrauma_All.pdf.

Cook, A., Spinazzola, J., Ford, J., Lanktree, C., Blaustein, M., DeRosa, R., et al. (2005). Complex trauma in children and adolescents. Psychiatric Annals, 35(5), 390-398.

Courtois, C. A. (1999). Recollections of sexual abuse: Treatment principles and guidelines. New York: Norton.

Courtois, C. A. (2004). Complex trauma, complex reactions: Assessment and treatment. Psychotherapy: Theory, Research, Practice, Training, 41 (4), 412-425.

Deblinger, E., Lippmann, J., & Steer, R. (1996). Sexually abused children suffering posttraumatic stress symptoms: Initial treatment outcome findings. Child Maltreatment, 1, 310-321.

Finkelhor, D., Ormrod, R. K., & Turner, H. A. (2009). Lifetime assessment of poly-victimization in a national sample of children and youth. Child Abuse and Neglect, 33, 403-411.

Ford, J. D. (2005). Treatment implications of altered affect regulation and information processing following child maltreatment. Psychiatric Annals, 35(5), 410-419.

Ford, J. D., Courtois, C. A., Steele, K., van der Hart, O., & Mijenhuis, E. R. S. (2005). Treatment of complex posttraumatic self-dysregulation. Journal of Traumatic Stress, 18(5), 437-447.

Green, E. J., Crenshaw, D. A., & Kolos, A. C. (2010). Counseling children with pre- verbal trauma. International Journal of Play Therapy, 19(2), 95-105.

Herman, J. L. (1992). Complex PTSD: A syndrome in survivors of prolonged and repeated trauma. Journal of Traumatic Stress, 5, 377-391.

Pearlman, L. A., & Courtois, C. A. (2005). Clinical applications of the attachment framework: Relational treatment of complex trauma. Journal of Traumatic Stress, 18(5), 449-459.

Pelcovitz, D., van der Kolk, B. A., Roth, S., Mandel, F., Kaplan, S., & Resick, P. (1997). Development of a criteria set and a Structured Interview for Disorders of Extreme Stress (SIDES). Journal of Traumatic Stress, 10(1), 3-16.

Reynolds, C. R., & Kamphaus, R. W. (2004). Behavior Assessment Scale for Children manual (2nd ed.). Bloomington, MN: Pearson Assessments.
Roid, G. H. (2003). Stanford-Binet Intelligence Scales, Fifth Edition. Itasca, IL: Riverside.
Roth, S., Newman, E., Pelcovitz, D., van der Kolk, B. A., & Mandel, F. S. (1997). Complex PTSD in victims exposed to sexual and physical abuse: Results from the DSM-IV field trial for posttraumatic stress disorder. Journal of Traumatic Stress, 10(4), 539-555.
Saxe, G. N., Ellis, B., H., & Kaplow, J. B. (2007). Collaborative treatment of traumatized children and teens: The trauma systems therapy approach. New York: Guilford Press.
Spinazzola, J., Ford, J. D., Zucker, ML, van der Kolk, B., Silva, S., Smith, S. F., et al. (2005). Survey evaluates complex trauma exposure, outcome, and intervention among children and adolescents. Psychiatric Annals, 35(5), 433-439.
Spoth, R., Neppl, T., Goldberg-Lillehoj, C., Jung, T., & Ramisetty-Mikler, S. (2006). Gender related quality of parent-child interactions and early adolescent problem behaviors. Journal of Family Issues, 27, 826-849.
Taylor, N., Gilbert, A., Mann, G., & Ryan, B. (2008). Assessment-based treatment for traumatized children: A trauma assessment pathway model (TAP). Unpublished manuscript, Chadwick Center for Children and Families, Rady Children's Hospital and Health Center, San Diego, CA.
van der Kolk, B. A. (2005). Developmental trauma disorder. Psychiatric Annals, 35(5), 401-408.
Wechsler, D. (2004). The Wechsler Intelligence Scale for Children-Fourth Edition. San Antonio, TX: Pearson Assessment.

第9章

Abney, V. D. (1996). Cultural competency in the field of child maltreatment. In J. Briere, L. Berliner, J. A. Bulkley, C. Jenny, & T. Reid (Eds.), The APSAC handbook on child maltreatment (pp.409-419). Thousand Oaks, CA: Sage.
Acosta, E., Yamamoto, J., & Evans, L. (1982). Effective psychotherapy for low income and minority patients. New York: Plenum Press.
American Psychological Association. (2002). Guidelines on multicultural education, training, research, practice, and organizational change for psychologists. Washington, DC: Author. Retrieved from www.apa.org/pi/oema/resources/policy/multicultural-guidelines.aspx.

Avery, C. E. (1998). Everybody has feelings/Todos tenemos sentimientos: The moods of children. Silver Spring, MD: Gryphon House.
Aviera, A. (1996). "Dichos" therapy group: A therapeutic use of Spanish language proverbs with hospitalized Spanish-speaking psychiatric patients. Cultural Diversity and Mental Health, 2(2), 73-87.
Bernal, G., Bonilla, J., & Bellido, C. (1995). Ecological validity and cultural sensitivity for outcome research: Issues for cultural adaptation and development of psychosocial treatments with Hispanics. Journal of Abnormal Child Psychology, 23, 67-82.
Bernal, G., Bonilla, J., Padillo-Cotto, L., & Perez-Prado, E. M. (1998). Factors associated to outcome therapy: An effectiveness study in Puerto Rico. Journal of Clinical Psychology, 54, 329-342.
Bernal, G., Jiménez-Chafey, M. I., & Domenech Rodriguez, M. M. (2009). Cultural adaptation of treatments: A resource for considering culture in evidence-based practice. Professional Psychology: Research and Practice, 40(4), 361-368.
Bridges, A. J., de Arellano, M. A., Rheingold, A. A., Danielson, C. K., & Silcott, L. (2010). Trauma exposure, mental health, and service utilization rates among immigrant and United States-born Hispanic youth: Results from the Hispanic family study. Psychological Trauma: Theory, Research, Practice, and Policy 2(1), 40-48.
Casas, J. M., & Pytluk, S. D. (1995). Hispanic identity development: Implications for research and practice. In J. G. Ponterotto, J. M. Casas, L. A. Suzuki, & C. M. Alexander (Eds.), Handbook of multicultural counseling (pp.1155-1180). Thousand Oaks, CA: Sage.
Cohen, J. A., Mannarino, A. P., & Deblinger, E. (2006). Treating trauma and traumatic grief in children and adolescents. New York: Guilford Press.
Constantino, G., Malgady, R. G., & Regler, L. H. (1986). Cuento therapy: A cultural sensitive modality in Puerto Rican children. Journal of Consulting and Clinical Psychology, 54, 639-645.
Cuéllar, I., Arnold, B., & González, G. (1995). Cognitive referents of acculturation: Assessment of cultural constructs in Mexican Americans, Journal of Community Psychology, 23(4), 339-356.
Cuéllar, I., Arnold, B., & Maldonado, R. (1995). Acculturation Rating Scale for Mexican Americans-II: A revision of the original ARSMA Scale. Hispanic Journal of Behavioral Sciences, 27(3), 275-304.

Davidson, T. M., de Arellano, M. N., Rheingold, A. A., Danielson, C. K., & Silcott, L. (2011, November). Culturally-modified trauma-focused cognitive behavioral therapy for Latino children: Focus groups. Paper presented at the annual conference of the National Latinao/Psychological Association, Los Angeles.

de Arellano, M. A., & Danielson, C. K. (2008). Assessment of trauma history and trauma-related problems in ethnic minority child populations: An informed approach. Cognitive and Behavioral Practice, 15(1), 53-66.

de Arellano, M. A., Ko, S. J., Danielson, C. K., & Sprague, C. M. (2008). Trauma-informed interventions: Clinical and research evidence and culture-specific information project. Los Angeles: National Center for Child Traumatic Stress.

de Rios, M. D. (2001). Brief psychotherapy with the Latino immigrant client. New York: Haworth Press.

Diez de Leon, C. (2000). Acculturation and family therapy with Hispanics. In M. T. Flores & G. Carey (Eds.), Family therapy with Hispanics: Toward appreciating diversity (pp.283-297). Needham Heights, MA: Allyn & Bacon.

Draguns, J. G. (2008). What have we learned about the interplay of culture with counseling and psychotherapy. In U. P. Gielen, J. G. Draguns, & J. M. Fish (Eds.), Principles of multicultural counseling and therapy (pp.393-417). New York: Routledge/Taylor & Francis.

Falicov, C. J. (1998). Latino families in therapy: A guide to multicultural practice. New York: Guilford Press.

Finkelhor, D., & Dzuiba-Leatherman, J. (1994). Victimization of children. American Psychologist, 49(3), 173-183.

Finkelhor, D., Ormrod, R., Turner, H., & Hamby, S. L. (2005). The victimization of children and youth: A comprehensive, national survey. Child Maltreatment 10(1), 5-25.

Flores, M. T., & Carey, G. (2000). Family therapy with Hispanics: Toward appreciating diversity. Needham Heights, MA: Allyn & Bacon.

Fontes, L. A. (1995). Culturally informed interventions for sexual child abuse. In L. A. Fontes (Ed.), Sexual abuse in nine North American cultures: Treatment and prevention (pp.259-266). Thousand Oaks, CA: Sage.

Fontes, L. A. (2005). Child abuse and culture: Working with diverse families. New York: Guilford Press.

Freymann, S., & Elffers, J. (1999). Vegetal como eres: Alimentos con sentimientos [Vegetable as you are: Food with feelings]. New York: Scholastic.

Garcia-Preto, N. (1990). Hispanic mothers. Journal of Feminist Therapy, 2, 15-21.

Griner, D., & Smith, T. B. (2006). Culturally adapted mental health intervention: A meta-analytic review. Psychotherapy: Theory, Research, Practice, Training, 43(4), 531-548.

Hispanic Federation. (2005). Las Olvidadas/ The Forgotten Ones. Available at www.hispanicfederation.org/images/pdf/publications/policy_brief/las_olvidadas the_forgotten_ones_la tinas_and_hivaids_epidemic.pdf.

Huey, S. J., & Polo, A. J. (2008). Evidence-based psychosocial treatments for ethnic minority youth. Journal of Clinical Child and Adolescent Psychology, 37(1), 262-301.

Javier, R. A., Barroso, F. & Mun(nの上に～)oz, M. A. (1993). Autobiographical memory in bilinguals. Journal of Psycholinguistic Research, 22, 319-338.

Javier, R. A., & Marcos, L. R. (1989). The role of stress on the language-independence and code-switching phenomena. Journal of Psycholinguistic Research, 18(5), 449-472.

Jaycox, L. H., Stein, B. D., Kataoka, S. H., Wong, M., Fink, A., Escudero, P., et al. (2002). Violence exposure, posttraumatic stress disorder, and depressive symptoms among recent immigrant schoolchildren. Journal of the American Academy of Child and Adolescent Psychiatry, 41(9), 1104-1110.

Kaltman, S., Green, B. L., Mete, M., Shara, N., & Miranda, J. (2010). Trauma, depression, and comorbid PTSD/depression in a community sample of Latina immigrants. Psychological Trauma: Theory, Research, Practice, and Policy, 2(1), 31-39.

Kessler, R. C., Mickelson, K. D., & Williams, D. R. (1999). The prevalence, distribution, and mental health correlates of perceived discrimination in the United States. Journal of Health and Social Behavior, 40, 208-230.

Kilpatrick, D. G., Ruggiero, K. J., Acierno, R., Saunders, B. E., Resnick, H. S., & Best, C. L. (2003). Violence and risk of PTSD, major depression, substance abuse/dependence, and comorbidity: Results from the National Survey of Adolescents. Journal of Consulting and Clinical Psychology, 71(4), 692-700.

Kilpatrick, D. G., & Saunders, B. E. (1996). Prevalence and consequences of child victimization: Results from the National Survey of Adolescents. Washington, DC: U.S. Department of Justice, Office of Justice

Programs, National Institute of Justice.
Kochhar, R. (2005, December 15). The occupational status and mobility of Hispanics. Retrieved from http://pewhispanic.org/reports/report.php?ReportID=59.
Lopez, M. H., & Dockterman, D. (2011, May 26). U.S. Hispanic country of origin counts for nation, top 30 metropolitan areas. Retrieved from http://pewhispanic.org/reports/report.php?ReportID=142.
Lopez, S. R., Kopelowicz, A., & Canive, J. M. (2002). Strategies in developing culturally congruent family interventions for schizophrenia: The case of Hispanics. In H. P. Lefley & D. L. Johnson (Eds.), Family interventions in mental illness: International perspectives (pp.2061-2090). Westport, CT: Praeger.
Lopez-Baez, S. (1999). Marianismo. In J. S. Mio, J. E. Trimble, P. Arredondo, H. E. Cheatham, & D. Sue (Eds.), Key words in multicultural interventions: A dictionary (p.183). Westport, CT: Greenwood Press.
Marin, G. (1992). Issues in the measurement of acculturation among Hispanics. In K. F. Geisinger (Ed.), Psychological testing of Hispanics (pp.1235-1251). Washington, DC: American Psychological Association.
Marin, G., & Marin, B. V. (1991). Research with Hispanic populations. Newbury Park, CA: Sage.
Marin, G., & Triandis, H. C. (1985). Allocentrism as an important characteristic of the behavior of Latin American and Hispanics. In R. Diaz (Ed.), Cross-cultural and national studies in social psychology (pp.85-104). Amsterdam: Elsevier Science.
McCabe, K. M., Yeh, M., Garland, A. F., Lau, A. S., & Chavez, G. (2005). The GANA program: A tailoring approach to adapting parent child interaction therapy for Mexican Americans. Education and Treatment of Children, 28(2), 111-129.
Moore, J., & Pachon, H. (1985). Hispanics in the United States. Englewood Cliffs, NJ: Prentice Hall.
Morales, E. (1996). Gender roles among Latino gay and bisexual men: Implications for family and couple relationships. In J. Laird & R. J. Green (Eds.), Lesbians and gays in couples and families: A handbook for therapists (pp.272-297). San Francisco: Jossey-Bass.
Nava, Y. (2000). It's all in the frijoles: 100 famous Latinos share real-life stories, time tested dichos, favorite folklore, and inspiring words of wisdom. New York: Simon & Schuster.

Newcomb, M. D., Muñoz, D. T., & Carmona, J. V. (2009). Child sexual abuse consequences in community samples of Latino and European American adolescents. Child Abuse and Neglect, 33(8), 533-544.
Paniagua, F. A. (1994). Assessing and treating culturally diverse clients: A practical guide. Thousand Oaks, CA: Sage.
Potochnick, S., & Perreira, K. (2010). Depression and anxiety among first-generation immigrant Latino youth: Key correlates and implications for future research. Journal of Nervous and Mental Disease, 198(7); 470-477.
Raguram, R., Weiss, M. G., Channabasavanna, S. M., & Devins, G. M. (1996). Stigma, depression, and somatization in south India. American Journal of Psychiatry, 153(8), 1043-1049.
Roberts, A. L., Gilman, S. E., Breslau,J., Breslau, N., & Koenen, K. C. (2011). Race/ethnic differences in exposure to traumatic events, development of post-traumatic stress disorder, and treatment-seeking for post-traumatic stress disorder in the United States. Psychological Medicine, 41(1), 71-83.
Saldana, D. H. (1994). Acculturative stress: Minority status and distress. Hispanic Journal of Behavioral Sciences, 16(2), 116-128.
Santiago-Rivera, A. L., Arredondo, P., & Gallardo-Cooper, M. (2002). Counseling Latinos and la familia: A practical guide. Thousand Oaks, CA: Sage.
Santisteban, D. A., Muir-Malcolm, J. A., Mitrani, V. B., & Szapocznik, J. (2002). Integrating the study of ethnic culture and family psychology intervention science. In H. A. Liddle, D. A. Santisteban, R. Levant, & J. H. Bray (Eds.), Family psychology: Science-based interventions (pp.2331-2351). Washington, DC: American Psychological Association.
Sonkin, D. J. (1995). The counselor's guide to learning to live without violence. San Francisco: Volcano Press.
Stewart, R. E., & Chambless, D. L. (2009). Cognitive-behavioral therapy for adult anxiety disorders in clinical practice: A meta-analysis of effectiveness studies. Journal of Consulting and Clinical Psychology, 77(4), 595-606.
Szapocznik, J., & Kurtines, W. M. (1993). Family psychology and cultural diversity: Opportunities for theory, research, and application. American Psychologist, 48(4), 400-407.
Triandis, H. C., Marin, G., Lisansky, J., & Betancourt, H. (1984). Simpatico as a cultural script of Hispanics. Journal of Personality and

Social Psychology 47(6), 1363-1375.
U.S. Census Bureau. (2011). The Hispanic Population: 2010. Washington, DC: U.S. Department of Commerce, Economics and Statistics Administration.
Yeh, M., McCabe, K., Hurlburt, M., Hough, R., Hazen, A., Culver, S., et al. (2002). Referral sources, diagnoses, and service types of youth in public outpatient mental health care: A focus on ethnic minorities. Journal of Behavioral Health Services and Research, 29(1), 45-60.
Zuniga, M. E. (1992). Using metaphors in therapy: Dichos and Latino clients. Social Work, 37(1), 55-60.

第 10 章

BigFoot, D. S. (2000). History of victimization. In D. S. BigFoot (Ed.), Native American topic-specific monograph series. Washington, DC: Office for Victims of Crime.
BigFoot, D. S. (2008). Cultural adaptations of evidence-based practices for American Indian and Alaska Native populations. In C. Newman, C. J. Liberton, K. Kutash, & R. M. Friedman (Eds.), A system of care for children's mental health: Expanding the research base. Tampa, FL: University of South Florida, Louis de la Parte Florida Mental Health Institute, Research and Training Center for Children's Mental Health.
BigFoot, D. S. (2010, February). The effects of trauma on America Indian and Alaska Native children. Paper presented at the 30th Annual Conference of the National Association of Social Workers, New Mexico Chapter, Albuquerque, NM.
BigFoot, D. S., & Braden, J. (1999). Upon the back of a turtle: A training curriculum for criminal justice personnel working in Indian Country. Oklahoma City: Center on Child Abuse and Neglect, University of Oklahoma Health Sciences Center.
BigFoot, D. S., & Schmidt, S. R. (2008). Honoring Children, Mending the Circle training manual. Oklahoma City: University of Oklahoma Health Sciences Center.
BigFoot, D. S., & Schmidt, S. R. (2009). Science-to practice: Adapting an evidence based child trauma treatment for American Indian and Alaska Native populations. International Journal of Child Health and Human Development, 2(1), 33-44
Blum, R. W., Harmon, B., Harris, L., Bergeisen, L., & Resnick, M. D. (1992). American Indian/Alaska Native youth health. Journal of the American Medical Association, 267(12), 1637-1644
Centers for Disease Control and Prevention. (n.d.) Understanding suicide: factsheet. Retrieved from www.cdc.gov/violenceprevention/pdf/suicide-FactSheet-a.pdf.
Cohen, J. A., Mannarino, A. P., & Deblinger, E. (2006). Treating trauma and traumatic grief in children and adolescents. New York: Guilford Press.
Kessler, R. C., Sonnega, A., Bromet, E., Hughes, M., & Nelson, C.B. (1995) Post-traumatic stress disorder in the National Comorbidity Survey. Archives of General Psychiatry, 52(12), 1048-1060
Kettle, P. A., & Bixler, E. O. (1991). Suicide in Alaska Native, 1979-1984. Psychiatry, 54, 55-63
LaFromboise, T. D., Trimble, J. E., & Mohatt, G. V. (1990). Counseling Psychologist, 18, 628-654
Manson, S. M. (2004). Cultural diversity series: Meeting the mental heath needs of American Indians and Alaska Natives. Abstract retrieved November 12, 2007, from www.azdhs.gov/bhs/ccna.pdf.
May, P. A. (1990). Suicide and Suicide attempts among American Indians and Alaska Natives: A bibliography. Omega, 21(3), 199-214
McDonald, J. D., & González, J. (2006). Cognitive-behavioral therapy with American Indians. In P. A. Hays & G. Y. Iwamasa (Eds.), Culturally responsive cognitive-behavioral therapy: Assessment, practice and supervision (pp.23-46). Washington, DC: American Psychological Association.
Mock, C. N., Grossman, D. C., Mulder, D., Stewart, C., & Koepsell, T.S. (1996). Heath care utilization as a marker for suicidal behavior on an American Indian reservation. Journal of General Internal Medicine, 11(9), 519-524
National Child Abuse and Neglect Data System. (2002). Child maltreatment 2002. Washington, DC: Department of Health and Human Services, Administration on Children and Families.
Novins, D. K., Beals, J., Shore, J.H., & Manson, S. M. (1996). The substance abuse treatment of American Indian adolescents: Comorbid symptomatology, gender differences, and treatment patterns. Journal of the American Academy of Adolescent and Child Psychology, 35(12), 1593-1601
Perry, S. W. (2004). American Indians and crime: A BJS statistical profile, 1992-2002. Washington, DC: U.S. Department of Justice. Retrieved November 8, 2005, from www.justice.gov/otj/pdf/american-indians-and-crime.pdf.
Satcher, D. (1999). Mental health: A report of the

surgeon general. Paper presented at the 92nd Annual Convention of the National Association for the Advancement of Colored People, New Orleans, LA.

Sipe, J. L. (2003). The Lost Cheyennes. Watonga Republican.

Stanford Solar Center. (2008). Ancient observatories, timeless knowledge. Retrieved October 2, 2009, from http://solar-center.stanford.edu/AO/.the_forgotten_ones_latinas_and_hivaids_epidemic.pdf.

Huey, S. J., & Polo, A. J. (2008). Evidence-based psychosocial treatments for ethnic minority youth. Journal of Clinical Child and Adolescent Psychology, 37(1), 262-301.

Javier, R. A., Barroso, F. & Mun (nの上に～) oz, M. A. (1993). Autobiographical memory in bilinguals. Journal of Psycholinguistic Research, 22, 319-338.

Javier, R. A., & Marcos, L. R. (1989). The role of stress on the language-independence and code-switching phenomena. Journal of Psycholinguistic Research, 18(5), 449-472.

Jaycox, L. H., Stein, B. D., Kataoka, S. H., Wong, M., Fink, A., Escudero, P., et al. (2002). Violence exposure, posttraumatic stress disorder, and depressive symptoms among recent immigrant schoolchildren. Journal of the American Academy of Child and Adolescent Psychiatry, 41(9), 1104-1110.

Kaltman, S., Green, B. L., Mete, M., Shara, N., & Miranda, J. (2010). Trauma, depression, and comorbid PTSD/depression in a community sample of Latina immigrants. Psychological Trauma: Theory, Research, Practice, and Policy, 2(1), 31-39.

Kessler, R. C., Mickelson, K. D., & Williams, D. R. (1999). The prevalence, distribution, and mental health correlates of perceived discrimination in the United States. Journal of Health and Social Behavior, 40, 208-230.

Kilpatrick, D. G., Ruggiero, K. J., Acierno, R., Saunders, B. E., Resnick, H. S., & Best, C. L. (2003). Violence and risk of PTSD, major depression, substance abuse/dependence, and comorbidity: Results from the National Survey of Adolescents. Journal of Consulting and Clinical Psychology, 71(4), 692-700.

Kilpatrick, D. G., & Saunders, B. E. (1996). Prevalence and consequences of child victimization: Results from the National Survey of Adolescents. Washington, DC: U.S. Department of Justice, Office of Justice Programs, National Institute of Justice.

Kochhar, R. (2005, December 15). The occupational status and mobility of Hispanics. Retrieved from http://pewhispanic.org/reports/report.php?ReportID=59.

Lopez, M. H., & Dockterman, D. (2011, May 26). U.S. Hispanic country of origin counts for nation, top 30 metropolitan areas. Retrieved from http://pewhispanic.org/reports/report.php?ReportID=142.

Lopez, S. R., Kopelowicz, A., & Canive, J. M. (2002). Strategies in developing culturally congruent family interventions for schizophrenia: The case of Hispanics. In H. P. Lefley & D. L. Johnson (Eds.), Family interventions in mental illness: International perspectives (pp.2061-2090). Westport, CT: Praeger.

Lopez-Baez, S. (1999). Marianismo. In J. S. Mio, J. E. Trimble, P. Arredondo, H. E. Cheatham, & D. Sue (Eds.), Key words in multicultural interventions: A dictionary (p.183). Westport, CT: Greenwood Press.

Marin, G. (1992). Issues in the measurement of acculturation among Hispanics. In K. F. Geisinger (Ed.), Psychological testing of Hispanics (pp.1235-1251). Washington, DC: American Psychological Association.

Marin, G., & Marin, B. V. (1991). Research with Hispanic populations. Newbury Park, CA: Sage.

Marin, G., & Triandis, H. C. (1985). Allocentrism as an important characteristic of the behavior of Latin American and Hispanics. In R. Diaz (Ed.), Cross-cultural and national studies in social psychology (pp.85-104). Amsterdam: Elsevier Science.

McCabe, K. M., Yeh, M., Garland, A. F., Lau, A. S., & Chavez, G. (2005). The GANA program: A tailoring approach to adapting parent child interaction therapy for Mexican Americans. Education and Treatment of Children, 28(2), 111-129.

Moore, J., & Pachon, H. (1985). Hispanics in the United States. Englewood Cliffs, NJ: Prentice Hall.

Morales, E. (1996). Gender roles among Latino gay and bisexual men: Implications for family and couple relationships. In J. Laird & R. J. Green (Eds.), Lesbians and gays in couples and families: A handbook for therapists (pp.272-297). San Francisco: Jossey-Bass.

Nava, Y. (2000). It's all in the frijoles: 100 famous Latinos share real-life stories, time tested dichos, favorite folklore, and inspiring words of wisdom. New York: Simon & Schuster.

Newcomb, M. D., Muñoz, D. T., & Carmona, J. V. (2009). Child sexual abuse consequences in community samples of Latino and European American adolescents. Child Abuse and Neglect, 33(8), 533-544.

Paniagua, F. A. (1994). Assessing and treating culturally diverse clients: A practical guide. Thousand Oaks, CA: Sage.

Potochnick, S., & Perreira, K. (2010). Depression and anxiety among first-generation immigrant Latino youth: Key correlates and implications for future research. Journal of Nervous and Mental Disease, 198(7); 470-477.

Raguram, R., Weiss, M. G., Channabasavanna, S. M., & Devins, G. M. (1996). Stigma, depression, and somatization in south India. American Journal of Psychiatry, 153(8), 1043-1049.

Roberts, A. L., Gilman, S. E., Breslau,J., Breslau, N., & Koenen, K. C. (2011). Race/ethnic differences in exposure to traumatic events, development of post-traumatic stress disorder, and treatment-seeking for post-traumatic stress disorder in the United States. Psychological Medicine, 41(1), 71-83.

Saldana, D. H. (1994). Acculturative stress: Minority status and distress. Hispanic Journal of Behavioral Sciences, 16(2), 116-128.

Santiago-Rivera, A. L., Arredondo, P., & Gallardo-Cooper, M. (2002). Counseling Latinos and la familia: A practical guide. Thousand Oaks, CA: Sage.

Santisteban, D. A., Muir-Malcolm, J. A., Mitrani, V. B., & Szapocznik, J. (2002). Integrating the study of ethnic culture and family psychology intervention science. In H. A. Liddle, D. A. Santisteban, R. Levant, & J. H. Bray (Eds.), Family psychology: Science-based interventions (pp.2331-2351). Washington, DC: American Psychological Association.

Sonkin, D. J. (1995). The counselor's guide to learning to live without violence. San Francisco: Volcano Press.

Stewart, R. E., & Chambless, D. L. (2009). Cognitive-behavioral therapy for adult anxiety disorders in clinical practice: A meta-analysis of effectiveness studies. Journal of Consulting and Clinical Psychology, 77(4), 595-606.

Szapocznik, J., & Kurtines, W. M. (1993). Family psychology and cultural diversity: Opportunities for theory, research, and application. American Psychologist, 48(4), 400-407.

Triandis, H. C., Marin, G., Lisansky, J., & Betancourt, H. (1984). Simpatico as a cultural script of Hispanics. Journal of Personality and Social Psychology 47(6), 1363-1375.

U.S. Census Bureau. (2011). The Hispanic Population: 2010. Washington, DC: U.S. Department of Commerce, Economics and Statistics Administration.

Yeh, M., McCabe, K., Hurlburt, M., Hough, R., Hazen, A., Culver, S., et al. (2002). Referral sources, diagnoses, and service types of youth in public outpatient mental health care: A focus on ethnic minorities. Journal of Behavioral Health Services and Research, 29(1), 45-60.

Zuniga, M. E. (1992). Using metaphors in therapy: Dichos and Latino clients. Social Work, 37(1), 55-60.

監訳者あとがき

本書『子どものためのトラウマフォーカスト認知行動療法——さまざまな臨床現場における TF-CBT 実践ガイド』は，TF-CBT の開発者である Judith A. Cohen, Anthony P. Mannarino, Esther Deblinger が編集した『Trauma-Focused CBT for Children and Adolescents: Treatment Applications』の邦訳です。

本書は TF-CBT の開発と普及から派生した 30 年にわたる治療適用の詳細を，開発者らも含む 19 人が詳述した 3 部構成となっています。

トラウマを有する子どもとその家族の治療に必要な本質がもし光であったとしたら，TF-CBT とは，臨床研究を繰り返しながら理論的根拠に基づきそれを分光し，あたかも虹のように PRACTICE の構成要素に分け，その順序を定め，わかりやすく呈示したものと言えるかもしれません。それが前書『子どものトラウマと悲嘆の治療——トラウマ・フォーカスト認知行動療法マニュアル』（邦訳：金剛出版，2014 年）に開発者らが書き記したものでした。

本書の序文においては，この PRACTICE の本質をわかりやすく再提示しながら，どのような治療モデルにもつきものの「行きつ戻りつ」や，構成要素の例外的な使用，各構成要素における段階的エクスポージャーの詳細を描出し，幾重にも部分の中に全体が花開いていくような構成を用いて，治療のリアリティを伝えます。

第 I 部「さまざまな設定における TF-CBT の適用」では，学校や里親ケア，さらには，入所型治療施設の枠組みで，TF-CBT をいかに応用するかが紹介されています。最近わが国においても，子ども虐待児例の増加とともに，児童養護施設や情緒障害児短期治療施設，あるいは，精神科入院中の子どもへのトラウマ治療のニーズが高まっています。また，里親ケアに関わる人たちからも，理論的根拠に基づいた具体的な子どもへの対応方法を学びたい，という声が聴かれています。著者らが述べるように，子どもたちがその大部分の時間を過ごす学校で，TF-CBT のグループ治療が実践できるならば，非常に効率的でありましょう。

一方，TF-CBT がわが国に紹介されて以後，いくつかの機関で試行的実施が始まっていますが，さまざまなタイプの子どもに応じたプログラムを提供するために，臨床家は知恵を絞っておられると思います。本書は，慢性反復性のトラウマを体験した，困難な状態にある子どもたちに対しても，TF-CBT が有効であることを伝えています。TF-CBT を応用する際の具体的な工夫と理論的根拠

が豊富な実例とともに紹介されているので，専門家の皆さんはご自分が担当したケースを思い浮かべながら，臨場感をもって本書を読み進められたことでしょう。

従来，著者らは，トラウマを体験した子どもとその家族への支援には，地域レベルでの多機関連携が不可欠であることを強調していますが，本書においても，教育・福祉・保健領域の専門家が，共通の目標に向かって協働していくために配慮すべきことが，明快に述べられています。子どもにとって最適な支援環境を構築することが，すなわちもうすでに，TF-CBT なのです。

第Ⅱ部「発達に応じたトラウマフォーカスト認知行動療法の適用」では，発達という子どもにおける最重要テーマが扱われています。第4章および第5章においては，特に低年齢児への適用や，子どもに主体的な取り組みを促すために必須である「遊び」について，スキル形成およびトラウマナラティブの構成要素における工夫が叙述されています。2つの章を貫いて記述される，災害を受けた少年，性的虐待を受けた少女の2事例は，どのように子どもの興味をひき，楽しく，主体的に取り組ませることができるか，そのような雰囲気をどう治療の中で醸し出せるかなど，私たちが日常臨床にすぐにでも応用できる技法の詳細を伝えます。また第6章は，トラウマへの脆弱性があり，かつ実際に被害にあうことも多く，構成要素の適用にいくつもの認知的な課題がある発達障害を有する子どもへの適用です。読み進めるにつれて，読者は，その子どもの認知的特性に沿った臨床的叡智に満ちた素敵な道具箱（ツールボックス）を手に入れることになるでしょう。そして第7章は，発達期からの慢性的トラウマが多大な影響を残す複雑性トラウマへの適用が示されます。日常臨床では実によくある被害歴満載で，挫折しやすい症例群への TF-CBT の施行について「どうしてうまくいかないのか」「どうしたらいいのか」が明快に解き明かされていきます。段階別のアプローチを基軸に，アタッチメント課題によりセラピストの関わりそのものが引き金や想起因になることや，適切な滴定の方法，ホログラフィーのように現れる各構成要素の中の PRACTICE の繰り返しなど，その記述には多くの読者が目を見開かれる思いをするでしょう。

第Ⅲ部「特定のグループのためのトラウマフォーカスト認知行動療法の適用」は多様な文化を背景とするマイノリティ集団への適用についてです。かつて精神医学は異文化圏の心の病（例えば中米に見られる「ススト」）に対し，博物学のような好奇のまなざしを向けていました。しかし1970年代になると国際保健研究や援助を通じて，自らの知識や信念そのものが偏った枠組（つまり近代西洋と

いう文化圏）の中にあることを悟ったのです。このような気づきは価値感の変化をもたらし，やがて，そのまなざしは自国のマイノリティ集団に向かいました。第8章は，戦争によってマイノリティの立場に追いやられた，「軍人文化」を持つ家族の章ですが，記述が長いため，原著者の誠実な実践をリアルに映し出した事例を中心に抄訳し，文献リストは割愛しました。第9章の対象の多くはメキシコからの不法移民とその子孫です。本来メキシコ本国は征服者スペインと先住民の間に生まれた人々の国です。そのためメキシコからの移民は生まれつき2つの矛盾したアイデンティティを抱えています。おそらく，それが彼らをヒスパニックではなく「ラティーノ」と呼ぶ理由でしょう。第10章は北米先住民の権利回復という政策スローガンに沿った実践です。PTSDの診断カテゴリがまるで基軸通貨のドルのようにグローバルに流通していくにしたがい，トラウマという受苦と回復を意味づけるような，文化に根づいた深い体験の本質はむしろ失われて行きます。真の回復は，宇宙観や文化的シンボルを手がかりに体験を問い直し，民族神話のナラティブの中で癒しを共有することができてはじめて完了します。そのことを本章は生き生きと伝えています。

　本書は，TF-CBTを学び実際に施行している治療者と，米国の状況や多文化精神医学に詳しい臨床家により訳出されました。第Ⅰ部を亀岡智美，第Ⅱ部を白川美也子，第Ⅲ部を紀平省悟が監訳し，前著や序文を中心に監訳方針を十全に話し合い，最終的に白川が文体の統一を図りました。第Ⅰ部，第Ⅱ部は全訳ですが，第Ⅲ部のみ日本における必要性に応じて，開発者らの同意のもとに，4章ある中の1章を割愛しています。興味のある読者はぜひ原著を参照していただきたいと思います。

　前書（マニュアル）の出版元とは別の岩崎学術出版から出版されることになりましたが，同じTF-CBTの本としての統一性を持たせたいと考えました。そこでTF-CBTらしく，アートと物語を利用することにし，本書の装丁を，前書に引き続き櫻田耕司さんに依頼致しました。前書における装丁のイメージは監訳者の1人，白川が，非常に早期に得たビジョンから来ていました。前書の装丁で，子どもが最初は届くようには見えなくても，段階を踏んで上って行き，とうとう掴んだ星は，本書においては，子どもの回復そのものと，たいへんな労力を経て開発されたTF-CBTという技法をも表します。星を植え始める人たち（播種：disseminationの象徴）と，個性に溢れた多様な星の花と，自らの咲かせた花を見る子どもたち……。そして本書の原書の表紙の装丁における海とその波打ち際は，豊かな大地に置き変わりました。

訳語については，兵庫県こころのケアセンターによる継前の仕事と，前書『子どものトラウマと悲嘆の治療』に準じました。重要な用語にルビをふったのは，本書の読者が多岐にわたることを考え，日本語と原語を同時に示すためであり，忠実性と柔軟性を大切にする TF-CBT の精神を大切にしたかったからです。

　末筆になりましたが，常に日本での均てん化を温かく見守って下さっている3人の開発者の皆様，国際トレーナーとして日本を幾重にもサポートして下さっている Monica Fitzgerald 博士，いつも素晴らしい通訳をお務め下さり，精神的にも大きなサポートをして下さる国弘志保さん，三輪知子さん，熊谷珠美さん，温かく見守って下さる JaSPCAN・NAPSAC の柳川敏彦先生，奥山眞紀子先生，西澤哲先生，杉山登志郎先生，IFCA の粟津美穂さん，峰下拓さんには文章の解釈や，米国のシステムに関する多くの質問を投げかけ，ご返信をいただきました。ここに感謝いたします。また，トラウマ臨床と研究の日本での先駆者であり，TF-CBT の日本での発展をサポートして下さっている飛鳥井望先生，金吉晴先生のおふたりが，後に続く私たちのために切り開かれた道の上に，本書があることを実感しております。そして，子どものトラウマ治療における1つの金字塔である PCIT の均てん化に見事な手腕を見せ，私たちを慈母のように導いて下さっている加茂登志子先生には推薦の言葉をお願い致しました。さらに，2006 年の前書原書のご紹介から今回の本書の成立まで，困難な編集作業をこなして下さった小寺美都子さんに心からの感謝を申し上げます。

　最後に，日本で，トラウマを抱える子どもとその家族のために TF-CBT を施行している仲間たちに向けて，本書を送り出したいと思います。

　今後は各地にいくつかの臨床上の拠点ができていくことと思われますが，TF-CBT を日本で学ぶための資源や研修機会などについては現時点では，下記のサイトを御覧下さい。

　兵庫県こころのケアセンター　http://www.j-hits.org/child/index.html
　IFCA(インターナショナル・フォスターケア・アライアンス）　http://www.ifcaseattle.org/jp/index.html

　では，私たちに多くを与えてくれる子どもたちと家族に感謝しながら，これからも頑張って行きましょう！

2015 年 9 月 6 日　IFCA による日米ユースサミットの行われた日に

亀岡智美　紀平省悟　白川美也子

索　引

あ行

アセスメント
　遊び　160
　アメリカ・インディアンとアラスカ先住民族の子ども　277
　学校　48
　入所型施設　93
　発達に障害を有する子ども　180
　複雑性トラウマを有する青年　204
　文化能力を備えた　245
　文化理解に基づいた　250, 252, 270
　ラティーノ　250
　―技法　23
　―方略　130
遊び
　自由な―　129
　パペット―　140
　非指示的な―　129
アタッチメント　20, 66, 71, 74, 102, 203, 204, 207, 213, 223, 285
　D型（disorganized：無秩序型）　74
　非安全型　74
安全な場所　46, 135, 210, 287
安全の強化
　入所型施設　111
　遊び　165
イメージエクササイズ　83
インテーク面接　47
オペラント条件づけ　26
親子合同セッション　34, 268
　アメリカ・インディアンとアラスカ先住民族の子ども　288
　学校　52, 62
　里親養育　80
　発達に障害を有する子ども　196
　複雑性トラウマを有する青年　213, 218, 221
　ラティーノ　268,
親セッション（親面接）　51, 52, 54, 62, 97, 101, 106, 143
親単独のセッション　34
親の治療への参加　100
　学校　49-53

か行

階層表　163-165, 171, 182, 196
回避行動　33, 190, 196, 268
回復力　230, 233
拡散的思考能力　127
学習困難　43
学習障害　113, 174, 175
家族のための代替案：認知行動療法（AF-CBT）　81
身体に基盤をおいた活動　211
観察学習理論　26
感情調整　212, 215, 220, 287
感情調節不全　65
感情表現と調整　30, 184
　遊び　136
　学校　52, 56, 58, 62
　里親養育　75
　入所型治療施設　108
機能行動分析　28
グラウンディング　188, 189, 193
言語的ナラティブ　155, 168
肯定的自己宣言　162
肯定的注目　29
肯定的役割モデル　285
行動マネジメント　34, 54, 69, 73-75, 77, 84, 85, 88, 99, 215, 286
呼吸集中法　29
子どもの行動チェックリスト（CBCL）　24, 82, 180, 207
子どものトラウマ研究　17, 66, 67, 69
「これ，知ってる？（子ども虐待のための治療用カードゲーム）」　34, 104, 133, 185, 186, 243

さ行

罪悪感
　子ども　35, 161, 195
　親　51, 96
再被害　165, 198, 222, 251
里親
　血縁関係のない　70
　―親族　70

サバイバー　34, 161, 168, 178, 201-205, 207, 208, 212-220, 222, 223
サンクチュアリー　93, 102
視覚的ナラティブ　193, 194
自己効力感　23, 35, 38
自殺企図　98, 273, 287
自傷行為　48, 98, 105, 109-111, 116, 210, 218
システムズ・オブ・ケア　66
自然災害　47, 254
　洪水　142, 153, 157, 168-171, 181
実生活内エクスポージャー　33, 163, 164, 165
　遊び　171
　階層表　165
　学校　61
実生活内での克服　25, 243, 268, 322
　遊び　163
　複雑性トラウマを有する青年　217, 221
自閉症スペクトラム　174
主観的苦痛尺度（SUDs）　140, 171, 216
主体の取り組み　21, 146, 147, 179, 231, 322, 323, 324
　遊び　130-132
　複雑性トラウマを有する青年　207-209, 217
象徴化　158
将来の安全と発達の強化　35, 269
　学校　63
　発達に障害を有する子ども　197
　複雑性トラウマを有する青年　208-210, 217, 222
　ラティーノ　269
親族里親　70, 78
親密なパートナーによる暴力（IPV）　19
心理教育　27, 44, 50, 52, 178, 250, 258, 281, 283
　アメリカ・インディアンとアラスカ先住民族の子ども　283
　遊び　132, 142, 163
　発達に障害を有する子ども　184, 185
　悲嘆　36
　読書療法を通じた　149
　学校　53
　（里）親への　71, 97
　里親養育　71
　入所型治療施設　106, 11
　複雑性トラウマを有する青年　210, 215, 219, 222
　ラティーノ　250, 257, 258

スクリーニング
　学校　48
　軍人家族　229
　発達に障害を有する子ども　180
スティグマ　43, 46, 228, 229
ストレスマネジメント　54, 55, 108
ストレングス（強み）　175
性加害行動　99, 100
性化行動　143, 246
正常化　36, 184, 185, 187
性的虐待　6, 17, 18, 27, 33, 34, 36, 47, 58, 59, 62, 78, 79, 81, 94, 95, 100, 103, 104, 116, 132, 133, 138, 143-145, 160, 161, 163, 172, 173, 176, 178, 183, 186, 201, 240-243, 246, 258, 265, 267
　特有の行動　163
積極的傾聴　28-30, 35, 88
漸進的筋弛緩法　29, 55, 108, 117, 211
選択的注目　34
ソクラテス式問答法　32, 79, 257, 264
措置変更　66, 67, 72, 76, 78, 82, 202

た行

退所
　予期せぬ　105
タイムアウト　29, 187
段階的エクスポージャー　26-32, 35, 62, 78, 103, 134, 150, 173, 179, 185, 196, 204, 208, 213, 266, 292
　理論的根拠　26
治療環境が構造化　70
治療の根拠　48, 266
治療の終結　37
　遊び　167, 172
　学校　63
　里親養育　89
　入所型治療施設　105
　複雑性トラウマを有する青年　222
　ラティーノ　269
治療への抵抗　68, 69
ツールボックス　180, 186, 188, 189, 199, 200, 293
統合失調症　320
統制障害　202, 203, 210, 213
読書療法　128, 134, 142, 144, 149, 166, 185, 192, 193
ドメスティック・バイオレンス（DV）　3, 47,

49, 50, 81, 94, 229, 230, 232, 272
トラウマ処理　157
トラウマ性悲嘆　6, 25, 36, 37, 55, 56, 60, 159, 228, 230, 238
トラウマナラティブ　32
　アメリカ・インディアンとアラスカ先住民族の子ども　288
　遊び　130, 148, 149, 169
　幼い子ども　151
　学校　52, 60, 62
　里親養育　78
　入所型治療施設　105, 110
　バイリンガル　267
　発達に障害を有する子ども　192, 194
　複雑性トラウマを有する青年　215, 216
　ラティーノ　264-266, 268
　―のシェア　197
　―のペーシング　149, 150, 193
トラウマの再演　44, 91, 92, 95, 113-115
トラウマの想起因　208, 209, 213, 217, 219, 238, 293
トラウマの想起刺激　21, 23, 25-27, 30, 31, 44, 48, 56, 60, 62, 68, 91, 95, 102, 103, 106-108, 112-115, 119, 120, 193, 196, 204, 208, 257, 262, 268
トラウマの引き金　27, 91, 92, 101, 112, 210, 214, 219
トラウマ理解に基づいた治療　245

な行

内的対話　31, 192
認知
　役に立たないスタイル　109
　非機能的　80, 87
　不適応的　145
認知行動療法（CBT）　20, 66, 128, 177, 178, 275
認知対処（スキル）　31, 262, 265
　遊び　140
　アメリカ・インディアンとアラスカ先住民族の子ども　287
　学校　57
　里親養育　75-77
　入所型治療施設　109, 123
　発達に障害を有する子ども　191, 192
　複雑性トラウマを有する青年　212, 215, 220

ラティーノ　262, 265
認知処理　60
　遊びの活用　170
　アメリカ・インディアンとアラスカ先住民族の子ども　289
　学校　61
　里親養育　78
　発達に障害を有する子ども　192, 195
　ラティーノ　262, 267
認知の三角形　31, 77, 143, 157, 160, 191, 192, 212
　マグネット製の―（写真版）　143
　マグネット製の―（MCT）　141, 143, 144, 157, 170
認知の歪み　58, 133, 160-163, 193, 195, 197, 215, 233

は行

パーソナルスペース　136, 166, 167, 199
恥　17, 19, 30, 49, 62, 80, 82, 163, 167, 195, 251, 252
話し合い療法　143
般化　26, 33, 130
非機能的思考　32
悲嘆に焦点をあてた構成要素　36
標準化された評価尺度　24, 38, 82
不安階層表　196
複雑性トラウマ　201
物質乱用　98, 101, 105, 106, 109, 111, 112, 222, 230, 244, 273
プレイナラティブ　147, 150, 154-160, 169-172
文化的修正TF-CBT（CM-TF-CBT）　248
ペアレンティング（スキル）　28
　アメリカ・インディアンとアラスカ先住民族の子ども　285
　遊び　132
　学校　52, 54
　里親養育　73, 84, 85
　入所型治療施設　106
　発達に障害を有する子ども　184, 187
　複雑性トラウマを有する青年　215, 220
　ラティーノ　259
ベースラインナラティブ　148, 149
保護者面接　47

ま・や行

マインドフルネス　30
無作為化比較試験　18, 19, 20
問題解決能力　127, 177
問題行動　19, 24, 25, 28-30, 34, 45, 51, 52, 54, 62, 66, 69, 73, 74, 82, 90-92, 94-96, 99-101, 107, 113, 114, 119, 120, 123, 187, 202, 210-212, 231, 241, 246, 259
UCLA外傷後ストレス障害インデックス(RI)　24, 48, 52, 93, 180, 229
良いタッチ　198
抑うつ　18, 19, 37, 49, 66, 100, 228, 232, 244, 247, 273
　親　19, 37, 52, 154, 230, 244

ら・わ行

リラクセーション（スキル・技法）　29, 45, 103, 151, 178
　アメリカ・インディアンとアラスカ先住民族の子ども　286, 287
　遊び　134
　安全な場所の―誘導　135
　学校　45, 54
　里親養育　75
　入所型治療施設　108, 116
　発達に障害を有する子ども　187, 188
　複雑性トラウマを有する青年　211, 215, 220
　ラティーノ　260
レイン・クラウド・リッカート尺度　182
悪いタッチ　198

A〜Z

AF-CBT →家族のための代替案：認知行動療法
CBCL →子どもの行動チェックリスト
CBT →認知行動療法
CM-TF-CBT →文化的修正 TF-CBT
CRAFTS（TF-CBTの基本理念）　22, 38, 129, 147
CRAFTS（不適応領域）　23, 130
DV →ドメスティックバイオレンス
IPV →親密なパートナーによる暴力
MCT →マグネット製の認知の三角形
PRAC　52, 60, 62, 81, 184, 197, 198
PRACTICE　25-27, 63, 114, 115, 121, 180, 207, 208, 222, 223, 257, 280, 281

PTSD　18-20, 24, 26, 30, 33, 37, 55, 66, 67, 78, 82, 94, 97, 128, 182, 199, 201, 206, 217, 219, 230-233, 236, 240, 244, 246, 247, 254, 272, 286, 296, 298, 300, 305-307, 310, 318
RI → UCLA外傷後ストレス障害インデックス
SUDs →主観的苦痛尺度

【監訳者紹介】

亀岡智美（かめおか・さとみ）
精神科医
和歌山県立医科大学卒業。大阪府立病院，大阪府立中宮病院松心園，大阪府こころの健康総合センターを経て，2012年より兵庫県こころのケアセンター副センター長兼研究部長。2006年より，大阪教育大学学校危機メンタルサポートセンター客員教授。2010年より，大阪大学大学院連合小児発達学研究課招へい教授。
主要著書（分担執筆）：『大災害と子どものストレス』（誠信書房，2011），『心的外傷後ストレス障害（PTSD）』（最新医学社，2011），『改訂第2版現代児童青年精神医学』（永井書店，2012），『子どもへの性暴力：その理解と支援』（誠信書房，2013），『子どもの心の処方箋ガイド』（中山書店，2014），『臨床医のための小児精神医療入門』（医学書院，2014），『子どものPTSD―診断と治療』（診断と治療社，2014），他。

紀平省悟（きひら・しょうご）
小児科医
和歌山県立医科大学卒業。国立武蔵療養所小児神経科レジデント，和歌山県立医科大小児科助手，済生会有田病院小児科部長，有田市立病院小児科医長等を経て，現在は和歌山つくし医療・福祉センター小児科部長。
主要著書（分担執筆）：『トラウマとジェンダー―臨床からの声』（金剛出版，2004），『医療現場におけるDV被害者への対応ハンドブック―医師および医療関係者のために』（明石書店，2008），他。

白川美也子（しらかわ・みやこ）
精神科医，臨床心理士
浜松医科大学卒業後，独立行政法人天竜病院精神科医長・浜松市精神保健福祉センター所長。国立精神・神経センター臨床研究基盤研究員・昭和大学精神医学教室特任助教を経てこころとからだ・光の花クリニック院長。
主要著書（分担執筆）：『PTSD 人は傷つくとどうなるか』（日本評論社，2001），『心的トラウマの理解とケア』（じほう，2001），『埋葬と亡霊』（人文書院，2005），『子どもの精神医学』（金芳堂，2008），『犯罪被害者のメンタルヘルス』（誠信書房，2008），『支援と復興の災害心理学』（福村出版，2012），他。

【訳者一覧】

著者らについて・謝辞・序章　白川美也子（監訳者紹介参照）
第1章　　高田紗英子（兵庫県こころのケアセンター）
　　　　　瀧野揚三（大阪教育大学学校危機メンタルサポートセンター）
第2章　　野坂祐子（大阪大学大学院人間科学研究科）
　　　　　齋藤　梓（目白大学人間学部心理カウンセリング学科）
第3章　　浅野恭子（大阪府中央子ども家庭センター）
　　　　　岩切昌宏（大阪教育大学学校危機メンタルサポートセンター）
第4章　　水島　栄（大阪大学大学院大阪大学・金沢大学・浜松医科大学・千葉大学・福井大学連合小児発達学研究科）
第5章　　新井陽子（公益社団法人被害者支援都民センター）
第6章　　井上祐紀（横浜市南部地域療育センター）
　　　　　服巻智子（大阪大学大学院連合小児発達学研究科／心と発達の相談支援 another planet）
第7章　　森田展彰（筑波大学医学医療系ヒューマンケア科学専攻社会精神保健学）
第8章　　紀平省悟（監訳者紹介参照）
第9章　　園田京子（New Mexico Asian Family Center 副理事長）
第10章　　山本　朗（和歌山大学保健管理センター）

子どものためのトラウマフォーカスト認知行動療法
――さまざまな臨床現場における TF-CBT 実践ガイド――

ISBN978-4-7533-1100-2

編者
ジュディス・A・コーエン
アンソニー・P・マナリノ
エスター・デブリンジャー

監訳者
亀岡　智美
紀平　省悟
白川美也子

2015 年 10 月 4 日　第 1 刷発行
2023 年 8 月 26 日　第 4 刷発行

印刷・製本　　（株）太平印刷

発行所　（株）岩崎学術出版社　〒101-0062　東京都千代田区神田駿河台 3-6-1
発行者　杉田　啓三
電話 03(5577) 6817　FAX 03(5577) 6837
©2015　岩崎学術出版社
乱丁・落丁本はおとりかえいたします　検印省略

レジリエンス：人生の危機を乗り越えるための科学と10の処方箋
S・M・サウスウィック，他著
森下愛訳，西大輔，森下博文監訳

レジリエンスとは何か，身につけるためにはどのような実践が有効なのかを，サバイバーのインタビューと最新の研究成果から具体的に示す1冊。　A5判並製 324頁 本体 3,000円

思春期の意味に向き合う
成長を支える治療や支援のために

水島広子著

思春期患者と接する基本は「思春期という『役割の変化』」の意味をふまえたものであってほしい。思春期を支える際の基本姿勢をわかりやすく示す。　四六判 200頁 本体 2,000円

子どものこころが育つ心理教育授業のつくり方
スクールカウンセラーと教師が協働する実践マニュアル
下山晴彦監修
松丸未来・鴛渕るわ・堤　亜美著

スクールカウンセラーと教師が協働し行う心理教育授業の実施方法を，イラストをふんだんに使い，授業の流れに沿って具体的に示した1冊。　B5判並製 160頁 本体 2,500円

発達障害の薬物療法
ASD，ADHD，複雑性PTSDへの少量処方

杉山登志郎著

発達障害やトラウマをめぐる理解と診断の混乱から生じてしまう多剤・大量処方に警鐘を鳴らす，正確な診断のもとに行う少量処方のすすめ。　A5判並製 140頁 本体 2,400円

恥と「自己愛トラウマ」
あいまいな加害者が生む病理

岡野憲一郎著

曖昧な加害者により自己愛が侵害された時「自己愛トラウマ」を体験する。今日本で起きている様々な問題を理解する切り口としてこの概念を提唱する。　四六判並製 208頁 本体 2,000円

治療者と家族のための境界性パーソナリティ障害治療ガイド

黒田章史著

BPD治療の基本は患者の心理社会的機能を高める反復トレーニングを，家族とともに行うことである。「治す」ための知識と技術を纏め上げた1冊。　A5判並製 232頁 本体 2,300円

セクシュアル・マイノリティへの心理的支援
同性愛，性同一性障害を理解する
針間克己・平田俊明編著

同性愛，両性愛，性同一性障害など，偏見に晒されやすいセクシュアル・マイノリティの人たちを理解し，受け止め，支えるための1冊。　A5判並製 248頁 本体 2,700円

この本体価格に消費税が加算されます。定価は変わることがあります。